Daria Mochly-Rosen & Kevin Grimes 편집
조경희 · 신영근 옮김

스탠포드 대학의
신약개발 실전 가이드북

A Practical Guide to Drug Development in Academia

–부제: 스탠포드대학의 SPARK 바이오신약개발 악셀러레이터 프로그램

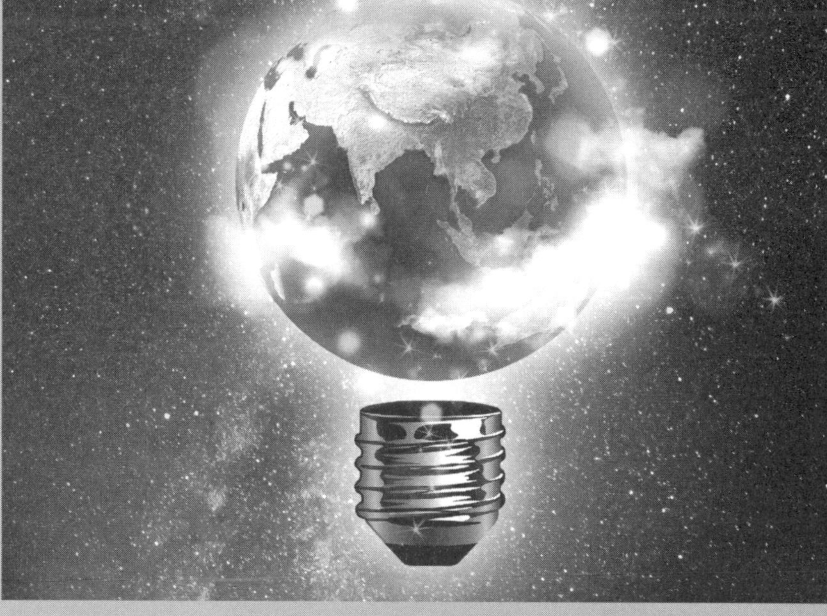

충남대학교출판문화원

스탠포드 대학의 신약개발 실전 가이드북
A Practical Guide to Drug Development in Academia
-부제: 스탠포드대학의 SPARK 바이오신약개발 악셀러레이터 프로그램

지은이 Daria Mochly-Rosen & Kevin Grimes
옮긴이 조경희, 신영근
발행일 1판 1쇄 2018년 10월 1일 1판 4쇄 2023년 5월 12일
발행인 이진숙 펴낸곳 충남대학교출판문화원 주소 대전광역시 유성구 대학로 99
전화 042-821-6045 홈페이지 http://www.cnupress.co.kr E-mail cnupress@cnu.ac.kr

ISBN 978-89-7599-991-8 93510
정가 13,000원

이 책을 대학의 관습을 넘어서
혁신 신약 개발에 도전하는 SPARKees들과
한국의 모든 신약개발 연구자들에게 바친다.

서문

이 책 "A Practical Guide to Drug Development in Academia-SPARK Approach"을 집필한 우리의 의도는 혁신 바이오 신약개발을 "어떻게 하는지"에 대해 설명하는 책을 만들려는 것이 아니다; 이 거대한 주제를 고작 300페이지 내외에서 설명할 수는 없다. 그 대신 이 책은 중계연구 프로그램translational research programs을 설립하려고 계획하거나 또는 이미 설립한 다른 대학 기관들에게 우리 SPARKees들로부터 얻은, 중계연구를 통한 신약개발에 대한 경험을 소개하는 책이다. 이 책은 긴 여정의 신약 개발의 부분을 차지하는 각 단계별 주제들에 대해 각각 4-5페이지씩 할애했다. 이 책은 환자들에게 도움을 주는 새로운 치료법을 찾는 임상적인 발견 또는 중계 기초연구translating basic research에 착수하려는 바이오 신약 개발 연구자들을 위해 쓰여졌다.

이상적으로는 여러분이 중계 연구를 시작하기 전에 이 책을 먼저 읽어서, 여러분 앞에 놓인 험난한 신약 개발 과정을 잘 이해하고, 최종적으로 어떤 성과물을 만들 것인지 계획 짜는 것 (이를 제약바이오업계의 용어로는 "최종 목표 신약 프로파일target product profile (TPP)"이라 한다)을 돕고, 최종적으로 현재 진행 중인 프로젝트의 방향을 효율적으로 재창조하는 것이다 - 제약 바이오 업계에서 하는 것처럼 하되 대학의 상황에 맞게 보다 적절히 변형시키면서 말이다. 이 책은 또한 제약바이오업계에 진출하려 계획하고 있는 학생들 또는 현재 종사하는 연구자들에게도 유용할 것이다.

Stanford에 있는 SPARK 은 이제 그 열두번째 해를 맞이하고 있다. 이 프로그램은 초기에는 다소 느린 속도로 시작되었다. 하지만 우리는 대학에서의 신약개발과 관련한 적합한 방법을 발견했고, 또한 이것이 대학에서 신약개발을 희망하는 다른 이들에게도 충분히 응용되기를 희망한다. 이 책은 주로 우리의 SPARK 프로그램 내의 멘토들에 의해 쓰여졌으며, 그들은 SPARK 프로그램 성공을 위한 진정한 원동력이었다. 이 책은 신약개발에 대해서 해야 할 모든 것을 작성한 완벽한 가이드북은 아니지만, 신약개발 과정의 중요한 주제들을 대부분 훑고 있다.

신약개발은 목적이 뚜렷한 응용 과학이다. 성공적인 신약개발 프로그램을 만들려면 다양한 분야(화학, 생화학, 약물학, 독성학, 의학, 허가/규제 과학, 통계, 그 외의 다수)에 종사하는 전문가의 기여가 요구될 것이다. 어떤 사람도 혼자서 이들 모든 분야에 통달할 수 없기 때문에, 우리는 여러분들에게 이 분야에 있는 전문가로부터 적극적으로 자유로운 충고를 구하기를 장려한다. 12년전 바이오 벤처의 창업정신으로 시작한 이래 나를 놀라게 한 여러가지 교훈들과 경험을 각 장에 설명해 놓았으며, 이것이 좋은 본보기가 되길 바란다. 최소한 나에게는 신약 개발이 직관 하나로 해결되는 것은 아니었다. 신약개발에 관련된 주요 내용을 각 장에 있는 Box 안에 요약해 놓았다.

나는 나의 중계 연구 프로젝트translational research projects를 완수한 후에 지금은 70여개의 다른 대학 프로젝트에 대해 조언하고 있으며, 이를 통해서 다음의 주요 교훈들을 요약하여 주고 싶다.

1. 시작할 때 여러분의 자만심을 스스로 체크하여라 - 신약 개발은 어떤 사람도 혼자서 처음부터 끝까지 수행할 수 없다; 신약개발이야말로 진정한 팀의 단합된 노력이 필요하며, 다양한 분야에서 전문가가 요구된다. 가장 약한 연결고리가 결국 당신이 실패하는 원인이 될 것이다.
2. 충고 받고, 또 충고 받고 계속 충고 받아라 - 필요한 것에 대해 항상 여러분보다 더 많이 알고 있는 누군가가 있다(아마도 한 사람보다는 다수가 좋을 것이다). 이들을 찾아서 그들의 충고를 지속적으로 얻어라.
3. 항상 여러분 스스로 판단하는 것을 멈추지 말아라. 경험있는 충고자조차도 틀릴 수 있기 때문이다.

이 책의 편집자로서 Kevin Grimes와 나는 여러분의 신약개발에 대한 노력이 조만간에 결실을 맺기를 진심으로 희망한다.

그리고 지금 당장 신약개발을 시작합시다!

Let's SPARK!

Stanford, CA, USA에서

Daria Mochly-Rosen

감사의 글

우리는 이 책이 완결되기까지 끊임없이 도와준 Dr. Emily Egeler에게 심심한 감사를 표한다. 대학의 신약개발을 일으키기 위해 그들의 경험과 지식을 너그럽게 공유해 준 우리의 많은 저자들에게도 감사한다. 전 스탠포드 의대 학장이었던 Dr. Phil Pizzo에게 특별한 감사를 드린다. 그는 SPARK프로그램의 초기부터 적극 지원했다. 그리고 현 학장인 Dr. Lloyd Minor의 끊임없고 아낌없는 지지에 감사한다. 마지막으로 우리는 SPARK 고문들에게 크나큰 감사의 빚을 졌는데, 그들의 너그럽고 고결한 지지는 SPARK의 성공을 위한 큰 지침목이 되었다.

DM-R & KVG

조경희, 신영근 씀

역자 후기

바이오 신약개발의 전략은 회사마다 또는 연구기관마다 다르며, 특히 경쟁이 치열한 제약회사에서는 보다 효율적인 선택과 집중을 이용한 전략을 통해 신약개발을 진행한다. 제약회사는 이를 위해 아주 빠른 속도로 library를 검색할 수 있는 시스템을 보유하고 있고 이를 이용하여 hit molecule을 효율적으로 발굴한다. 그리고 잘 구성된 합성팀, 바이오팀, DMPK팀, 제형팀, 스케일업팀, 전임상 독성팀, 임상 개발팀들이 유기적이면서도 효율적으로 움직인다. 하지만 대학에서의 신약개발은 제한된 연구비와 연구인력 등으로 인해 글로벌 제약사와 같은 첨단 기법과 많은 인적자원을 최대한 활용하여 신약개발하기란 무척 어렵다. 그로 인해 많은 대학 연구자들은 다소 의기소침한 모습으로, 늘 신약개발에 대한 원대한 꿈은 있으나 현실적인 장벽의 어려움으로 인해 어려움이 많다고 호소하며, 현실에 안주하려는 경우를 많이 보아왔다.

역자들은 지난 30년 가까이 미국 서부/중부/동부 대학들 및 다국적 제약사, 첨단 바이오텍 연구소에서 근무하였고 그리고 한국의 여러 제약사/바이오텍 및 대학 내 신약개발 연구실 등과 여러 형태의 공동 연구를 해오면서 확신을 가진 것은 바로 한국의 대학 연구실에서도 충분히 글로벌 신약개발을 할 수 있는 여건이 있으며, 오히려 잘만 활용하면 글로벌 제약사 못지 않게 빠르게 임상 POC를 확보할 수 있을 것이라는 점이다. 대학은 창의적 아이디어가 늘 넘쳐나고 기존의 관습적 연구에 아직 물들지 않은 다양한 학문적 배경을 가진 젊은 인재들로 구성되어 있기에, 이들을 제대로 된 글로벌 신약개발의 길로 이끌어 줄 수 있는, 진정으로 신약개발경험이 많은 멘토들의 리더십, 그리고 초기 바이오 벤처 설립 및 운영의 노하우를 체계적으로 교육해 줄 수 있는 멘토들의 진정한 조언이 있으면, 혁신적인 바이오 신약개발과 더불어 바이오 벤처 창업가 정신까지 함양할 수 있도록 도와줄 수 있다고 생각한다.

한국에서는 최근 2~3년간 바이오 벤처 창업에 대한 열기가 아주 높았으며, 이 덕분에 몇몇 제약사 연구원/임원 출신의 바이오 벤처 창업이 크게 번창하였고 비록 지금은 다소 잠잠해졌지만 최근까지 그 추세가 이어져오고 있다. 사실 바이오 벤처 창업의 시발점으로 가장 좋은 곳은 바로 우리나라 대학 연구실이라고 역자들은 생각한다. 대학에서 논문만을 위한 연구, 연구비만을 위한 연구가 아니라 진정으로 환자를 위한 신약개발 연구를 할 수 있다면, 그리고 그 좋은 연구주제를 가지고 대학교수, 대학원생 및 연구원들 등이 힘을 합쳐서 초기 바이오 스타트업 회사를 두려움 없이 펼쳐나갈 수 있도록 연구전략 뿐만 아니라 회사 설립, 투자유치 및 공동연구, 라이센스-아웃 및 Exit 전략 등 전 과정을 제대로 멘토링하고 지원할 수 있는 "바이오 스타트업 전문 컴퍼니 빌더(Bio-startup focused company builder)" 프로그램이나 기관이 있다면 그 어떤 일보다 보람된 일일 것이다.

미국 서부 명문 사립대학인 스탠포드 대학에는 역자들이 언급한 위의 과정의 프로그램과 아주 유사한 프로그램이 "SPARK-Stanford" 라는 이름으로 지난 10여년간 운영되어 왔고, 지금까지 약 100여개 이상의 프로젝트에 대해서 신약개발 및 바이오 벤처 창업 프로그램을 지원해오고 있다. 역자 역시 미국 캘리포니아 제넨텍 근무 시절에 이 훌륭한 SPARK-Stanford 프로그램을 잘 알고 있었고, 한국으로 귀국한 후에도 지속적으로 SPARK대학의 program director들과 연락하여 참여하여 왔다. 다행히 역자는 올해 초 Stanford 대학의 Kevin Grimes교수님과 Daria Mochly-Rosen교수님의 적극적인 지지와 도움으로 충남대학교 약학대학 내에 SPARK-CNU (Chungnam National University)라는 명칭으로 정식으로 SPARK program을 출범시켰고, 지금까지 독립적으로 SPARK-CNU 를 잘 운영해 오고 있다. Kevin과 Daria에게 이 지면을 빌어서 다시 한번 큰 감사를 드린다. 내년부터 SPARK-CNU는 학부생 및 대학원생을 대상으로 보다 본격적으로 신약개발 및 바이오 벤처 창업에 대한 교육 프로그램을 실시할 예정이며, 아울러 과제 선정 및 이에 대한 지원 프로그램도 운영할 계획이다. SPARK은 이제 Global을 지향하며, 전세계적으로 10여개 이상의 국가의 15개 이상의 기관에서 "Translational Scientists Without Borders"라는 SPARK-Global 정신하에 글로벌 신약개발에 매진하고 있다. *우리의 목표는 인류를 위한 진정한 신약개발이다.*

바쁜 연구실 생활 중 시간을 내어서 이 책의 마무리 리뷰 및 검토를 해준 충남대 약대 바이오 신약개발 연구실 (낭만연구실) 모든 조교들, 박민호, 신석호, 변진주, 최장미, 김나혜, 박유리, 박민재, 임정현, 박서진 조교들에게도 큰 감사를 드린다. 늘 밤낮으로 쉬지 않고 열심히 연구하는 낭만연구실 낭만 조교들은 역자들의 인생에 큰 동기부여가 되고 있으며, 이들이 학문적으로나 연구 업적으로나 나날이 일취월장하는 모습을 볼 때마다, 그 보람은 이루 말할 수 없다. 이들이 나중에 한국 바이오 신약개발의 미래를 더욱 밝힐 것으로 역자들은 믿는다.

마지막으로 아무쪼록 이 책이 미래를 보다 더 나은 세계로 만들려는 한국 대학/연구소 내 모든 신약개발 연구자들에게 조금이나마 도움이 되기를 바라며 역자후기를 마친다.

역자

조경희, 신영근 씀

목 차

chapter 1 시작

chapter 2 신약검색과 전임상 연구Discovery and Preclinical Work

chapter 3 임상 시험 준비하기

chapter 4 기술 이전 Transferring Technology

chapter 5 상업화와 창업가 정신

chapter 6 마무리 조언

첨부

chapter

1

시 작

(Daria Mochly-Rosen)

1. 대학 내에서 발견한 새로운 치료법 아이디어를 어떻게 임상으로 발전시킬까?
2. 개략적인 신약 검색과 개발
3. 임상 시험의 필요성
4. 최종 목표 신약 프로파일 Target Product Profile (TPP)
5. 프로젝트 관리와 계획

참고문헌

근래 수 십 년 동안, 우리 대학에 있는 사람들은 기초 연구를 통해 진보된 과학적 이해를 증진시키는데 집중했고, 제약산업이 이 발견을 통해서 새로운 치료제를 발전시키리라 믿어왔다. 그렇지만 근래의 개발에 비추어 볼 때, 이 패러다임은 수정되고 있다. 제약 회사들은 비용을 아끼고 단기적 이익을 늘리기 위해, 과감하게 그들의 연구 비용을 줄여왔고 그로 인해 기초 연구자들은 수시로 해고되었다. 또한 바이오테크놀로지 회사에 투자하는 바이오 벤처 펀드의 수도 줄어들었는데, 특히 새로운 바이오 테크놀로지 스타트업 회사에 투자하려는 벤처 펀드 수가 줄어 들었다. 그 결과 새로운 신약 프로그램이 바이오제약 분야에서 일어나기를 기대하기가 어려운 현실이다. 그러므로 대학의 연구자들의 연구를 통해서 초기신약검색단계의 파이프 라인을 보다 적극적으로 채우기를 기대하고 있다. 하지만 현실은 종종 이 신약 검색과 개발에 있어서 크나큰 갭이 있으며, 중계연구를 통해서 프로젝트를 진전시킬만한 전문가와 자원이 대학에서는 늘 부족하다. 이 장에서는 신약 개발의 전과정과 초기의 중요한 단계를 집중적으로 소개한다. 특히 임상의 필요성을 이해하기, 최종 목표 신약 프로파일target product profile(신약의 필수적 성질을 명확히 하는) 만들기, 프로젝트 관리에 익숙해지기 등 이러한 필수적인 단계들은 신약개발의 성공을 증진시킬 뿐만 아니라 목표를 이루는데 필요한 비용과 시간을 절감하는 것에도 큰 도움이 된다. 실험실 연구가 차후에 진정한 임상 환자 치유까지 가게 할 수 있는 중계 연구는 힘든 도전이지만, 믿을 수 없을 정도의 큰 보상이 따르는 과정이며, 우리의 과학적 발견을 더욱 발전시켜 정부 연구 펀드로도 확실하게 사회의 건강을 증진할 수 있도록 해준다.

1. 대학 내에서 발견한 새로운 치료법 아이디어를 어떻게 임상으로 발전시킬까?

- Daria Mochly-Rosen

2000년에 드디어 우리 연구실에서 합리적으로 디자인된 delta isozyme of protein kinase C(δPKC) 억제제가 쥐 모델에서 심장 발작 후 일어나는 경색 부위를 70% 정도 줄인다는 것을 증명하였다. 이 결과를 이끌어낸 기초 연구는 10년 전보다 훨씬 더 이전부터 시작되었다. 우리 연구실에서는 PKC-mediated signal transduction에서의 단백질-단백질 상호작용에 대한 특별한 역할을 오랫동안 연구해 왔다. 이제 이 단백질-단백질 상호작용을 증명할 수 있는 효과적인 화합물이 필요했기 때문에, 효소의 PKC패밀리(isozyme) 각각에 대한 선택적인 펩타이드 저해제와 활성제를 디자인 할 수 있는 방법을 발견하였고, in vitro에서 이들 조절제의 효과를 확인함과 동시에 in vitro cell culture에서도 이들 효과를 재현하였다.

그럼 우리 연구실에서 심장 발작 연구는 어떻게 시작되었을까? 1997년 나는 우리의 데이터를 미국 심장학회America Heart Association meeting에서 발표하였다. 단백질-단백질 상호작용의 펩타이드 조절자를 이용하여, 심장 내의 아드레날린adrenaline에 의해 활성화 되는 두 개의 PKC Isozymes이 서로 반대 효과를 일으키는 것을 발견했다는 내용이었다: 하나는 배양된 심근세포내의 수축률을 증가시켰고, 다른 하나는 감소시켰다. 나는 이 데이터가 심장의들의 큰 관심을 끌 것이라고 생각했지만, 실망스럽게도 나의 학회 발표는 어떠한 반응도 이끌어내지 못했다.

BOX 1.1

주요 용어와 약어들

PKC: protein kinase C

Isozyme: family of closely related enzymes that catalyze similar reactions

OTL: Office of Technology Licensing; the university group responsible for managing intellectual property

IND: Investigational New Drug application; document filed with the FDA prior to initiating research on human subjects using any drug that has not been previously approved for the proposed clinical indication, dosing regimen, or patient population

FDA: US Food and Drug Administration

Repurposed Drug: an FDA-approved drug with a new indication, formulation or route of administration

University of California at San Francisco의 심장의학과의 Chief인 Dr. Joel Karliner가 친절하게도 무엇이 문제인지 짚어주었다. 그는 내가 설명을 끝냈을 때 나에게 와서는 수축율 조절은 기초연구자들에게는 중요한 정보이나, 임상적 측면에서는 그리 중요하지 않다고 말하면서, 그대신 심장 발작에서 PKC의 역할보다 다른 것들에 집중 하라고 조언해 주었다. 그는 또한 나의 연구실에 심장학 임상의사를 초빙하여 함께 일하기를 권했다. 그와의 미팅이후 나는 Mary Gray 박사(임상의)를 나의 그룹에 합류시키고, 우리의 결과물이 임상적으로 중요한 의미를 가질 수 있는 기초 연구 실험 디자인에 대해 조언을 부탁했다. 삼년도 안되서, 우리는 delta PKC저해제가 *in vivo*에서 실제적으로 심장 발작시 경색 부위를 줄인다는 것을 보여주었다. 이 결과를 발표한 후에 우리는 제약업계들이 큰 관심을 가지고 우리의 연구실 문을 두드려대기를 기대하였다!

BOX 1.2

조언

기초 연구팀에 임상 경험이 있는 임상연구자를 포함시키는 것은 중계연구 측면에서 정말 큰 도움을 제공한다. 특히 새로운 발견을 하였을 때, 연구팀은 그 결과가 임상적으로도 가능성이 있는지 여부를 생각할 수 있는 기회를 제공하기 때문이다. 임상적 필요성을 기초연구자가 직관적으로 판단하는 것은 현실적으로 많은 어려움이 있다. 따라서 기초연구에서 발견된 내용이 임상적 측면에서도 의미가 있는지, 만약 의미가 있다면 임상학적으로 어떻게 이용할 수 있는지 좀 더 빠르게 임상학자와 먼저 상의를 하는 것이 신약개발의 시행착오를 줄이는 데 큰 도움이 된다. -DM-R

그 후 우리는 기술 이전 사무소Office of Technology Licensing(OTL)의 도움으로 특허 등록을 무사히 마쳤고 이를 통해 우리의 지적 재산권을 안전하게 확보하였다. 그런데 놀랍게도 제약회사들은 기대와는 달리 여전히 우리의 발견에 거의 관심을 가지지 않았다. "쥐들은 치료하기가 쉽지요" 또는 "펩타이드들은 약으로 개발하기 어렵습니다"; 또는 "Kinase는 좋은 표적약이 되기가 힘들어요." 등등 우리는 그에 관한 다양한 이유를 나중에 듣게 되었다. 생명을 구한다고 생각한 치료법이 제약바이오업계의 관심을 전혀 모으지 못한다는데 완전히 실망한 후, 나는 나의 학생 Dr. Leon Chen과 함께 KAI 제약회사를 세웠다. 우리는 KAI를 위한 펀드를 모으기 위해 18개월동안 벤처 캐피털 회사를 여러번 방문하였다. 마침내 우리의 임상 고문 Dr. Kevin Grimes과 소수의 다른 컨설턴트와 함께 2003년 FDA의 Pre-IND meeting을 성공적으로 마친 후, 투자자에게 펀드를 받기 시작했다. 2004년 나는 스탠포드를 떠나서 KAI 회사의 최고 과학 책임자Chief Scientific Officer로서 일하게 되었다.

1.1. SPARKing Translational Research in Academia(대학의 SPARKing식 중계 연구)

KAI에서 일하면서, 나는 대학에서 신약 개발과 진단제 개발에 도움을 줄 수 있는 여러 프로그램을 만드는데 관심을 갖게 되었다. 나는 스탠포드의 OTL에는 아직 라이센스 아웃 하지 않은 임상학적으로 매우 가치있는 특허들이 많이 있다고 확신했다. 하지만 이들 특허들은 다음과 같은 여러가지 이유로 인해 바이오/제약업계로부터 큰 관심을 가지지 못했다: (1) 동물실험에서 proof-of-concept의 결여; (2) 분류하기 어려운, 제약바이오업계가 경험하지 못한, 또는 경험이 적은 신약 또는 새로운 화학물질 (예, 우리의 펩타이드 저해제 화합물); (3) 어렵다고 알려진 임상 용법인 경우 (예, 알츠하이머 질병같이 비용이 많이 드는 임상 시험이거나 또는 뇌졸증같은 제약업계에서 전에 실패한 적이 많은 질병들); 또는 (4) 활성을 변경하는 물질 또는 약이 아예 없는 표적들(예, 특별한 수용체). 어떤 경우에는 완전히 새로운 치료제의 플랫폼으로 기대되는 것조차도(1990년대에는 선호되었지만), 긴 개발 시간때문에 지금은 별로 매력적이지 않게 여겨진 경우도 있었다.

다른 말로 하자면 대학의 특허들은 일반적으로 미완성품으로 여겨졌으며, 그 결과 제약업계와 투자자들에게는 가치가 떨어지는 것으로 여겨졌다. 나는 이들의 상업적 관심을 끌기 위해서라도 대학 내에서 이러한 혁신적인 발견을 더욱 더 강화시켜야 한다고 생각하였다. 우리는 또한 우리가 개발한 몇몇 특허들이 특별히 진단용으로 상업적 개발이 되었거나 신약 재창출 “repurposed” 약인 경우에는 제약회사의 상업적 도움이 없이도 직접 임상으로 이끌 수도 있을 것이라 생각하였다. 어쨌든 이 간격을 뛰어넘는 것은 우리 대학에서 신약개발을 하는 연구자들의 사회적 책임이며, 이렇게 함으로써 우리의 연구가 환자들에게 진정한 도움을 줄 수 있을 것이라 생각하였다.

1.2. SPARK은 무엇인가?

SPARK은 2006년 내가 설립한 중계 연구translational research 방법을 소개하고 교육하는 프로그램이고, 지금은 Dr. Kevin Grimes과 공동으로 지도하고 있다. 교육의 각 주기는 2년 이고, 우리는 지금 일곱 번째 주기를 맞이하고 있다.

SPARK의 임무는 생명과학biomedical science에서 발견된 기초 연구의 산물이 신약으로서 FDA 승인 또는 진단용 시약 승인까지 바르게 진입할 수 있도록 중계 연구를 적극 도와주는 것이다. 따라서 SPARK는 교수, 박사후 연구원들, 대학원생들에게 중계 연구translational research에 대한 기회와 교육을 제공한다. 우리의 목표는 매년 연구소에서 나온 5-10개의 새로운 약물들을 빠르게 임상 시험에 적용시키든지 또는 제약사와 공동으로 상업적 신약 또는 진단 시약으로 개발시키는 것이다.

매년 가을이 되면, 우리는 SPARK에 지원한 프로젝트들 중에서 대략 15개의 새로운 프로젝트를 선택한다. 이를 위해 심사위원 및 평가단으로 스탠포드를 대표하는 평가 위원과 제넨텍, 암젠, 길리어드 등 인근 지역 바이오테크놀로지 커뮤니티로부터 평가 위원을 추천받아서 구성하였다. 또한 OTL은 우리에게 지난 수년 동안 합성신약 후보약물, 바이오약물, 또는 진단용으로 개발될 수 있는 가능성이 있는 (하지만 아직 라이센스되지 않은 특허들) 특허 자료들을 공개하였다. 아울러 대학 밖에서도 SPARK에게 과제 제안서proposal를 낼 수 있게 하였다. SPARK에서 프로젝트의 선택기준은 다음과 같이 비교적 간단하다:

① 중요한데 아직 충족되지 못한 임상적 필요unmet clinical need가 있는 연구 결과 또는 특허
② 신약개발에 있어서 매우 새로운 접근 전략

③ SPARK가 지원하는 2년 동안 해당 특허 또는 연구가 임상 시험에 진입하거나 라이선스 아웃할 수 있는 기회가 있다고 판단되는 연구 또는 특허

최종 결정되면 SPARK 프로그램으로부터 펀딩받을 수 있는 기회가 부여된다.(비록 펀딩 가능성이 매년 주로 15개 내의 스탠포드 대학의 새로운 프로젝트로 구성된다 하더라도, 외부 어떤 대학 멤버라도 이 미팅에 참여해서 조언을 받을 수 있다.) 신청자들은 발표를 준비할 때, 단순한 기초 배경 연구뿐만 아니라 그 이상의 신약개발전략에 대한 정보까지 요구하는 SPARK의 틀template에 따른다. 제안 과제에 대해 발표한 후에, 발표자는 그들 연구결과물의 임상적 측면에서 환자에게 어떠한 혜택을 줄 수 있는지 및 다양한 기초 요구사항들(Target Product Profile 등, 1.4에서 논의될 것이다)에 초점을 맞추어서 발표를 하게 되며, 이와 더불어 원하는 펀딩 금액 및 그에 대한 사유, 그리고 마일스톤이 있는 개발 계획을 제안해야 한다. 다른 말로 하면 지원자들은 신약으로 가기까지 해야 하는 여러 실험들에 대해 계획하여 발표해야 한다. 우리는 이 프로젝트 관리 사고방식- 이것은 대학 연구자보다는 제약바이오업계 연구자 사이에 더욱 널리 행해지고 요구되고 있는 과정임 -을 적극 격려하는데, 왜냐하면 새로운 기초연구는 중계연구 과정을 통해서 제대로 된 개발 과정을 따라야만 적절한 임상 치료제로 발전시킬 수 있기 때문이다.

또 하나 중요한 것은 바로 연구실의 계정으로 돈이 가는 일반 초기 연구비와는 달리, SPARK의 펀딩(2년 동안 평균 한해 ~50,000불까지 가능)은 중앙에서 관리되며, 오직 미리 동의된 마일스톤을 수행하였을 경우에 한해서만 지불된다는 것이다; 이 기간 안에 사용되지 않은 돈은 다시 SPARK 펀드 계정으로 되돌아가며, 차후에 다른 SPARK 프로젝트를 위해 사용된다.

실리콘밸리 지역의 유명한 바이오텍 회사인 제넨텍, 암젠, 길리어드 등 지역의 바이오 테크놀로지와 제약회사의 전문가들이 매주 수요일 저녁마

다 우리의 SPARK 프로젝트 참여자들과 만나서 다양한 토론을 하게 된다. SPARK의 성공은 이들 전문가들이 그들의 시간을 기꺼이 할애해주고 비밀을 보장할 뿐아니라, SPARK에서의 고문 활동으로 나온 모든 특허 등 개발물을 모두 대학의 업적으로 다시 돌리는 이들 전문가들에 달려있다.

1.3. 우리는 수요일을 좋아해요!

이 말은 매주 수요일 SPARK weekly meeting이 끝날 때 그 회의실 방을 떠나기 싫어하는 사람들로부터 종종 듣는 말이다. 80여명에서 100명정도 되는 사람들이 일 년 동안 매 주 수요일 밤이면 에너지와 흥분으로 꽉 차있는 SPARK회의실에서 우리와 만난다. 두 시간 동안 SPARK 신약개발 팀(SPARKees라 부른다)들은 그들 프로젝트의 진행 사항을 보고하거나, 신약 또는 진단시약의 개발에 관련된 주제에 대한 제약바이오업계 전문가의 수준높은 강의를 듣는다. (이 책에서도 이들 강의들의 주제에 대해 간략히 소개한다.) 각각의 SPARK 신약개발팀들은 세 달마다 그간 진행된 결과를 발표하는데, 진행된 내용과 그 연구결과의 깊이는 종종 현장에서 경험이 많은 SPARK의 고문들 조차도 놀라게 한다. 매주 수요일 SPARK meeting의 가장 큰 장점은 신약개발의 실전 경험이 풍부한 SPARK 고문들의 진정한 헌신 및 생생한 피드백으로부터 온다. 이 피드백은 SPARKees들이 그들의 연구 목표를 이루기 위한 도전을 극복하고 길을 찾는데 도움을 주는 아주 값어치 있는 것이다.

1.4. SPARK 프로젝트의 성공 사례들

SPARK가 7번째 사이클로 접어들었다. SPARK 프로그램은 대학원생들, 박사 후 연구원들, 교수진들에게 실제적으로 괄목할 만한 큰 교육적 가치를 보여 주었다. 특히 신약개발에 대한 실전에 가까운 SPARK program의 경험은, 제약업계/바이오텍에서 앞으로 일하기를 희망하는 학생들에게 매우 큰 도움을 준다. SPARK의 성공을 나타내는 양적인 수치는 다음 네 개의 변수로 평가될 수 있다:

① 프로젝트의 라이선싱 아웃 여부 (또는 외부 펀딩여부로 평가)
② 임상 시험의 진입 여부
③ 논문 발표
④ SPARK에서 수행된 프로젝트가 더욱 발전하여 추후에 더 큰 연구비를 수여받았는지 여부

2013년 여름에는 참여한 전체 32개의 프로젝트가 모두 SPARK에서 완결되었고, 이들 중 19개는 라이센스 아웃 되었거나 임상으로 진입하였다; *성공율이 50%가 넘는 것이다!* 우리는 또한 SPARK참여에 의해 가능해진 연구비 정보를 조사하였다. 참여자의 보고에 의하면 SPARK 투자대비 그 투자회수 규모는 대략 5배 정도 규모의 이익을 대학에 주었다. 비록 SPARK는 비교적 역사가 짧은 프로그램임에도 불구하고, 우리는 미래에도 이와 비슷한 성공율을 유지할 수 있을 것이라는 자신감이 생겼고, 이는 SPARK 프로젝트들이 초기 신약 검색 단계 프로젝트라 하더라도 제약업계와의 공동 연구 또는 라이센싱 아웃에 대한 더 높은 가능성을 가질수 있게 하였다.

BOX 1.3

조언

중계 연구Translational research에 있어서 기초 연구와의 상호 보완적 관계가 아주 중요하게, 기초 연구만으로는 앞으로 나아갈 수 없다. 따라서 경쟁력을 유지하려면 기초연구자들과 함께 중계 연구에 보다 큰 관심을 보여야 하며, 중계 연구와 너무 멀리 떨어져 있다면, 결국 그들 스스로 경쟁력을 떨어뜨리게 된다. -DM-R

이러한 분석에서 빠진 부분은 바로 위와 같은 연구를 통해서 창출된 신약이 대학에 미치는 경제학적 효과이다. 사실 그 경제적 효과는 바로 산출되는 것이 아니며, 보통 신약을 상업화하는 데는 10-15년 정도가 걸리기에 훨씬 오랜 시간이 지난 후에야 그 경제적 효과를 보게 된다. 만약 대학이 중계 연구translational research를 통해서 단기적 수익만을 기대하면서 연구 투자한다면, 이러한 프로그램은 실제 unmet medical needs가 큰 환자의 난치성 질환 치료제 개발이 아닌, 손쉬운 질병에 대한 치료제 개발에 더 집중하거나, 또는 진정한 새로운 치료제 개발보다는 큰 시장성을 가진 약물개발(예, 또다른 발기 부전 치료제)에만 집중하게 되는 위험이 생긴다. 따라서 SPARK은 상업적 가치에 상관없이 진정한 중계 연구를 기반으로 unmet medical needs가 큰 신약개발을 지향하는 것이 목표이며, 이를 통해서 다 함께 전세계 환자의 건강과 건강 관리 비용에 큰 영향을 줄 수 있을 것이라 생각한다.

1.5. 대학이 초기 신약 개발 연구를 제대로 할 수 있을까?

여러분은 이 답을 명확하게 잘 알고 있을 것이라고 생각한다. 하지만 동료들과의 몇 년동안 걸친 토론에 의해, 나는 아마도 대학에서의 초기신약 개발연구 노력이 다소 미흡함을 알게 되었다. 그래서 다음과 같이 대학이 진정한 신약개발연구를 하기 위해서 꼭 필요한 부분을 정리하였다.

- *신약개발연구는 우리의 사회적 책임이다*: 나를 포함한 대부분 대학 연구자들의 연구는 사실 정부 연구비 등 공공 자금에 의해 지원받고 있기 때문에 우리는 우리의 연구가 새로운 치료법 또는 진단용으로 전환translate할 수 있도록 노력해야 하며 그것이 결국에는 제약업계에서 상업적으로 개발될 수 있도록 해야 한다.
- *신약개발연구는 우리의 교육 목적에도 적합하다*: 우리 대학의 졸업생들 대부

분은 대학보다는 제약산업/바이오텍 등에서 일하게 된다. 따라서 그들에게 이 신약 개발 과정을 제대로 교육시킬 기회가 꼭 필요하며, 이러한 프로그램을 통해서 대학이 제약바이오업계에 어떠한 기여를 할 수 있는지 알 수 있게 된다.

- *신약개발연구는 진정한 즐거움이다*: 대학에 있는 사람들은 종종 신약개발에 관련한 일들이 창의적 과학이라기 보다는 단순 응용 과학 또는 규제과학이라는 생각을 갖고 있으며, 그래서 지적만족도도 상대적으로 창의적 순수과학보다 덜할 것이라 생각한다. 하지만 제약바이오업계에서 일했던 나의 수년간의 경험에서 볼때, 이러한 생각은 전적으로 잘못된 관점이다. 신약개발 및 진단시약개발 등의 연구는 진정한 지적호기심을 유발하는 도전적인 연구이며 진실로 흥분되고 가치있는 일이다.
- *신약개발연구는 기회이다*: 신약개발의 성공율은 아직도 형편없으며, 그 실패의 결과는 우리의 의료보험 등 헬스케어 비용 증가에 매우 큰 영향을 주고 있다. 대학에 있는 사람들은 신약개발 및 진단시약 개발을 통해 대중의 건강을 증진시킬 특별한 임무가 있다. 우선 제약바이오업계와 대학사이에는 문화적 차이가 있다는 것을 인정하자. 제약바이오업계는 본래 검증되지 않은 새로운 시도를 하기 싫어하는 반면에, 대학은 비록 실패할 위험이 있을지라도 새로운 혁신적인 연구에 더 높은 점수를 준다- 게다가 그러한 도전적 연구실적은 해당 교수진에게는 승진과 보상을 위한 주요 요인이 되기도 한다. 또한 대학은 제약바이오회사 보다는 훨씬 실패에 대한 부담이 적다; 해당 주제에 대한 논문 투고에 대한 부담 정도 약간 있을 뿐이다. 그래서 우리는 새로운 아이디어를 오래된 미해결 문제에 시도해보는데 훨씬 자유롭다. 더 나아가 대학에 있는 우리 학생들의 열정과 재기 발랄함은 우리의 혁신 연구의 주요 에너지원이기도 하다. 마지막으로 제약바이오업계는 정보를 서로 공유하는 것에 대해 많은 어려움이 따른다. 하지만 대학은 우리는 연구결과물을 투고를 통해 나누어 줄 수 있으며, 이를 통해서 제약바이오업계에 긍정적인 영향을 줄 수 있게 되며, 종국에는 더 나은 건강과 헬스 케어 비용을 줄일 수 있도록 할 수 있다.

BOX 1.4

무엇이 대학에 있는 사람들을 놀라게 하나?

신약개발 측면에서 정말 좋은 연구결과물이 있다면 벤처 캐피털리스트로부터 투자를 받는 것이 중요할 것이라고 생각할 것이다. 하지만 이것 못지않게 중요한 것은 신약으로서의 제품을 개발할 수 있는 분명하고 논리적인 계획과 회사를 운영할 수 있는 좋은 연구팀과 긍정적인 태도이다. 따라서 지나친 자만감을 통해서 일을 망치게 하면 안된다. 신약개발을 위해 투자를 받는 것과 라이센싱 아웃은 논문을 투고하여 기고하거나 연구비를 신청하여 수여 받는 것보다도 훨씬 어렵다.

-DM-R

의심의 여지없이 기초신약연구는 필수적으로 우리 대학연구자들의 주요 임무이며, 대학 연구의 주된 초점으로 남아야 한다. 하지만, 나는 대학연구자로서 신약개발 및 진단시약의 leads를 개발하는데 기여하는 것 역시 우리 사회를 이롭게 하는 우리의 주요 의무라고 굳게 믿고 있다.

BOX 1.5

중요한 포인트

SPARK의 주 임무는 생명과학biomedical science분야에서의 발견된 기초 연구가 FDA허가 가능한 신약 또는 진단시약으로 개발되도록 적극적으로 중계 연구를 돕는 것이 목적이다.

2. 개략적인 신약 검색과 개발

- Kevin Grimes

신약 검색과 개발은 겁먹을 만큼 힘든 일은 아니다. 하지만 새로운 물질이 FDA의 허가 승인을 받아서 임상적 이용으로 넓게 쓰이는 데까지 도달하기에는 높은 장벽이 많다. 그리고 당연히 그래야 합당하다. 환자들로서는 사용하는 약이 안전하면서도 효과적이길 원한다. 따라서 신약 개발의 실패율은 매우 높다. 오직 임상 연구에 들어가는 약들 중 20% 내외만이 최종 승인 허가를 받고 있으며, 전임상 단계부터의 실패율을 고려한다면 실패율은 더욱 더 높다. 새로운 물질이 보여 주어야 할 약으로써 검증해야 하는 복잡한 단계들과 개발동안 성공적으로 이루어야 할 상호 의존적인 많은 일들을 생각하면, 이 높은 실패율은 당연한 것이다.

하나의 신약이 성공적으로 개발되기 위해서는 수 천억 원으로부터 수 조원에 이르기 까지 그 큰 액수에 깜짝 놀라게 된다. 특히 수 조원에 이르는 비용은 일반적으로 개발 도중에 실패한 프로그램의 비용과 자본 비용까지 모두 포함한다. 예외적으로 아주 잘된 프로그램은 7년 정도에 끝나는 반면, 대부분은 12년 정도이며 종종 더 많이 걸린다. 새로운 화합물에 대한 특허 보호가 20년을 보장하기 때문에, 승인 허가 이후 독점 마케팅의 기간은 일반적으로 7-8년 정도이며, 남아있는 이 비교적 짧은 시간에 비용을 회수하고 이익을 창출해야 한다.

2.1. 무엇이 바뀌고 있는가?

우리는 현재 바이오제약 부문의 변화 시기에 있다. 일단 제약 회사가 그들의 부족한 파이프 라인을 채우기 위해 다른 제약 회사와의 인수, 합병을 하여, 결과적으로 그 수가 줄어들고 있다. 수익 가능한 많은 신약들은 그들의 "특허 종료"에 마주하고 있다. 매우 큰 시장들(statins, 고혈압약, Type 2당뇨병 약들 등등)을 위한 약품 개발을 선호 했던 "블록버스터" 비지니스 모델은 갈수록 선호도가 떨어지고 있고 대신에 좀 더 환자에게 맞춤 치료를 가능하게 하는 "omics"가 솟아 오르고 있다. 전에는 무시했던 orphan diseases (미국내 200,000명이 안되는 환자들이 겪는 질병)가 근래에는 허가시 독점적으로 마케팅할 수 있는 기간을 효과적으로 보장해 주는 점, 임상 개발 비용이 실제적으로 낮아질 수 있다는 점, 그리고 가격면에서 웃돈을 요구할 수 있다는 점 등의 이유로 더 선호되고 있다.

근래 바이오제약 회사들은 수익을 올리기 위해 생산성을 향상시키기 보다는 비용을 줄이라는 압박때문에 기초 연구자들을 많이 해고하였다. 바이오테크 벤처 펀드의 수는 갈수록 줄어들고 있으며, 특별히 새로운 바이오 제약 스타트업 회사에 투자하려는 펀드가 줄어들고 있다. 그 결과 바이오제약 부분에서 실행하는 새로운 신약 프로그램이 많이 없어지고 있다.

따라서 만약 대학에서 이러한 제약바이오산업계의 위기를 잘 활용하여 중계연구활동translational activities을 위한 연구를 대학내에서 적극 지원할 수 있다면, 그 틈새를 잘 공략할 수 있다. 이러한 지원프로그램으로서는 혁신과제 연구비 지원, 핵심 서비스 센터들(예. high throughput screening centers, medicinal chemistry units, animal imaging centers, phase 1 units 등)의 설립으로도 가능하지만, 새로운 치료법을 환자에게 적극 시도하려는 것에 큰 가치를 두는 창의적 문화를 가진 대학내 문화로부터도 올 수 있다. 기초 연구 발견 결과물을 충족되지 않은 임상 필요unmet medical needs를 위한 새로운 치료제로 만들고자 하는 우리의 약속을 계속 하는 것이야말로 바로 우리 대학에 있는 사람들에게 연구비를 지불하고 그 댓가로 더 나은 건강을 희망하는 시민들과의 사회적 약속을 지키는 것이다. 덧붙여 우리는 성공적인 대학 프로그램이 스타트업 회사나 바이오제약회사로 기술이전되어 상업적으로 개발된다면 우리 사회의 경제에도 더 큰 의미의 기여를 한다는 보람도 찾을 수 있다.

2.2. 신약개발의 중요한 과정

시장 허가를 얻기 위해서는 복잡한 단계를 성공적으로 통과해야 한다.

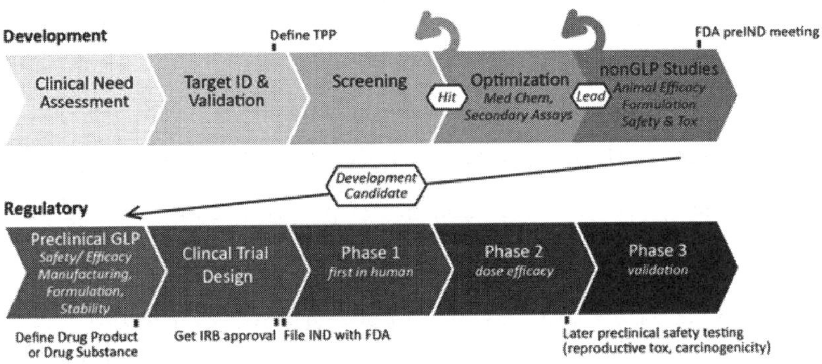

그림 1.1 일반적인 신약 개발 파이프 라인. *TPP* Target Product Profile, *Med Chem* Medicinal Chemistry, *GLP* Good Laboratory Practice, Tox Toxicology, *FDA* Food and Drug Administration, *IND* Investigational New Drug application, IRB Institutional Review Board

많은 단계들은 순차적으로 이루어져야 하며 (예. 임상 연구 전에 동물 실험을 통해 안전성을 확증해야 함), 신약 개발은 주어진 단계의 결과가 다른 단계로 연결되고, 그 결과가 만족해야 다음 단계가 계속되는 여러 조건이 충족 되어야 하는 매우 반복적인 과정이다. 다음에 보여지는 여러 문단에서 신약개발 과정에 매우 중요한 단계가 되는 몇 가지를 소개하겠다.

사실 대학에서 제약바이오업계로 프로그램이 이동하는 적절한 타이밍은 몇가지 요인에 의해 좌우되는데, 이 요인 중에는 주로 개발 비용과 상업적인 측면에서 얼마나 이익이 나는지 여부가 포함되어 있다. 예를 들어 신약재창출 약물repurposed drug은 대학에서 단독으로 개발할 수도 있지만, 비용이 많이 드는 단일 클론 항체 프로그램monoclonal antibody program은 제대로 개발되기 위해서는 제약바이오업계로 일찍 기술이전될 필요가 있다.

BOX 1.6

주요 용어와 약어들

mAb: Monoclonal antibody

HTS: High-Throughput Screening

Hit: Molecules that display the desired activity in an assay

Lead: Most promising early-stage molecule(s) identified through *in vitro* and *in vivo* testing

Development candidate: Molecule selected for clinical development after meeting criteria established in the TPP for efficacy, pharmacokinetics, and safety

TPP: Target Product Profile; a document outlining desired characteristics of the final product

SAR: Structure-Activity Relationship

ADME: Absorption, Distribution, Metabolism, Elimination; pharmacokinetic parameters

API: Active Pharmaceutical Ingredient

Drug Product: API and inactive components such as binders, capsule, etc that compose the final drug formulation

Excipient: Inactive material added to the formulation to control drug dissolution, absorption, stability etc

IND: Investigational New Drug application; document filed with the FDA prior to initiating research on human subjects using any drug that has not been previously approved for the proposed clinical indication, dosing regimen, or patient population

GLP: Good Laboratory Practice; extensive documentation of each procedural step to ensure high quality, reproducible studies

CRO: Contract Research Organizaion

FDA: US Food and Drug Administraion
GMP: Good Manufacturing Practice; exacting procedures and documentation of quality assurance carried out at a certified facility (sometimes referred to as "cGMP" for "current" practice)
CMC: Chemistry, Manufacturing, and Controls
NDA: New Drug Applicaion; FDA paperwork to obtain approval for the sales and marketing of a new drug in the USA
BLA: Biologics License Applicaion; FDA paperwork to obtain approval for the sales and marketing of a new biologic in the USA

2.2.1. 신약 타겟 인식하기

대학은 그간 다양한 기초적 접근을 통해 유망한 신약을 개발했다. 알렉산더 플레밍이 배지를 주의깊게 관찰하여 페니실린을 발견하였을 때처럼, 뜻밖의 발견은 신약개발에 있어서 큰 역할을 하기도 한다. 초기 임상연구에서 기대하지 않았던 부작용이 또한 치료에 이용되기도 한다. 한 예로 고혈압 /협심증약으로 개발된 sildenafil이 추후에 발기 부전치료제로 재창출repurposed된 경우이다. 일반적으로 대학의 신약 검색은 생화학이 주도하는 실험실 벤치에서 오랜 힘든 연구결과에서 나왔다. 이로서 특별한 단백질들(또는 변형 단백질) 또는 경로와 질병과의 새로운 관계가 밝혀지고 있다. 따라서 Gene knockout/knock-in 모델들, siRNA gene silencing, 또는 관심있는 단백질의 활성을 조절하는 도구 화합물을 이용해서 표적을 검증하는 연구를 통해 인과 관계가 반드시 증명되어야 한다.

2.2.2. 치료법 접근을 선택하기

확실하게 표적이 정해졌으면, 치료법을 생각할 시간이다. 종종 세포내 표적intracellular targets은 저분자 화합물 치료법을 요구하는 반면, 세표 표면 표적(예. CD20)과 순환하는 활성 분자들(예. Tumor necrosis factor)은 단일 클론 항체monoclonal antibody, mAb로 접근할 수 있다. 단일 클론 항체 치료법의 장점은 안전성 프로파일 safety profile을 더 많이 예측할 수 있다는 점과 더불어 덜 자주 복용하는 점, 그리고 이 제품이 비교적 고가의 가격에 팔릴 수 있다는 점이다. 단점은 정맥 주사로 투여해야 하는 점, 초기 개발 비용이 높아서 대학 연구자들에게는 불리하다는 점이다. 어떤 질병들은 부족한 호르몬(예. 저갑상선 질환을 위한 thyroxin)이나 단백질(예. Gaucher's disease의 glucocerobrosidase 또는 신장 부전에 수반하는 빈혈을 위한 erythropoietin)을 보충함으로써 잘 치유되기도 하니 이것도 고려해볼 만하다.

2.2.3. 임상 개발 필요성 평가하기

신약개발은 많은 비용과 오랜 시간을 필요로 하는 일이다. 따라서 이러한 고비용, 장시간이 소요되는 신약개발 계획을 시작하기 전에, 개발하고자 하는 치료법이 정말 임상적으로 이점이 있는지 미리 확인하는 것이 아주 중요하다. 임상적 필요와 접근의 타당성, 임상 개발의 실행 가능성을 객관적으로 바라보아야 한다. 이것은 적절한 문헌을 전체적으로 훑어보고, 임상 전문가와 질병을 가진 그룹과 폭 넓게 토론함으로써 가장 잘 얻을 수 있다. 목표는 투여 경로, 투여량, 효과의 종말점efficacy endpoints, 투여 기간을 포함해서 임상 개발 계획의 전체적 윤곽을 짜는 것이다. 임상 시험 디자인 전문가와 허가업무 전문 컨설턴트로부터 도움까지 받을 수 있으면 올바른 경로로 프로젝트팀을 더 잘 이끌수 있을 것이다.

임상 용법과 치료접근 방법을 결정했다면, 다음으로는 최종목표신약프로파일Target Product Profile(TPP)을 만드는 것이 꼭 필요하다. 이 중요한 서류는 신약 제품개발에서 제품의 필수적인 특징을 밝히고, 개발 과정을 통해 중요한 지도서처럼 이용될 것이다.

BOX 1.7

무엇이 대학에 있는 사람들을 놀라게 하는가?

대학에 있는 사람들은 종종 신약 개발이 대학의 기초연구와는 다른, 무척 세속적이고 간단한 과정이라는 선입견을 갖고 있다. 그러나 실제로 바이오 제약 산업에서 시간을 보내고 있는 사람들은 신약 검색과 개발이 기초 연구와 임상 개발의 교차로에 놓여있으며, 두 분야를 연결하기 위해서는 엄청난 창의성과 노력이 요구된다는 것을 알고 있다. 신약 개발은 매 순간이 엄청난 도전이며, 전통적인 대학 연구보다도 훨씬 더 많은 인내가 요구된다. -DM-R

2.2.4. 전임상단계 동물 모델을 결정하기

불행히도 설치류들은 인간보다 더 쉽게 치료가 된다. 개발 과정 동안 그 약의 효과를 예상하는 아주 중요한 단계는 임상 용법을 위한 적합한 동물 모델을 선택하는 단계이다. 비록 동물 모델이 단지 임상 질환의 불완전한 어림짐작이라 하더라도, 어떤 질환 모델들은 다른 질환 모델들에 비해 실제 임상과 더 많이 차이가 나기도 한다. 예로서 설치류에서 급성 파킨슨병을 일으키는 neurotoxin을 투여하는 것은 몇 년에 걸쳐 환자에게 서서히 발병하는 만성 파킨슨병과는 비슷하지 않다. 하지만 불행히도 현재 이 보다 더 나은 모델을 개발하기에는 현실적인 어려움이 있다. 또 다른 예로 쥐의 대뇌 중간부 동맥의 폐색은 인체의 같은 혈관의 급성 폐색으로 인해 생기는 뇌졸중과 아주 비슷한 효과를 낼 수 있다. 그러나 이러한 쥐의 뇌졸중 모델에서 효과를 보였던 몇몇 신약들은 인체에서 효과를 보여주는데는 대부분 실패했다.

이 예상 결과가 틀린 데는 몇가지 이유가 있는데, 전임상 과정의 *in vivo* 연구에서 설치류들은 일반적으로 동종 번식에 의해 교배된다. 그리고 동물 실험은 비교적 젊고 종종 하나의 성에서 실험되는데, 반면 인간은 더 다양한 유전 배경을 갖고 있으며, 남성, 여성 등 성별 차이, 나이, 식습관 등 보다 다양한 요인에 의해 영향을 받는다. (많은 질병들이 나이가 들어서 발병되기도 한다.) 또한 인간은 다양한 생활 스타일을 갖고 있고, 신약의 흡수, 대사, 작용 기전, 치료 효과를 방해할 수 있는 부수적인 다른 약물을 먹는 등 다양성이 풍부하다.

2.2.5. 신약 후보물질 결정하기

저분자 화합물의 경우, 일반적으로 표적의 항진제나 길항제를 식별하는 cell-based assay나 biochemical assay를 디자인하는 것이 필요하다. 그 다음에 HTS로 assay를 최적화 한다. 대부분의 HTS center들은 10^5에서 10^6 화합물을 포함하는 화합물libraries를 갖고 있다. 일반적으로 성공적인 HTS는 낮은 micromolar 농도에서도 관심있는 표적에 활성을 가지는 화합물들의 주요 scaffold를 식별할 수 있다. 경험있는 medicinal chemist는 assay에서 방해하거나 표적에 예외적으로 특별하게 반응하는 false positives를 *hits*에서 제외하는데 도움을 줄 수 있다. 진짜로 효과가 있다고 찾아낸 화합물들은 이차 스크리닝에서 다시 한번 검증하게 된다. 이들 중 가장 가능성있는 것이 바로 선도물질, *lead* 화합물이 된다.

그 lead 화합물이 진정으로 표적에 대해 잘 효력를 보이면, medicinal chemist는 이제 효력(이상적인 효력은 낮은 nanomolar 농도에서도 활성을 가지게 하는 것), 표적의 선택성, 용해도, bioavailability, 반응 기간, 혈장단백결합, 혈장내 반감기 등을 포함해서 약으로서의 특징을 최대한 살리는 최적화 작업을 위해 해당 lead물질에 다양한 화학적 변화modificaion를 시도한다. 이 SAR analysis는 가장 가능성 있는 화합물을 찾아내기 위해 새로운 화학적 변화와 생화학적 시험을 계속해서 반복한다. 목표는 효과, 독성, 약물 동태학/ADME, 넓은 치료 안전역wide therapeutic window(ratio of toxic dose/minimally efficacious dose)을 가진 약품으로 받아들일 수 있는 정도인 물질을 발견하는 것이다. 이 과정은 나중에 TPP안에서 미리 결정된 대부분의 criteria를 충족하는 *개발 후보물질*

development candidate 또는 active pharmaceutical ingredient(API)이 선정되면 비로소 완성된다.

마지막 drug product에는 API뿐만 아니라 안정성을 유지하고(shelf life), 용해도를 조절하고, 약의 작용을 최적화하는데 도움을 주는 excipients까지 포함된다. API의 어떤 염들은 다른 것들에 비해 더 좋은 용해도를 제공한다. 일단 임상실험에 나아갈 최적화된 제형이 결정되면, 우리는 IND에 도움이 되는 전임상연구를 더 많이 진행할 수 있다.

2.2.6. IND-Enabling Preclinical Studies

Drug pruduct가 결정되었으면, 안전성, 약물 동력학, ADME, 현재 임상에서 동시에 줄 수 있는 다른 약과의 상호작용을 알아낼 수 있는 엄격한 전임상 연구의 과정들을 디자인하고 실행할 시간이다. 이들 연구 중 일부는 반드시 Good Laboratory Practice(GLP)에서 수행되어야 하며, 일반적으로 GLP 를 수행한 경험이 많은 위탁용역기관 contract research organization(CRO)에서 실행된다. GLP는 좋은 품질 관리와 연구가 정확하게 쓰여진 방법으로 수행되었다는 것을 증명하는 서류작업을 필요로 한다. FDA는 이러한 시험연구에 관련하여 FDA 웹사이트에 다양한 가이드라인들을 제공하고 있으며, 인체에 대해 임상 연구를 시작하기 위해서는 Investigational New Drug application(IND)를 filing 해야 하며, 이를 위해서는 이들 GLP 서류들이 반드시 완결되어야 한다. 일의 범위와 요구되는 서류 작업때문에 IND-enabling studies는 보통 1 밀리언 달러가 넘는 비용이 든다.

이 비싼 연구를 시작하기 전에, FDA와 pre-IND meeting을 약속하는 것이 현명한 방법일 것이다. 목표는 임상시험에 진입하고자 하는 약물에 대한 규제측면에서의 조언 및 동의를 구하고, drug product에 대해 특별한 질문도 하고, 전임상 개발 계획과 임상 연구에 대해 제안을 하는 것이다. 동물 독성 연구에서 반드시 임상시험에서의 안전성 여부를 예측해야 하기 때문에, 반드시 비슷한 복용 방법, 복용양, 복용기간으로 동물에서 독성연구가 진행되어야 한다. 그렇기 때문에 제안된 전임상연구 시리즈는 추후에 FDA에 받아들여질 것이라는 확신이 필요하다.

GLP 독성 연구 중에, 동물들은 반드시 최소한 예정된 임상 연구 기간만큼 또는 그 이상 약물을 투여하여 독성시험을 수행해야만 한다. 따라서 동물에서 GLP 독성시험 프로토콜을 정하기 전에 임상에서 투여할 약물의 임상 시험 디자인이 어느 정도 가시화된 후에 GLP 독성시험 프로토콜을 만드는 것이 좋다. 전임상 연구에서 이용되는 drug product는 또한 GLP 규정에 따라 반드시 제조되어야만 한다. 이때 GLP독성시험에 사용될 GLP급 약물은 임상에서 환자에게 복용될 GCP/GMP 급의 drug product보다 반드시 불순하게 만드는 것이 좋다. 만약 이와 반대로 GLP급 약물이 더 순수하다면, 임상 연구에 사용하는 GCP/GMP약물에 추가로 존재하는 불순물에 의한 독성이 동물 GLP 독성시험에는 반영되지 못하기 때문에, 이런 경우에는 동물에서의 GLP 독성 연구가 임상에서의 피험자 또는 환자의 안전을 충분히 반영하지 못하게 된다.

가장 비용이 많이 드는 GLP reproductive toxicology, carcinogenicity, long-term stability studies는 보통 회사의 내부 사정 및 전략에 따라 임상 3상 연구가 시작하기 전까지 종종 연기될 수 있다.

2.2.7. GMP Drug Product 얻기

임상연구에 사용할 Drug product는 반드시 Good Manufacturing Practice(GMP)에 따라 제조되어야 하며 품질관리가 수행되어야 한다. GMP manufacturing에는 정확한 과정과 서류화 작업이 요구되며, 반드시 경험있고 공인된 기관에서 수행되어야 한다. 제조 과정과 덧붙여, 약이 고품질이라는 것을 보증하기 위해 다양한 조건 하에서 엄격한 품질 테스팅이 일정한 간격으로 진행된다(예, 매 3개월마다 안정성 시험 수행). Drug product는 API가 분해되지 않고 새로운 불순물이 나타나지 않았다는 것을 보증하기 위해 안정성 시험이 진행된다. 비경구 제형일 경우에는 멸균성과 endotoxin의 존재 유무를 추가로 테스트한다. GMP제조 과정과 품질 테스트는 매우 철저하고 비용이 많이 드는 과정이기 때문에, 고려중인 기관을 조사하기 위한 Chemistry, Manufacturing, and Controls(CMC)전문가를 초청해서 도움을 받는 것이 좋다. 또한 FDA는 규정사항들을 준수하는 지 여부를 확인하기 위해 이들 GMP 제조시설을 종종 조사하러 다닌다.

2.2.8. IND 신청하기

IND는 세가지 주요 부문으로 구성되어있다. 임상 부문에는 약에 대해 자세하게 설명하고, 전임상 동물 안전성 실험을 기초로 한 안전성 문제를 보고하는 investigator's brochure외에도 임상 1상 실험을 위한 임상 프로토콜이 들어있다. 전임상 부문에는 GLP연구의 결과와 안전에 관련된 부가적인 정보들이 보고되어 있다. CMC부문에는 API에 관련된 정보, 제형, 제조과정, 품질관련 연구들이 들어있다. IND가 제출되면, FDA는 30일 안에 문제가 되는 점을 질문해야 하며, 그렇지 않으면 인체에 대한 임상 연구가 시작되는 것이 허가 된다.

2.2.9. 임상 개발

임상 1상 연구는 *첫번째 인체 실험first in human studies*이며, 인간에 대한 안전성을 결정하고 약물 동력학을 특징짓기 위해 우선 수행된다. 임상 1상 연구는 주로 건강한 지원자에게 수행된다. 가끔은 환자들에게 수행되기도 하는데, 이 경우는 약이 치명적인 만성 독성(예. Neutropenia)을 나타내거나,

건강한 조직을 해치는 방법으로 투약될 때(예. 심장 내Intracoronary 또는 심실 내intraventricular)일 경우이다. 예를 들어 항암제chemotherapeutic agents들은 일반적으로 심각한 부작용을 나타내기 때문에, risk-benefit 측면을 고려하여 일반적으로 건강한 지원자가 대상이 아니라 암환자들이 이 약에 대한 임상 1상 연구의 대상자가 된다.

임상 2상 연구는 효과적인 복용 범위와 처방 계획을 실험하기 위해서 그리고 효과를 증명하기 위해 수행된다. 종종 임상 2상의 proof-of-concept stuides의 일차적 종말점endpoint는 임상의 종말점이라기보다는 질병 진행과 관련된 대체적인 biomarker를 이용해서 표시된다. 왜냐하면 임상의 종말점은 통계학적 유의성을 만들기 위해 더 많은 큰 연구가 요구되기 때문이다. 예를 들어 만성 심부전을 위한 신약을 연구할 때, 임상 2상 연구는 질환의 개선변화를 확증하기 보다는 serial echocardiograms의 ejection fraction 이 얼마나 변화하는 지를 확인한다. 이를 통해서 적합한 효과가 종말점을 넘어서 증명이 되면, 이제 약효를 볼 수 있는 범위내에서 허용가능한 최대 복용량이 결정되고, 그 약은 pivotal 임상 3상으로 넘어간다.

임상 3상 연구는 FDA에서 받아들여질 수 있는 임상적 종말점 endpoint을 최종적으로 규명하기 위해 더 많은 환자를 대상으로 더 크게 연구한다. 일반적으로 약효의 *p*-value가 control group대비하여 $<$ 0.05을 나타낼 수 있는 두개의 sub-group으로 구성된 임상 3상 연구가 최종 신약 허가를 위해 요구된다. 만약 unmet medical needs가 큰 특수 질환인 경우에는, 낮은 *p*-value($<$ 0.01)를 가진 단일 연구로도 허가 가능할 수 있다. 어쨌든 3상 연구에서는 약물의 안전성과 유효성 둘 다 증명해야 하며, 이를 통해서 New Drug Application(NDA) 또는 Therapeutic Biologic Application(BLA)를 위한 데이터를 수집해서 FDA에 제출하면 된다. 이 마지막 제출을 리뷰하는 데는 12~18개월까지 걸린다. 만약 해당 약물이 unmet medical needs 신약을

위한 Fast Track Designation의 경로로 심사를 받게 된다면, FDA 리뷰는 6~10개월 등 좀 더 빨리 승인 받게 된다. FDA는 외부의 전문가로 구성된 자문 위원회에게 해당 약물에 대한 시장 승인에 관한 조언을 요청하며, 이 조언의 결과에 따라 FDA가 약물을 승인하면, 이제 우리는 FDA 허가 하에 우리의 신약을 자유롭게 시장에 내놓을 수 있다.

BOX 1.8

중요한 포인트

신약 검색과 개발은 많은 상호 의존적인 분야를 포함하는 매우 복잡한 관정이다. 그러므로 신약개발에 있어서 제대로 성공하기 위해서는 창의성, 인내, 어느 정도의 운, 그리고 기꺼이 도와주려는 다양한 분야의 전문가들의 도움이 꼭 필요하다.

3. 임상 시험의 필요성

- Kevin Grimes

대학에서 신약개발 연구를 하는 개발자로서, 우리는 우리의 아이디어가 생명을 구할 수 있고, 건강과 삶의 질을 증진시키고, 헬스 케어의 비용을 줄일 수 있는 효과적인 새로운 치료법으로 전환되기를 희망한다. 우리는 단지 피상적으로만 임상적 지식을 갖고 있는, 하지만 해당 질병에 대해 주요한 역할을 하는 유망한 새로운 세포내 표적이나 경로를 발견한 기초 연구 과학자일 수도 있고, 또는 특별한 질병 치료에 대해 경험이 풍부한 임상 의사일 수도 있다. 어떤 경우이든지 우리는 동료 신약 개발 전문가 모두와 지혜를 모아, 우리의 새로운 치료 접근법이 최적의 방법으로 환자의 unmet medical needs를 충족시킬 수 있는 것을 임상적으로 확인해야 한다.

지난 50년동안 신약 치료법의 놀랄만한 진전에도 불구하고, 많은 수의 환자들은 다양한 의학적 조건을 위한 새로운 효과적인 치료법을 애타게 필요로 하고 있다. 불충분한 치료나 치료법이 없는 질병의 숫자는 엄청나게 많다. 다음의 예들을 생각해 보아라: 비정상 적혈구 질병 sickle cell disease, 선천성 대사 장애inborn errors of metabolism, bullous skin disease, 자폐증같은 소아과 질병; 조산아와 자간전증 preeclampsia을 포함한 산과 장애; 항생제가 듣지 않는 결핵, chronic Chagas'disease, 새로 창궐하는 바이러스 질병 같은 세계적인 건강의 위협; progressive systemic sclerosis(scleroderma), systemic lupus erythematosus, 다발성 경화증multiple sclerosis 같은 자가 면역 질환; amyotrophic lateral sclerosis, Huntington's disease, 알츠하이머병 같은 신경퇴화 질병들; 다양한 난치성 악성 종양들. 이들 예들은 단지 빙산의 일각일 뿐이다.

3.1. 끝을 염두에 두고 시작하기

우리가 시간이 많이 걸리고 비용이 많이 드는 신약 개발을 착수하기 전에, 왜 신약개발을 해야하는지 이해하는 것이 절대적으로 필요하다. 우리가 풀어야 할 임상학적 문제들은 무엇인가? 어떤 특별한 충족되지 못한 의학적 필요를 우리 연구가 해결할 수 있을 것인가? 환자들과 헬스 케어 시스템이 어떻게 우리의 신약을 한 번이라도 이용하게 할 것인가? 우리 신약의 분자 표적을 조절하는 것에 이미 알려졌거나 예상할 수 있는 위험이 있는가? 만약 있다면, risk-benefit의 비율 차원에서 우리가 의도하는 환자군을 임상시험에 참여하게 할 수 있겠는가? 우리의 신약 투여방식과 투여량이 환자와 의사들에게 받아들여질까? 의료보험 프로그램 및 그 안의 다양한 관계자들(보험회사들, 헬스 플랜, 메디케어, 메디 케이드 등)이 우리의 새로운 치료법에 보험 적용하는 것을 동의할까?

3.2. 임상 필요를 이해하기

첫번째 단계는 unmet medical needs를 이해하는 것이다. 새로운 치료법이 왜 필요한지 다양한 이유가 있다. 다음 카테고리들은 임상 용법을 위한 신약의 필요성을 분석한 이유들이다.

3.2.1. 현재 가능한 치료법이 없는 경우

심각한 질병에 대한 어떠한 효과적인 치료법이 없을 때 임상 필요는 가장 뚜렷하다. Amyotophic lateral sclerosis와 advanced pancreatic adenocarcinoma가 현재의 약물치료로는 완화 말고는 전혀 효과가 없는 예가 되겠다.

3.2.2. 질병진행을 조절하거나 억제할 필요가 있을 때

다른 심각한 질병에서는 우리는 증상을 일시적으로 줄이고 생명을 연장하는 치료법을 갖고 있지만, 질병의 진행을 막을 수는 없다. 예를 들어 파킨슨병의 현재 약은 신경적 증상을 개선하고, 삶의 질을 개선하지만, 이 질병의 잔인한 내리막길을 막을 수는 없다. 비슷하게 원발성 폐동맥 고혈압 idiopathic pulmonary artery hypertension을 위한 현재 약은 혈관 확장제인데, 근원이 되는 질병의 진행을 억제할 수가 없다. 비록 그 같은 질병에 치료가 가능하다 하더라도, 질병의 진행을 바꿀 수 있는 신약의 필요가 절실하다.

3.2.3. 심각한/받아들일 수 없는 부작용

많은 질병에서 현재의 치료법이 유효하지만, 심각하거나 원하지 않는 부작용을 일으킬 수 있다. 예를 들면 (1) Hodgkin lymphoma는 옛날에는 치명적인 질병이었지만, 현재는 화학적 치료와 방사선 요법의 혼합을 이용해서 많은 수의 케이스들이 치료되고 있다. 이 성공에도 불구하고 환자들의 치료가 종종 지연되는데, 이는 화학적 요법에 쓰이는 첫번째 라인 중 하나인 doxorubicin에서 오는 생명을 위협하는 심장 독성 때문이다. (2) Corticosteroids는 자가면역질환, 알러지, 염증 질병에 광범위하게 쓰이는 생명을 구하는 치료법이다. 그렇지만 매우 나쁜 다양한 부작용들도 일으킨다. (3) calcineurin inhibitors인 cyclosporine과 tacrolimus는 기관 이식 후 따라오는 면역 억제제 처방약의 중요 조성이지만, 신장 독성을 일으킨다. 일반적으로 처방되는 많은 약들도 원하지 않은 부작용을 일으켜서 환자의 건강, 삶의 질, 또는 약의 선호도에 영향을 준다. Selective serotonin reuptake inhibitor(SSRI)와 serotonin norepinephrine reuptake inhibitor (SNRI) 계 항우울약은 일반적으로 진정작용, 몸무게가 늘거나 주는 변화, 성기능장애를 일으킨다. Diabetic gastroparesis(위의 공복을 연기하는것)을 위해 가장 일반적으로 처방되는 metoclopramide는 비가역 만기 운동 이상증 tardive dyskinesia을 포함한 extrapyramidal movement disorders를 일으킨다. 분명히 환자들에게 그 같이 원하지 않는 부작용이 없는 효과적인 약들이 있다면 엄청난 이익이 될 것이다.

3.2.4. 환자의 순응도/편리/비용

일반적으로 경구투여약은 투여를 자주 하지 않을수록 환자의 선호도가 증가한다. 의사들은 FDA에서 azithromycin(5일 동안 하루 한번 투여)이 허가된 이래로 경구용 erythromycin(7-10일 동안 매일 4번씩 투여)을 잘 처방하지 않는다. 어떤 약들은 반드시 정맥 주사 해야 하는데, 매우 불편하고 비용이 많이 든다. 환자들이 집에서 투여할 수 있는 대체 요법이 선호될 것이다.

특별히 항체의약품 등과 같은 많은 새로운 치료법들은 너무 비싸다. 비용이 덜 드는 약들은 환자, 보험회사, 헬스 케어 시스템에게 매우 이익이 될 것이다. 따라서 보다 저렴한 바이오 의약품을 개발하고 제조를 위한 새로운 플랫폼이 많이 나올수록 성공적인 신약으로서의 의미를 부여할 수 있다.

3.3. 접근의 적합성

Unmet medical needs를 고려하고 난 후, 그 다음으로 생각해 볼 문제는 계획된 치료법의 접근이 과연 임상에서도 제대로 받아들여질 수 있는 해법을 제공하는지 여부이다. 예를 들어 하루에 두 번씩 피하주사로 하는 peptide 치료가 암을 치료하는데는 기꺼이 받아 들여지지만, 남성용 대머리의 치료에는 그렇지 않다. 전문의, 환자 대표 그룹, 환자들, 마지막으로 FDA(그리고 다른 허가 기관들)과 대화를 하는 것은 이상적인 약의 특징과 받아들여질 수 있는 특징을 식별하는데 도움을 줄 것이다.

BOX 1.9

무엇이 대학 연구자들을 놀라게 하는가?

우리가 방사선에 의한 피부염(악성종양의 방사선 치료법때문에 일어나는 피부의 화상)을 방지하기 위한 새로운 치료법을 개발하려고 했을 때, 중요한 투자자가 이 치료용법에는 unmet clinical need가 없다고 주장하는 것을 보고 매우 놀랐다. 이 피부과 전문가는 이러한 문제로 오는 환자를 결코 본적이 없다고 보고했다. 그렇지만 피부과 의사에게 효과적인 치료법이 없다면, 방사선 의사들은 설령 환자가 있다하더라도 피부과 의사에게 referral을 하지 않을 것이며, 대신에 피부 완화제만을 처방해줄 것이다. 사실 여기에는 충분한 unmet medical need가 있다; 방사선에 의한 화상인 피부염증은 실제로 고통을 주고 종종 다음의 방사선 치료를 피하게 한다. 우리의 교훈: 넓은 그물을 펼쳐라-여러분들은 제대로된 unmet medical needs를 이해하기 위해서는 올바른 전문가, 그리고 올바른 환자들과 얘기해야 한다는 것을 명심해라. - DM-R

심각하거나 생명을 위협하는 질병에 현재 효과적인 치료법이 없는 경우에는, 환자들은 부작용이나 불편함, 부가되는 비용에 대해 많이 참게 된다. 우리의 신약이 Huntington's disease의 진전을 막거나 경감시킨다고 생각해보자. 환자들은 심장 부정맥같은 심각한 부작용의 위험이 늘어난다고 해도 기꺼이 받아들일 것이다. 그들은 아마도 그것이 의사의 사무실에서 해야하는 피하주사이건, 정맥주사이건, 또는 intrathecal administration 이건 상관없이 약을 기꺼이 이용하려고 할 것이다. 그리고 분명하게도 Hungtington's disease의 죽음과 장애를 방지하는 약이라면 웃돈을 주고라도 요구할 것이다.

이제 덜 심각한 상태의 예로서 백내장 형성을 방지하는 신약같은 새로운 치료법을 우리가 개발한다고 가정해보자. 현재 백내장 수술은 효과적이고 안전하고 매우 싸기 때문에, 우리의 신약은 환자, 제공자, 보험회사가 이용하기 위해서는 부작용이 최소한이거나, 편리한 경구용 또는 국소용 투여방법이거나 수술보다 더 싼 가격을 가져야 한다. 우리는 또한 안과의사들이 이 약때문에 그들이 할 수 있는 수술의 숫자가 매우 줄어들기 때문에 이 약을 지지하지 않을 것도 알아야 한다.

3.4. 신약 개발의 실행 가능성

우리 다음 단계는 우리 신약을 개발하는 것이 실행가능한지 결정하는 것이다. 빠르게 할 수 있는 임상 개발 방법이 있는가? 우리의 표적 대상(환자)의 수는 얼마나 되나? 일차와 이차의 종말점은 무엇인가? 이 endpoint를 위한 효과를 보여주기 위해 기간을 얼마나 길게 관찰해야 하는가? 우리가 예상할 수 있는 대리 종말점surrogate endpoints 이 있는가? 얼마나 많은 대상을 등록해야 하는가? 우리가 이 실험을 실행할 여유가 있는가? 이들 질문에 대답하기 위해서, 우리는 우리의 용법에 대한 임상 시험에 관한 의학적 문헌을 완전히 훑어 보면서 시작해야만 한다. 그 다음에 우리는 우리가 선택한 질병에 대해 전문의, 임상 시험 디자인 전문가와 바이오 통계학자와 얘기해야 한다.

마지막으로 우리는 우리의 치료분야의 경쟁에 대해서도 잘 이해하고 있어야 한다. 우리가 선택한 치료법과 경쟁하는 다른 새로운 치료법들이 현재 다른 회사의 개발 파이프라인에 있는가? 그들의 치료작용 기전은 무엇인가? 그들도 우리와 같은 환자군을 표적하고 있는가? 제약회사가 우리와 같은 시도를 2년 전에 먼저 시작했다면, 우리는 아마도 다른 임상 용법이나 다른 연구 프로젝트로 바꾸어야 할 지도 모른다. 우리는 다음에 보이는 방법을 통해서 우리가 개발하려고 하는 방법이 경쟁력이 있는지를 미리 알고 있어야 한다:

(1) clinicaltrials.gov웹사이트를 찾아서 우리의 임상 용법을 다른 곳에서 이미 임상 시험하고 있는지 찾아 보아라.

(2) 우리의 치료분야에 신약이 있는지 pharmaceutical industry trade journals 을 찾아보아라- 이들 정기 간행물들은 대학 경영대학 도서관에서 볼 수 있을 것이다.

(3) 비슷한 활동을 하는 인터넷을 찾아 보아라.

(4) 헬스케어 분야 투자자와 바이오테크놀로지/제약업계의 다양한 멤버들과 얘기해서 강력한 경쟁가가 있는지 등 극비가 아닌 정보를 얻어라.

위의 방법을 통해서 종종 우리의 방법이 충분히 경쟁력이 있고 임상 개발 가능 하다는 것을 발견할 수도 있다. 이 경우에 우리는 글로벌 마켓 등 더 큰 시장을 확보하기 위한 방법을 고민할 필요는 없다. 그 대신에 어떤 임상 개발 방법이 허가승인을 받기 위해 가장 확실하고 빠른 방법인지 결정해야 한다. 일단 우리의 약이 시장에 있게 되면, 우리는 그 약의 "life-cycle management"의 부분으로써 그 약의 다른 용법으로도 확장할 수 있다.

BOX 1.10

중요한 포인트

미국 역사 상 가장 위대한 지도자로 불려지는 아브라함 링컨이 어느 날 말했다, "나에게 나무를 잘라낼 여덟시간이 있다면, 나는 여섯 시간 동안은 도끼 날을 날카롭게 갈겠다." 신약 개발 프로젝트를 실행하기 위한 우리의 귀중한 시간과 자원을 소비하기 전에 우리는 다음을 확실하게 해야 한다:

1. 우리는 환자가 꼭 필요로 하는 최적의 신약을 개발하고 있는지?
2. 우리는 앞으로 나아갈 개발 전략 및 timeline을 분명하게 가지고 있는지?
3. 우리의 새로운 시도를 임상에 적용 가능할 때, 진정 환자, 의사들, 의료보험 관계자들에게 분명한 가치가 있을 것인지?

4. 최종 목표 신약 프로파일Target Product Profile (TPP)

- Robert Lum

최종 목표 신약 프로파일Target Product Profile 또는 TPP는 신약을 개발할 때 프로젝트 팀이 반드시 도달해야 하는 최소한의 특징들과 속성들의 리스트이다. TPP가 프로젝트의 일반적 목표 세트를 제공해 주지만, 더 자세히 특성을 만들수록, 그 이용 가치가 커진다. TPP는 시간이 가면서 새로운 정보가 덧붙여지면서 다듬어 지고, 당연히 또 그래야 한다. 이래야 이 프로파일을 안내서로 이용할 수 있으며, 연구에 노력을 박차고, 팀이 프로그램의 최종 목표에 집중할 수 있게 해준다. 아래의 예들은 완전한 TPPs는 아니지만, 프로파일의 적절한 부분을 보여준다. 각 프로젝트가 다르기 때문에 각각의 TPP는 각 개발 프로그램에 따라 다른 특별한 특징을 갖게 된다.

BOX 1.11

주요 용어와 약어들

TPP: Target Product Profile
mAb: monoclonal antibody
PK/ADME: pharmacokinetics/absorption, distribution, metabolism, elimination
SI: sensitibity index
IC50: drug concentration required to inhibit a process by half its full activity
ip: intraperitoneal(within the abdominal cavity)
po: oral administration
hERG: ion channel cell-based screen for cardiac toxicity
IP: intellectual property
PFS: progression free survival

TPPs는 신약 개발과정의 다양한 단계에서 여러번 다듬어 진다. 프로젝트가 시작될 때 TPP 조건들은 주로 다소 일반적인 내용으로 프로젝트의 전체적 방향을 지시하는데 이용되고, 추후에 프로젝트 개발을 계속할지 결정하는 "go/no go"결정 순간에 중요한 결정력을 발휘한다. TPP를 결정하는 것은 또한 팀에게 어떤 경우에 외부의 전문가들에게 도움을 요청해야 하는지 생각하게 한다. 치료제의 일반적인 특징들은 임상 용법, 투여 방법, 투여 빈도, 의학적 필요, 경쟁, 현재 요법, 의도한 치료의 비용, 안정성, 임상 개발 방법, 허가 방법, 지적 재산권 등이다. TPP는 이것들을 모두 다 고려해야 하는 벅찬 리스트일 수 있지만, 신약을 제대로 개발하는 측면에서 주요 경로를 지나가기 위해서는 반드시 기억해야 하는 중요한 것들이다. SPARK 역시 이 과정을 시작하기 위해 일반적인 TPP template를 이용한다(Table 1.1).

Table 1.1 SPARK target product profile template

Category	Final characteristics (ideal and acceptable ranges)
Product description	- Type of agent(small molecule, peptide, mAb) - Proposed target
Indication and usage	- Clinical indication(s): if more than one, specify intended lead indication - Intended patient population - Current available treatment options (including surgical, lifestyle, and homeopathic options)
Development candidates	- Target specificity - Efficacy(*in vitro*, cell-based, and *in vivo*)
Preclinical work	- Animal model(s) of disease - Safety/toxicity profiles
Clinical pharmacology	- Absorption, distribution, metabolism, excretion - Half-life in plasma or serum - Pharmacodynamics(extent of target inhibition or activation) - Protein binding etc
Dosage and administration	- Dosage amount, frequency etc - Route of Administration - Formulation (excipients)

	- Estimated shelf life, required storage conditions, etc.
Safety and toxicity in humans	- Known on-target or off-target predicted safety concerns - Therapeutic window
Regulatory considerations	- Presumed clinical path forward - Eligibility for Orphan drug status, Fast Track, Subpart H etc. - Precedents set by previous trials in indication/patient population
Intellectual property	- Freedom to operate evaluation(competing patents, opportunities to write new patents) - Desired licensing outcome(license to company vs. start-up)
Financial consideration	- Cost of goods - Projected pricing and affordability compared to current options - Cost to develop - Estimated return on investment

프로젝트 팀이 목표를 이루기 위한 계획을 짜고, 필요한 전문가를 결정하고, 전체적인 프로그램의 사항들에 대해 무엇부터 해야 하는지 우선순서를 정하기 전에, 이들 TPP 특징들을 우선적으로 고려하면 좋다. 아래 예제에 프로그램의 일반적 목표를 규정하는 간략한 TPP를 보여준다.

예1: 복잡하지 않은 Falciparum Malaria를 위한 일반 TPP
Fearson 등 [1]에서 요약:

1. 경구용 투여(이상적으로는 한 번 정도, 아니어도 하루 3번 이상은 하지 않는다)
2. 상품의 낮은 가격(치료의 전체 과정당 US 1불이내)
3. drug resistant parasites(예. chloroquine 또는 sulfadoxine-pyrimethamine 치료에 내성을 갖고 있는 것들)에 효과적일 것
4. 3일 이내에 빠르게 효과를 내어 치료할 것
5. 다른 약과 혼합 가능할 것
6. 소아 제형도 가능할 것
7. 열대 환경에서 안정할 것

8. IP: freedom of operate필요; 물질 조성 특허가 이상적일 듯

새로운 화학물을 개발할 때는 TPP를 이용해서 lead 약물의 특성을 최적화 하도록 노력해야 한다. TPP서류에는 예를 들어 biochemical assays, cell-based assays, functional assays, selectivity assays, 용해도, 크기(분자량), chirality, 독성 프로파일, 제형, genotoxicity studies, safety pharmacology assay, maximum tolerated dose, 어떤 동물 모델에서의 효과, 약물 동태학적 파라미터들, 지적 재산권 위치 등을 위해 최소한 필요한 특징들이 들어있다. 프로그램이 진행될수록 추가적인 특징들이 덧붙여진다. 예를 들어 약물 동태학/약물 동력학 관계, 대사체 프로파일, 투여 빈도, 실험에 필요한 동물 모델의 수, 추가의 독성 연구들이다. 팀은 각 특성에 대해 원하는 파라미터들을 규정해야 한다. 일단 모든 특징들이 만족되었다면, 마지막으로 해당 화합물을 종합적으로 평가한 후, 그 화합물은 이제 임상 개발 후보자로서 결정된다. 아래 두번째 예가 전임상 테스트의 특별한 특징이 있는 연구 중심의 TPP를 보여준다.

BOX 1.12

무엇이 대학 연구자들을 놀라게 하는가?

처음에 우리는 TPP안에 있는 뚜렷한 특징들을 왜 만들어야 하는지에 대해 잘 이해하지 못했다. 우리가 무엇을 할 지 이미 알고 있다고 생각했기 때문이다. 왜 이미 알고 있는 뚜렷한 것을 다시 TPP를 통해서 만드느라고 시간을 허비하는가? 그렇지만 TPP안에 필수적인 특징 등을 미리 규정하는 것이 결국은 아주 중요하다는 것이 증명되었다; 그것은 우리의 길을 가르쳐주고, 우리가 접촉해야할 사람들을 알려주고, 종국에는 우리 신약이 가져야할 최적의 목표를 알려주었다.

\- DM-R

예 2: *Hit-to-Lead TPP for Protozoa and Helminth Disease*
Nwaka등 [2]에서 인용:

1. *In vitro* activity in antiprotozoan screens:

   Plasmodium falciparium: IC_{50}〈0.2μg/mL

   Trypansoma cruzi: IC_{50}〈1.0μg/mL

2. Antihelminthic screens:

   Schistosoma mansoni: 100% adult worm motility reduction, IC_{50} 〈2μg/mL

   Onochocerca lienalis, *O.ochengi*, *O.volvulus*: 100% inhibition of microfilarial motility at 1.25×10^{-5}M또는 10 μg/mL

3. 표적 약물을 위한 선택성을 확립하고 parasite와 host enzymes사이의 민감성의 다른 점이 10 배 이상 커야만 한다.

4. 감염되지 않은 생쥐를 이용한 Pre-toxicity screen은 IP 또는 PO로 투여시 100mg/kg이다.

5. 생쥐와 햄스터 모델에서 *In vivo* activity: IP 또는 PO 투여시 어떠한 독성을 보이지 않고 4 x 50 mg/kg에서 생명주기를 늘리거나 또는 parasitemia를 현저히 줄였을 때

6. 인간을 포함해 최소 두 종에서 microsomal metabolic stability를 평가.

7. hERG binding 〉10μM 일 것

8. Low CYP450 inhibition profile을 가질 것

9. IP: 새로워야 하며, 물질 조성 특허를 위해 파일링할 수도 있다.

임상 개발 동안 TPP는 임상적으로 적합한 특성을 규정하기 위해 더 많이 수정되어야 한다. 여기에는 일차적 투여 용법, 환자 소분류, 처방법, 임상 약물 동태학, 필요한 환자의 수, 임상학적 종말점, 상품의 가격, 마케팅 또는 상업적 전략을 포함하고 있다. TPP는 또한 허가 전략, 동반하는 진단 연구, 대체 치료 용법 또는 제형 등을 규정할 수 있다. 예3은 임상 개발 상태 동안 프로그램 팀을 이끄는데 이용되는 화합물의 임상 개발을 위한 TPP이다.

예3. Clinical Stage Glioblastoma Cancer Drug를 위한 임상 개발 TPP

1. 환자군: 단독치료로 승인받거나 temozolomid와 방사선 치료 후 진행되는 glioblastoma multiforme의 치료를 위해 bevacizumab과 같이 병용 치료 승인 받은 환자.
2. 효과: bevacizumab단독 치료시 4.2개월에 비해 median progression free survival(PFS)가 6.3개월을 넘을 것; 병용치료 시 median overall survival은 9개월을 넘을 것.
3. 안전역: 환자들로부터 grade 3 또는 4의 neutropenia가 나올 수 있음; growth factor support로 관리가 가능할 것. Neuropathy grade 3 or 4는 전체 환자의 10% 미만이어야 할 것. 다른 독성들은 관리 할 수 있고, 예상 가능하고 reversible할 것.
4. 투여량: 질병의 진전 또는 6싸이클 동안 매 3주마다 한 번씩 120 mg/m^2 IV 할 것.
5. 지적 재산권: bevacizumab과의 새로운 합동 치료법을 위한 지적 재산권을 찾을 것.
6. 상품 가격을 위한 유지할 수 있는 공급망 확립: 바이알 당 50불 밑으로 가능한 지 알아볼 것.

BOX 1.13

중요한 포인트

TPP는 개발 중에 신약 치료제의 원하는 특징을 규정해야 하며, 더 나아가 제품이 개발 파이프 라인을 지나가면서 계속 수정되고 다듬어 져야 한다. 효과적인 TPP에는 다음의 내용이 포함된다: 임상 용법과 의학적 필요; 투여시 복용 방법과 빈도; 현재와 미래의 경쟁자들; 이 치료법의 비용; 지적 재산권 위치; 현재 치료를 뛰어넘는 다른 이점들 등. 그 외의 TPP에 포함 가능한 특징들은 다음과 같다; 임상 개발 과정; 허가 과정; 대사체와 안전성 프로파일 등.

5. 프로젝트 관리와 계획

– Rebecca Begley and Daria Mochly-Rosen

대학에 있는 사람으로써 우리는 연구실과 또는 임상실에 직원들을 어떻게 뽑고 어떻게 관리하는지 당연하게 안다고 생각한다. 우리 연구 팀의 대부분의 멤버들은 매우 젊고 비슷한 분야에서 훈련받았다. 주 연구자는 리더이며 연구 안건을 세팅한다. 연구 진행은 일반적으로 공식적인 타임라인에 따라 진행되지 않으며, 연구 계획은 늘 새롭고 재미있는 관찰이 나타날때 마다 수시로 방향이 빠르게 변한다. 따라서 대학에서는 연구 그 자체를 잘 관리하는 데는 사실 별로 주의를 기울이지 않는다.

그렇지만 제약바이오업계에서는 프로젝트 관리는 성공의 결과를 증진시키고, 시간과 돈을 아끼기 위해서 계속해서 중요도가 증가하는 매우 가치있는 항목이다. 프로젝트 팀은 함께 다양한 수준의 연구원들과 여러 분야의 전문가(약물학, 독성학, 허가/규제과학, 제약 공정, 임상 시험 디자인(cross functional teams라 부름))들로 이루어진다. 팀 멤버들은 적당한 때에 협동하는 방법으로 그들의 프로젝트를 진전시킨다. 그들은 또한 연구가 그 프로젝트가 성공하지 않거나 받아들여질 수 없는 비용이 생기거나 또는 연기가 된다면 가능한 빠르게 그 프로젝트를 포기하도록 장려되고 있다.

BOX 1.14

주요 용어와 약어들

Gantt chart: development plan tracking tool listing critical tasks, timelines, and dependencies

Cross-functional team: project team comprised of individuals with expertise in different areas (e.g., pharmacology, ADME, manufacturing, regulatory science, clinical) required for successful completion of the project

TPP: Target Product Profile; a document outling desired characteristics of the final drug product

CRO: Contract Research Organization

IND: Investigational New Drug application

5.1. 프로젝트 리더 십

프로젝트 관리에는 강한 리더십과 필요한 기술을 가진 헌신적인 팀, 잘 정리된 개발 계획이 요구된다. 프로젝트 팀은 프로젝트의 전략(비젼), 목표(작전), 자세한 실행 계획을 식별하기 위해 함께 일하게 된다. 프로젝트 리더는 미리 결정된 예산과 타임라인에 일을 하기 위해 팀을 독려한다.

중요한 것은 많은 업무들이 독립적인 팀 멤버에 의해 상호의존적으로 이루어진다는 것이다. 예를 들어, 임상 연구를 위한 제품공급은 적합한 임상 투여 방법 및 프로토콜이 확립되기 전까지는 제조할 수가 없다. 또한 첫 번째 임상 시험first-in-human trial을 위한 임상 투여 용량을 결정하기 위해서는 동물실험에서 발견된 독성학, 약물 동태학, 약효 데이터 등에 매우 의존하게 된다.

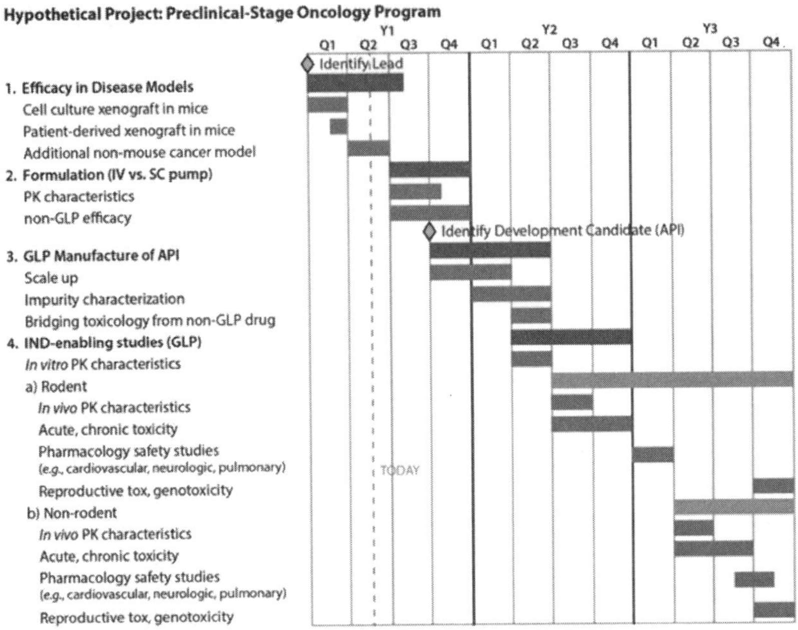

그림 1.2 항암 프로그램의 전임상 단계를 위한 이론적인 Grantt Chart. 이 프로그램의 Grantt Chart는 가설의 개발 프로그램을 위한 가능한 일들과 예상 타임 라인을 대략적으로 보여준다. *Q* Quarter(분기), *Y* Year(년), *IV*(정맥투여), *SC*(근육주사), *PK*(약물동태학), *GLP* Good Lab Practices, *API* Active Pharmaceutical Ingredient, *IND* Investigational New Drug application, *tox* 독성학

Gantt chart는 개발 프로젝트를 실행하고 추적하는 아주 자세한 연구방향을 제공해 주는 매우 유용한 도구이다. 그 안에는 프로젝트 동안 이루어야 할 임무, 타임라인, 프로젝트의 다른 부분과의 상호관련성 들이 자세하게 기입되어 있다(그림 1.2를 보아라.). 프로젝트 관리자는 Gantt chart를 이용해서 각 업무의 진전 상황을 추적하고, 전체적인 과정도 볼 수 있고, 원하는 타임 라인에 얼마나 뒤떨어지는지도 알 수 있게 된다. 마찬가지로 다른 업무 분야에서 일하는 팀 멤버들도 다른 이들의 업무상황을 볼 수 있고, 전체

적 타임라인에 영향을 줄 수 있는 그들의 타임라인의 문제점들을 미리 볼 수 있다. 예를 들어 GLP급 시료의 출하가 지연 되면, IND를 위한 GLP 독성 연구의 시작도 지연 되고, 이것은 연속적으로 IND화일링을 지연시키게 된다. 더우기 우리 자체의 문제로 인해 GLP 독성 연구를 계약한 위탁 용역기관(CRO)에 GLP 약물을 제때 공급하지 못하는 불상사가 생기면, CRO에 벌금을 지불해야 하고, 더 나아가 개발이 지연되는 건 명백하다. 작은 지연의 결과와 비용은 신약 개발에서는 금새 눈덩이처럼 불어날 수 있다.

Gantt chart는 돌에 새겨진 것같이 확정된 것은 아니며 늘 수정 가능하기에 프로젝트 관리자는 새로운 정보가 들어올 때마다 반영해서 수정할 수 있다. 비록 신약 개발동안 항상 예측하지 못한 상황이 일어날 수 있지만, Gantt chart는 개발팀이 회사의 목표들을 타임라인에 맞추어 프로젝트를 완수하기 위해 도움을 주는 매우 유용한 도구이다.

5.2. SPARK의 프로젝트 관리법

중계연구를 주로 수행 하고 있는 SPARK은 반드시 시간 안에 성공적으로 목표를 완수해야 하기 때문에 우리는 프로젝트 관리 분야를 과제에 포함시킨다. 프로젝트 리더는 교수멤버일 수도 있고, 학생이거나 직원일 수 있다. 팀에는 전문 고문이 포함되는데, 기관의 다른 연구실, 다른 회사 등에서 오기도 한다. 이런 경우 팀 멤버들은 같은 회사에 있는 전형적인 프로젝트 팀이나 우리 연구실에 있는 멤버같이 끈끈하게 연결되어 있지 않다. 더 나아가 프로젝트 리더는 미팅을 위해 모든 분야의 우두머리를 모을 수도 없다; 그렇기 때문에 프로젝트 계획은 협동심을 기반으로한 각 분야 전문가들과의 허심탄회한 개별적 대화에 전적으로 의존한다. 가능하다면 계획을 아주 자세히 팀의 모든 멤버들과 공유하는 것이 연구 프로젝트의 가설을 확실히 하고 공동으로 연구를 진행시키는데 도움이 될 것이다. 다음 장과 제시된 참고문은 앞서가는 cross-fuctional teams에 현실적인 몇가지 충고를 줄 것이다 [3,4].

5.3. Cross-Functional Team 이끌기

여러분이 전문가가 아니거나 또는 팀의 최고 고참이 아니라면 어떻게 Cross-funtional team을 이끌 수 있는가:

- 권위가 없는 한, 서로 영향을 주기 위해서는 서로의 관계와 공유된 비전에 의지해야 한다. 필요에 의해 그들을 만나기 전에 그들과 먼저 좋은 관계를 쌓아라.
- 유연하게 하라; 새로운 데이터 또는 상황의 변화에 적응해라.
- 지적으로 대화하기 위해 각 분야의 활동에 대해 충분히 알고 있어라. 여러분은 주요 문제가 어디서 발생하고 그 이유가 무엇인지 이해해야 한다. 조기에 많은 질문을 하여라; 멘토/go-to people를 확립해서 기본적인 것들을 이해해야 한다.
- cross-functional team meetings을 이용해서 각 분야 안에서 또는 서로 다른 분야들과의 직접적으로 발생하는 문제를 식별하고 토론할 수 있다. (예. 위에 얘기한 대로, 약의 공급이 지연되면 독성 연구의 타임라인에 영향을 줄 수 있다.)
- 논쟁이 가능한 문제에 대해서 합의를 이끄는 한 가지 방법은 주요 인물과 미팅 전에 미리 의논을 하여 그들이 미팅 전에 의견을 내고 문제에 관해 생각할 시간을 주는 것이다.
- 쓰여진 서류가 팀의 관리를 위해 유용할 수 있다. 목표와 표적을 적는 것은 팀 내에서와 외부 청중들과 대화할 때 공통적인 주제를 제시할 수 있다. 또한 쓰여진 서류에 팀의 합의를 얻게 되면 말보다 더한 주의를 이끌게 되며(쓰여진 합의문은 말보다 더 한 무게를 수반한다.) 결과적으로 그룹이 과정에 참여했다고 느낄 때, 그룹의 역량성을 최대한으로 이끌어 낼 수 있다.
- 최종 목표 신약 프로파일target product profile, 팀의 목표, 팀의 시간라인/비용 등에 대한 대화를 의제로 이용하라. 이것들 같이 가정에 기반한 서류들은 시간에 따라 쉽게 변한다.

BOX 1.15

무엇이 대학에 있는 이들을 놀라게 하나?

Gantt chart같은 특별한 목표와 과정을 추적하는 데 쓰이는 도구들은 대학에서는 사실 잘 쓰지 않는다. 누가 그 같이 자세하게 기초 연구를 계획할 수 있겠는가? 이 Gantt chart를 기반으로 한 계획서를 작성할 때, 나는 이것이 시간 낭비라고 느꼈다. 그렇지만 나는 그 같은 자세한 계획이, 우선 순위를 만들고, 언제 "프로젝트를 포기해야 하는지"(예. 너무 늦게 되면 회사의 미래에 영향을 줄 수 있거나, 기술적 방해가 실제적이서 끝내기에는 너무 비용이 많이 들 때)를 알게 하는지, 프로젝트가 어디서 어떻게 움직이고 있는지, 비용 또는 타임라인의 변화가 있을 때 어떻게 수정해야 할지 알게 하는 효과적인 도구라는 것을 금새 알게 되었다. - DM-R

5.4. 프로젝트 계획시 주의할 점들

단계 1: 마음속으로 끝까지 계획을 세워라- 프로젝트의 비젼을 정하여라.

우리는 팀과 같이 target product profile(TPP) 를 정할 필요가 있다. 이것은 우리의 제품이 어떻게 나올 것인지? 어떤 치료 효과가 있는지? 왜 의사나 환자들이 우리의 신약을 이용하는지? unmet medical needs에 대해 정의가 무엇인지? 등을 규정하는 것이다. TPP안에는 반드시 가져야 하는 특징들이 대략적으로 포함되어 있으며, 그 프로젝트가 앞으로 나가지 못할때 "포기해야 할지 여부"를 결정해야 할 때의 기준도 포함되어 있다. 타사의 임상 데이터와 제품 라벨은 경쟁 상대 편 제품들의 비교를 위한 좋은 정보의 자료가 된다.

단계2: 임상 개발 계획을 대략적으로 정한다.

우리는 개발 계획을 기획하는 분야의 리더와 솔직하게 논의를 할 필요가 있다. 이것은 초기 단계의 프로젝트에도 매우 중요하다; 만약 폭넓게 목표를 잡는다면, 후기 단계의 활동도 만족시킬 수 있다. 개발 계획에는 전체적인 프로젝트 개발의 결정 시간과 현재 상태에서 다음 결정할 시점까지 갈 때 필요한 자세한 활동을 대략 적어놓는다. 덧붙여 프로젝트의 주요 위험과 가정도 요약되어 있다. 이 활동은 일반적으로 TPP작성과 함께 시작하고 현재 상태의 개발에도 거꾸로 적용된다.

이 단계는 임상 프로젝트 리더에게 TPP에 기획된 원하는 투여 용법을 지지할 수 있는 임상 프로그램을 제안해 달라고 요청하면서 시작한다. 우리는 임상 3상 연구를 시작해야 하기때문에, 선행되어야 하는 2상 연구와 1상 연구는 3상 연구를 위해 구상된 복용 방법과 연구 디자인을 지지할 수 있어야 한다. 이들 논의들은 종말점endpoints, 치료 기간, 복용횟수, 연구의 크기 등과 같은 변수를 결정하는데 도움이 될 것이다. 프로그램이 진행되면서 이들은 변하기 쉽다. 예를 들어 만약 임상학자가 우리가 이 환자군에 한 달동안 특별한 endpoint에서 확실한 변화를 보아야 한다고 조언하면, 우리는 2달동안 치료를 끝내는 것은 어떤지 또는 대신에 2주 동안 치료해서 실행 가능한지 질문할 수 있다. 나머지 팀(독성학, 제조, 약물학 등)은 묘사된 임상 프로그램을 지지하기 위해 그들의 분야에서 필요한 활동을 제안 받을 수 있다. 이 들 활동들은 프로젝트에 존재하는 "주요 질문"에 답을 해야 한다.

단계 3: 결정할 때 도울 수 있도록 아주 자세하게 프로젝트 계획을 설계하여라.

우리는 단계 2에 있는 대화로부터 연구활동이 타임 라인의 어디에 위치하는지 계획해야 하고, 비용정보까지 포함시킨다. 많은 변수들이 논의된다; 타당한 계획이 되도록 하는 것이 최선이다. 가설에 대한 서류가 이 특별한 계획을 하는데 함께 이용되고, 각각의 프로젝트를 진행하는데 필요한 모든 미래의 활동들을 보장한다.

단계4: 다음 결정 시점에 도착하는데 필요한 모든 활동을 규정하고 그에 따라 목표를 정한다.

우리가 고안된 활동을 포함한 모든 프로젝트 계획을 리뷰했을 때, 우리는 연구활동의 우선 순위를 정할 수 있고, 어떤 실험이 우리 프로젝트를 성공적으로 끝내기 위해 도움을 주는 지 등을 결정할 수 있다. 예를 들어 임상 연구 프로토콜을 쓰는 것은 프로젝트에 약간의 가치를 덧붙일 수 있지만, 임상 1상 연구를 끝내고 손에 데이터를 갖게 되는 것은 프로젝트에 훌륭한 더 큰 가치를 준다. 그 다음에 우리는 가능한 비용 안에서 할 수 있는 활동들을 평가할 수 있다.

BOX 1.1

중요한 포인트

개발 계획은 프로젝트 팀을 위한 방향을 제시하는 필수적인 지도로서, 상호 의존적인 많은 신약 개발 과정을 통과하게 하고, 프로젝트를 계속할지 끝낼지 결정하는 중요한 "go/no go" 결정 시점을 규정짓는다. 따라서 계획은 살아있는 서류이며, 우리가 업무 밖으로 빠지지 않게 하고, 중요한 자원을 낭비하지 않게 하고, 우리의 목표에 잘 도달하기까지 지연되지 않도록 하여, 최종적으로 환자에게 이익을 준다.

참고문헌

1. Freason JA, Wyatt PG, Gilbert IH, Fairlamb AH (2007) Target assessment for antiparasitic drug discovery. Trends Parasitol 23(12): 589-595. Doi:10.1016/j.pt.2007.08.019
2. Nwaka S, Ramirez B, Brun R, Maes L, Douglas F, Ridley R (2009) Advancing drug innovation for neglected diseases-criteria for lead progression. PLoS Negl Trop Dis 3(8):e440. Doi:10. l371/journal.pntd.0000440
3. Kennedy A (2008) Pharmaceutical project management, vol 182, 2ndedn,Drugsandthepharmaceuticalsciences.InformaHealthcare,NewYork
4. Linberg SE (2006) Expediting drugs and biologics development, 3rdedn.ParaxelInternationalCorporation,Waltham,MA,USA

chapter

2

신약검색과 전임상 연구

Discovery and Preclinical Work

(Daria Mochly-Rosen)

어떠한 물질이든 안전하면서도 제대로 약효를 발휘하는 약물로서 개발되기 위해서는 반드시 수 많은 중요한 단계들을 거쳐야 하며, 특히 임상까지 도달하기 위해서는 약으로서의 여러가지 요구되는 복잡한 특성들을 제대로 보여주어야 한다. 이를 위해 해야 할 일들은 다음과 같다; 약효가 있는 화합물들을 스크리닝하기; 최적화된 특성을 만들기 위해서 선도물질 화합물을 적절히 개선하기; 약으로서 적절한 제형화 연구하기; 그리고 전임상 모델에서 충분한 안전성을 확보하기 등이다. 이전에 이미 승인받았던 (또는 인체에 안전하다고 보여준) 약들을 새로운 임상 용법에 "재창출Repurposing" 하는 방법은 환자들에게 좀 더 빠르고, 덜 위험하고, 비용이 적게 드는 새로운 치료법을 가져온다. 신약개발에 있어서 그와 같은 지름길은 특별히 자원이 많이 제한적인 대학연구자들에게는 아주 귀중할 것이다. 신약 개발 연구를 할 때, 우리는 특별히 우리 실험이 재현성이 있는 결과가 나오도록 주의해야 하는데, 왜냐하면 프로젝트가 제약바이오업계로 넘어가면서 대학의 데이터가 만약 재현되지 않으면, 이는 바로 신뢰도 상실로 직결되어서 결국 그 과제는 밀쳐지게 되기 때문이다. 따라서 우리의 연구실험은 반드시 투명하게 진행되어야 하고, 통계학적으로 유의성이 있어야 하며, 신중하게 서류화 될 때, 대학에서 발견한 귀한 연구결과가 나중에 신약으로 전환될 수 있는데 필요한 큰 투자를 받을 값어치가 있게 된다. 이 장에서는 임상 시험으로 진입하기 전에 필수적인 전임상 신약 개발 단계를 검토하겠다.

1. 전임상 연구를 보다 확실하게 하려면?

대학의 기초 및 전임상 연구에 대해 근래의 많은 비판이 있어왔다. 한 보고서에 의하면, 대학 연구실에서 투고해 발행된 임상 이전의 다양한 항암 연구의 결과물 중 단 11%만이 Amgen의 과학자들에 의해 재현될 수 있었다고 한다. 이 낮은 비율은 원래의 새로운 발견을 보고한 대학의 과학자가 Amgen연구원과 같이 공동 연구했음에도 불구하고 재현 가능한 비율이었다 [1]. 또 다른 보고서에 의하면 Bayer의 연구소가 문제 제기한 것으로, 출간된 대학 연구논문의 75% 정도는 오직 그 실험실에서만 재현 가능하며, 다른 연구실에서는 재현할 수 없었으며, 그 결과 이 대학에서 발견한 신약물질에 대한 치료제의 개발을 멈추었다는 것이다 [2].

다음에 논의될 초점은 동물 실험에 관련된 대학의 데이터이다. 나는 여기서 올바른 동물 모델을 사용하는 것이 왜 중요한지, 그리고 어떻게 환자의 시료를 이용해 동물모델의 결과를 재확인하는지, 어떻게 동물 모델을 이용한 약물 동력학과 약물 동태학의 적합한 상관관계를 규명할 수 있는지, 그리고 연구의 적합한 "종말점"을 어떻게 찾아내는 지 등 이미 언급한 내용을 다시 되풀이 하지는 않을 것이다. 사실 이러한 문제제기에 대한 자세한 해결책은 이 장의 뒷 부분에서 다시 논의될 것이다. 대신 나는 왜 대학 연구자들이 보고한 재현할 수 없는 동물실험 데이터를 제대로 보완할 수 있는 방법들과 이러한 문제점들을 완화할 수 있는 간단한 방법들을 얘기하고자 한다.

BOX 2.1

무엇이 대학연구자들을 놀라게 하는가?

2004년 나의 대학연구실에서 나와 임시로 KAI Pharmaceuticals 의 CSO로 재직했을 때, 나는 그 당시 우리의 CEO가 (그는 역사 학사 학위를 갖고 있었는데) 나에게 이렇게 말할 때 큰 상처를 입었다. "당신은 이제 당신 대학에서 해온 연구가 제약바이오업계의 표준보다 탄탄하지 않다는 사실을 알게 될 겁니다." 여러분들과 마찬가지로, 나도 대학에서 내가 하는 모든 연구에 매우 큰 자부심을 갖고 있었다. 나는 그간 blinded studies를 실행하고, 다양한 동물을 이용하고, 독립적인 연구실에서 재현성 있는 일을 하는 것으로 좋은 데이터를 만든다고 생각하였는데, 제약바이오업계에서는 그것만으로는 충분하지 않다는 것을 나는 빠르게 배워 나갔다. -DM-R

BOX 2.2

주요 용어와 약어들

CSO: Chief Scientific Officer

Preclinical animal studies: animal studies done to validate a disease target and test the performance of a molecule prior to moving into human testing

***p*-value**: a statistical measure of the probability of obtaining a result at least as extreme as the one observed. If the p-value is less than the significance level (usually 0.05 or 0.01), one rejects the null hypothesis that there is no treatment effect

CDER: Center for Drug Evaluation and Research, within the Food and Drug Administration

Endpoints: measurement (e.g., weight or tumor size) or observation (e.g., motor control or healthiness) used in a study to evaluate the effectiveness or safety of a treatment

Orphan indication: an FDA designation pf a disease or condition that affects less than 200,000 people per year in the USA or for a treatment that is not expected to recoup its R&D costs due to pricing constraints

"me-too": drugs that are approved after other chemically similar compounds or molecules with the same mechanism of action are already on the market

1.1. 재현할 수 없는 데이터를 만드는 요소들

1.1.1. Heterogeneous 한 실험 환경들

사실 동물 실험은 많은 요소들에 의해 매우 크게 영향을 받을 수 있다. 그런데 아직까지도 종종 우리는 이들 뒤죽박죽한 강력한 요소들에 충분히 주의하고 있지 않으며, 또한 실험시 이용한 환경에 대해 자세히 기록하지도 않는다. 예를 들어, 설치류는 야간성 동물이다. 그들의 면역 반응, 식습관, 운동 능력, 배우는 능력 등에 관련된 데이터들은 실험이 행해진 날의 시간에 영향을 많이 받는다. 음식물은 동물 관련된 데이터에 영향을 주는 또 다른 중요한 요소이다; 콩이 풍부한 음식을 먹으면, 수컷과 암컷 모두 여성호르몬의 영향을 받는다. 음식물의 변화는 약의 흡수와 대사에, 또한 면역반응 등에 영향을 줄 수 있다. 또 다른 요소들은 주거 환경인데, 소음, 강한 냄새, 밀집도가 영향을 준다; 그러므로 좋은 동물실은 이런 변화의 요소들을 최소화한 곳이다. 또한 바이러스, 박테리아, 기생충에 의한 감염은 그 동물 실험 연구 결과에 영향을 줄 수 있다. 모든 이런 변수들을 최소화 해야 하며, 비록 논문에 쓸 자리가 없다 하더라도 이러한 내용들의 자세한 정보가 기록되어야 나중에 상업적으로 제약회사/바이오텍 또는 다른 대학 연구실에서 행해질 때 재현성있는 결과를 얻을 수 있다.

BOX 2.3

재현의 실패는 전에는 의심하지 않았던 터무니없는 요소에 기인할 수 있다.
전임상 동물 실험의 보고서 재현이 실패했다는 것이 그 데이터가 조작되었다거나 틀렸다는 것을 의미하지는 않는다. NOD 생쥐에서의 타입 1 당뇨 발병에 관련된 생쥐 데이터가 재현되지 않는 것에 대한 잘 보고된 경우가 많다. 처음에 몇 그룹에서 당뇨 발현이 증가했다는 보고가 있었는데, 이때 처음의 조건에서 생쥐들은 germ-free환경에서 살고 있었다. 추후에 보고된 많은 근래의 데이터는 장내 세균에 의해 결과가 달라질 수 있음을 보고하였고, 이는 장내세균이 실험결과의 중요한 요소임을 보여주고 있다; 생쥐 장내에 있는 *Bacillus cereus* 의 존재가 발현을 늦추며, 타입 1의 당뇨 발현을 줄인다 [3].

1.1.2. 편견과 불완전한 보고

동물 데이터를 평가하는 연구자가 실험 조건이 맹검(blinded)이어야 하는 건 아주 필수적이다; 의도하지 않은 편견이 분석에 매우 크게 영향을 줄 수 있으며, 특별히 종말점의 결정자가 주관적일 때 더욱 그러하다.

편견과 같이 오는 또 다른 문제는 부정적이거나 일관되지 않은 데이터를 보고하지 않고 간단히 결론을 내리는 것이다. 연구자는 어떤 동물에 관련된 데이터를 제외할 때는 그에 합당한 이성적인 근거를 가져야 한다; 따라서 논문을 쓸 때 실험 방법에 반드시 데이터 처리 기준에 대한 합당한 근거를 포함시켜서, 독자가 그들 자신의 결론을 스스로 유추하게 하는 것이 바람직하다. 모든 데이터(긍정적이건 부정적이건)는 보고되어야 하며, 이것은 나중에 임상시험에서 고려할 만한 중요한 변수인지 아닌지를 식별하는데 도움을 주기 때문이다. 예를 들어 성별과 나이가 동물의 심장 발작의 모델에서 약의 치료 반응에 영향을 줄 수 있다는 관찰이 오랫동안 보고되지 않았다. 하지만 이 놀라운 발견이 마침내 보고되었을 때, 논문 리뷰어들은 두개의 다른 성별간의 차이를 포함한 연구결과를 요구하기 시작했다.

BOX 2.4

전임상 연구를 탄탄하게 하기 위한 조언 (Ref.[4]에서 발전시킴)

1. 실험 조건에 대한 상세한 정보를 기입하라.
2. 실험에 이용된 모든 시약의 소스와 로트 넘버lot number에 대한 정보를 상세히 기입하라.
3. 실험 디자인할 때 통계학자에게 충고를 받아서, 그 연구가 현재의 문제를 제대로 다루고 있는지, 적합한 통계 테스트가 적용되었는지 확인하여라.
4. 적합한 음성대조군 (가능하다면)과 양성대조군을 모두 실험에 포함시켜라.
5. 각 연구를 실험실에 있는 다른 연구자에게도 재현시키고, 만약 가능하면 다른 연구실에 있는 다른 연구자에게도 재현을 시켜보라.
6. 연구자는 데이터 분석 중에 대조군과 치료군을 구별하지 못하게 맹검 (blinded)시켜야 한다.

7. 연구에 포함된 모든 동물에 대한 정보를 제공하고, 연구에서 제외되었다면, 제외된 이유도 적어 놓아라.
8. 사용된 시약을 가능하다면 모두 검증하라 (예. 테스트 물질의 선택성 여부 및 immunohistochemistry를 위해 사용된 antibody의 적합성 등)

모든 실험에는 양성과 음성 대조군을 모두 포함시켜야 한다. 이를 통해 이미 승인받은 약물로 처리된 동물 그룹과 나란히 우리가 개발하는 약물의 동물그룹과 동시에 비교할 수도 있고, 이를 통해서 또한 질병 모델이 적절한지 아닌지 여부도 확인시켜 준다. 대학에서는 때때로 어떤 대조군은 일종의 낭비라고 생각하는데 (예를 들면 "우리는 이 대조군을 전에 이미 해보았어"), 이는 잘못된 생각이다. 예기치 못한 요소가 결과에 언제든 영향을 줄 수 있기 때문에 대조실험은 반드시 시험군과 나란히 해야 할 필요가 있다. 근래 SPARK에 있는 한 연구자가 우리에게 말하길, 대조군에 blank 물질을 oral gavage 방법을 사용하여 경구 투여하지 않고 그냥 일반 쥐로부터 피를 뽑아서 대조군 시료로 사용하였다고 하였는데, 이는 잘못된 방법이었다. Oral gavage 라는 경구투여 방법을 쓰는 그 자체만으로도 스트레스에 의해서 동물 혈액내에 neutrophil의 숫자가 증가한다는 것을 간과한 결과였고, 결국 모든 동물 실험을 다시 수행해야만 하였다.

중요한 실험은 같은 연구실에 있는 다른 연구자에게 되풀이함으로써, 실험의 프로토콜이 편견없는 연구자에 의해 재현할 수 있을 정도로 충분히 자세하다는 것을 확실히 하는 것은 중요하다. 우리가 개발한 delta protein kinase C의 저해제로 심장 발작의 동물을 실험한 후 그 효과를 처음 보고했을 때, 그 효과가 너무 놀라워서 많은 연구자들이 그 결과를 믿지 않았다. 그런데 연구실에 있는 다른 세 명의 연구자도 같은 데이터를 재현했다고 대답할 수 있어서 매우 좋았다. 두 개의 다른 연구실에서 우리의 데이터를 재현했다고 보고하였을 때 더 좋았으며, 마지막으로 믿지 않았던 그 연구자가 그의 연구실에서 같은 데이터를 재현한 것은 정말로 대 히트였다.

1.1.3. 연구의 불충분한 통계적 능력 또는 적합치 않은 통계 분석

이용하는 동물을 아끼기 위해, 대학에 있는 연구자는 종종 각 치료군에 충분하지 않은 수의 동물을 이용한다. 불행히도 *p*-value가 0.05보다 작아서 비록 결과가 훌륭해도, 그 실험의 각 그룹이 다섯 마리이하의 동물로 행해졌다면 믿을 수가 없다.

만약 여러분이 오래전의 나와 생각이 같다면, 여러분은 데이터를 분석할 때만 통계학자와 연락할지도 모른다. 하지만 이것은 잘못된 생각이다. 근래에 와서야 대학연구자들이 점점 임상이전의 동물실험 연구에서 통계학적인 데이터 처리가 얼마나 중요한가 강조되고 있다 [5]. 통계학자들을 되도록이면 실험 초기에 약속을 해서, 동물 시험 연구에 포함되는 동물의 숫자가 충분한지, 그 연구가 통계학적으로 명료한 대답을 제공할 수 있는지 등을 미리 확인해야 한다. 이것은 단지 리뷰 과정을 손쉽게 할 뿐만 아니라 그 연구 결과를 더욱 탄탄하게 만든다. 단지 부족한 예산 때문에 동물실험에서 필요한 그룹 당 동물 수를 제한하게 결정해선 안된다!

바이오 통계학자들은 또한 결과를 분석하기 위해 이용되는 통계학적 테스트의 적합성을 판단할 수 있다. 예를 들어 우리는 nonparametric data를 판단하는데 t-test를 이용하면 안된다.

1.2. 결론

Amgen과 Bayer에서 보고한 대로 대학의 연구결과물은 재현성이 부족하다고 판정났기에, 대학은 이제 더 이상 신약개발 연구를 할 시도조차 못하는 걸까? 그렇지는 않다. 사소한 것으로 더 귀중한 걸 망치면 안된다. 대학의 연구는 일반적으로 신약 개발의 필수적인 기초 단서를 제공해 주며, 특별히 orphan indications을 위해서는 더욱 그러하다. 1998년과 2007년 사이에 CDER가 승인한 252개의 약들을 분석해 보면, 47%만이 과학적으로 새로운 발견에 의해서 승인받은 약들이다: 그리고 이 중 대학의 연구결과의 기여에 의한 물질이 약 1/3을 차지하고 있다 [6]. 또한 그 기간동안 orphan indication으로 승인받은 약들 중 거의 50% 정도가 대학에서 연구한 결과를 기초로 하고 있다. 따라서 대학의 연구가 신약 개발의 혁신을 위한 중요한 동력이라는 것은 두말할 나위가 없다. Begley와 Ellis가 결론내렸듯이, 전임상 연구에 관련한 동물실험의 실행과 이와 관련한 재현성을 위한 기준은 높아져야 한다. 대학에서 더 높은 기준을 가지고 동물시험 연구를 수행해야 제약바이오업계의 연구와 돈이 낭비되는 걸 줄일 수 있고, 따라서 환자의 이익 뿐만 아니라 신약 개발 노력의 비용을 줄일 수 있다.

BOX 2.5

중요한 포인트

대학 연구자에 의해 수행되는 전임상 동물 시험 연구에 대한 재현성 기준은 반드시 높아져서, 혁신적인 대학의 일이 제약바이오업계의 파트너에게 널리 알려지도록 하라.

2. 신약 재창출Repurposing Drugs

-Kevin Grimes

신약 재창출Drug repurposing(또는 drug repositioning 이라 불림)은 현재 있는 약물을 새로운 임상 용법으로 개발하는 일을 말한다. 전형적으로 재창출되는 약은 이미 인간에게 광범위하게 실험되어 안전성 프로파일이 널리 알려진 것들이다. 원래의 용법으로 허가를 승인받은 약이거나 개발도중 막힌 약이거나, 아마도 효과가 부족하거나 또는 심각하지 않은 임상 용법에서 받아들일 수 없는 독성이 있는 약일 수도 있다.

신약 재창출Repurposing은 속도가 빠르고, 덜 위험하고, 비용 절감효과가 있는 방법으로 환자들에게 이익을 주며, 그렇기 때문에 대학연구자들이나 다른 not-for-profit 신약 개발자에게 특별히 매력적이다. 하지만 제약회사들, 바이오테크놀로지 회사들, 헬스케어 분야 투자자들은 이러한 방법으로는 그들이 원하는 넓은 범위의 특허권리를 획득하기 어렵기 때문에 신약재창출에 대해서는 크게 흥미를 가지지 않는다. 그럼에도 불구하고 만약 신약재창출에 의해 제형, 용량, 임상 용법 등에 관련한 독점적 권리를 만들어 낼수 있다면, 이는 독점 마케팅의 기간을 창출해내고 더불어 수익도 낼 수 있을 것이다. 최기성 부작용으로 기형아를 출산하게 한 부작용을 가진 thalidomide가 다형 골수종multiple myeloma의 치료로 신약재창출 된 것이 바로 이미 오래전에 특허권이 만료된 약을 수익성있게 재개발한 좋은 사례가 되겠다.

의사들이 환자를 위해 종종 "off lable"(라벨에 없는 다른 용법으로)로 투약을 하는 경우가 있긴 하지만, 일반적으로 새로운 용법을 위한 신약재창출 프로그램을 가동하기 위해서는 정식 임상 시험이 필요하며, 그렇기 때문에 해당 기관의 Institutional Review Board(IRB)의 승인이 필요하다. 때로는 FDA나 적합한 national regulatory agency(만약 임상 시험이 미국 바깥쪽에서 실행된다면)에 Investigaional New Drug application(IND)를 신청하는 것이 요구되기도 한다.

일반적으로 FDA에 새로운 용법(예. 새로운 drug label)의 상업적 판매를 하기 위해 보고해야 할 때, 또는 "신약의 투여 방법 또는 용량 레벨 또는 환자군의 이용 또는 *치명적인 위험이 증가하는* 다른 요소(또는 위험을 강담할 수 있는 수치가 줄어들었을 때) [7]" 가 있을 때 반드시 새로운 IND를 파일링해야 한다. 나라별 기관별 차이가 날 수 있기에 의문이 있다면 여러분의 기관 IRB나 해당 국가 FDA에 체크해보라.

BOX 2.6

주요 용어 또는 약어

Repurposing: finding a new indication, formulation or route of administration for an existing drug

Off-label: indications not listed on the drug label (and therefore not evaluated by the FDA)

IRB(Institutional Review Board): a committee formally designated by an institution to review, approve the initation of, and conduct periodic reviews of biomedical research involving human subjects.

IND: Investigational New Drug application; document filed with the FDA prior to initiating research on human subjects using any drug that has not been previously approved for the proposed clinical indication, dosing regimen, or patient population

FDA: Food and Drug Administraion

NIH: National Institutes of Health

Drug Master File: a confidential document submitted to the FDA (or national regulatory agency) outlining specifications for the manufacturing, processing, packaging and storing of a therapeutic agent(s)

GLP: Good Laboratory Practice; extensive documentation of each procedural step to ensure high quality, reproducible studies

Pharmacokinetics: measurements of what the body does to a drug (absorption, distribution, metabolism and excretion)

2.1. 신약재창출의 가능성 타진하기

새롭게 검증된 약물 표적을 발견하게 되면, 허가된 약들 중 이러한 표적에도 효과가 있었던 약물들의 자료들을 먼저 조사하는 것이 신약재창출 의 약품의 기회를 높이는 데 도움이 된다. US National Institutes of Health (NIH)의 연구자들은 US FDA(n=2,356개)와 전세계의 허가 기관(FDA까지 포함해서 n=3,936개)이 이전에 허가한 다양한 약들의 리스트를 갖고 있다. 또한 이전에 승인한 약물 및 임상 시험은 했지만 허가승인을 받지 못한 4,881개의 약들의 libraries도 보관하고 있다 [8]. 연구자들은 NIH에 이들 수천개의 libraries를 그들이 새롭게 발굴한 표적단백질에 대해 테스트 해달라고 요청할 수 있다. 또 다른 방법으로는 많은 high-throughput screening(HTS)센터들이 그들의 chemical library의 한 분야로 이전에 승인된 약물들을 모두 확보하고 있으며, 이들을 활용하는 것도 좋은 방법이다.

신약재창출의 두 번째 방법은 이미 알려진 타겟단백질 또는 조절인자를 새로운 질병에 적용해보는 것이다. 예를 들어, eflornithine은 ornithine decarboxylase(ODC)의 저해제이며, ODC는 포유동물 세포에서 ornithine을 polyamines으로 전환시키는 주요 효소이다. Polyamines은 세포의 증식, 분화, 성장에 중요한 인자이다. Eflornithine은 항암제로 적합한 약효를 보여주는데는 실패해서 항암제로서는 개발 중단되었지만, African sleeping sickness의 원인이 되는 기생충내에도 이 OCD가 존재했기 때문에 나중에 African sleeping sickness의 치료제로 신약재창출되었다.

신약재창출 세 번째 방법은 임상시험 과정에서 빈틈없이 그 결과를 잘 관찰하여, 이미 알려진 또는 예상하지 못한 부작용을 적절히 이용하는 것이다. 예를 들어 erythromycin은 위장관에 부담을 주고 설사를 일으킨다고 잘 알려져 있다. 이러한 부작용 관찰을 통해서 erythromycin 임상 용법을 기능적, 비폐색성 장질환 환자에게 promotility agent로 사용하게 하였다. 이와 비슷하게, sildenafil은 원래는 anti-angina/antihypertensive agent로 개발되고 있었는데, 임상과정에서 뜻밖의 운좋은 발견을 통해서 그 약물 개발을 발기부전의 치료제로 이끌었으며, 최고의 수익을 올리는 시장기회도 이끌어냈다.

다음 장에서는 약물의 허가 상태, 특허 상태, 의도한 용법, 용량, 투여 방법에 기초한 약물의 재창출 방법에 대해 논의할 것이다. 일반적으로 FDA 같은 허가 기관은 제출된 신약들의 약효도 중요하지만, 신약허가 리뷰시 무엇보다도 해당약물의 제안된 용량과 제형이 환자군에서 얼마나 안전할 것인가에 많은 초점을 맞춘다.

2.2. 이미 허가받은 약물을 사용하여 같은 용량(또는 낮은 용량) 및 같은 투여 방법을 이용한 신약재창출 방법

이 방법은 임상으로 진입하는 데 현재로서는 가장 빠른 방법이다. 특히 해당 약물이 특허도 만료되어 제네릭 약물도 많이 존재하는 상황이고 특별히 임상시험하고자 하는 환자군의 안전에 미치는 영향이 미미하다면, 새로운 임상 연구를 행하고 그 결과를 발표하는데 난관은 비교적 없다. 물론 우리는 임상시험을 시작하기 전에 IRB의 정식 승인은 받아야 한다. 하지만 한번 우리가 그 임상 결과를 발표하면, 의사들은 해당약물의 새로운 용도에 대한 정식적인 허가 승인 없이도 그 약물을 off-label로 자유롭게 처방할 수 있다. 하지만 만약 safety에 문제가 있어서 위험이 증가한다고 의심이 드는 이유가 있거나, 이미 알려진 약물의 독성 등이 의도한 투여용법과 대상 환자군에 받아들여질 수 없는 상황이라면 반드시 IND filing을 먼저 한 후 임상시험을 해야한다.

만약 해당 약품의 특허가 만료되지 않았고 따라서 배타적 특허 권리를 가진 회사가 있는 경우라면, 신약재창출 연구를 위해서는 해당 약물을 판매하는 회사에 먼저 접근하여 연구자가 생각하는 신약재창출에 대한 연구를 도와줄 수 있는지 문의할 것을 고려해야 한다. 현재 해당 약물의 시장 크기와 남아있는 특허 연한을 고려해서, 회사는 우리의 신약재창출 제안이 그들에게 기회가 될지 위협이 될지를 아마도 평가해 볼 것이다. 새로운 시장에 대한 제안은 일반적으로는 매력적인 파이프라인의 확장을 의미한다. 하지만 한편으로는 만약 임상 연구에서 예기치 못한 부정적인 부작용이 나온다면 현재 존재하는 약물의 시장도 위협받을 수 있다. 만약 IND가 요구되면 회사의 독점적인 기밀정보인 Drug Master File을 FDA가 열람할 수 있게 회사의 승인을 받아야 한다; 따라서 이러한 경우에는 어쨌든 회사의 동의가 요구된다. 만약 IND가 요구되지 않는 연구라면, 우리는 회사의 동의가 없더라도, IRB의 승인을 얻을 수 있고, 아울러 어디선가 본 연구를 수행할 적절한 경제적 지원만 해결된다면, 우리의 신약재창출 임상 연구를 진행할 수 있다.

일반적으로 해당 회사와 같이 임상 연구를 진행하는 것은 경제적 지원 및 무료로 연구용 약물을 제공받는 것 이외에 훨씬 많은 이익을 받을 수 있다. 회사의 연구자들은 그 약물의 대사, 제형, 부작용, 다양한 약물간 상호작용 등에 대한 매우 광범위한 실제적인 지식과 정보를 갖고 있다. 이 정보들은 우리가 새로운 임상 연구를 디자인하고 진행할 때 매우 중요한 정보들이다.

2.3. 이미 허가받은 약물의 새로운 투여 방법, 새로운 용량, 또는 새로운 제형을 사용한 신약재창출

이러한 경우 일반적으로 US FDA같은 허가 기관은 그 약이 새로운 방법 및 용량, 제형으로 적용될 때 여전히 안전하면서도 효과적인지에 대한 증빙자료를 요구한다. 특히 약물이 다른 투여방법(예. 정맥대신 흡입), 더 높은 용량 또는 새로운 제형으로 투여되었을 때, 안전성 프로파일safety profile은 바뀌게 되며, 이에 따라 인체에 대한 효과도 바뀔 수 있다. 따라서 IND가 요구된다.

비록 그 약에 대한 이전의 임상 시험때문에 그 임상 결과가 이미 예상가능하고, 따라서 전임상 시험에 도움을 줄지라도, 새로운 접근법으로 인체에 실험하기에 그 투여 방법, 투여량, 제형이 안전한지 여부를 결정하기 위해 추가적인 GLP 독성연구가 일반적으로 요구된다. 새로운 제형 또는 투여 방법을 위한 약물 동태학pharmacokinetic을 확보하고 안전성을 평가하기 위해 최소한 전임상 연구가 실행되어야 한다. Non-GLP 전임상 효능 연구efficacy study는 생화학적 측면에서 약효를 설명하고 이를 통해서 임상 투여량을 예상하는데 유용할 수 있다. 개발 단계 초기부터 허가기관과의 허심탄회한 대화는 어떤 전임상 GLP/Non-GLP연구가 임상 연구에 들어가기 위해서 필요한지 결정하는데 매우 값진 도움을 줄 것이다.

2.4. 임상 시험 데이터Human Trial Data가 있지만 승인은 되지 못한 약들을 이용한 신약재창출

수 많은 약물들이 의도된 투여 용법에서 효과를 나타내지 못한 경우 보통 초기 임상 2상 또는 3상 이전에 개발 중단된다. 이들 약물은 일반적으로 해당 제약회사의 창고에 단순히 "보관"되어 있는데, 만약 새로운 표적 또는 새로운 임상 용법이 발견된다면 매우 가치있을 것이다. 이러한 "보관된" 약품을 새로운 용법으로 개발하기 위한 timeline은 분명히 매우 짧고 비용이 적게 들 것이다. 왜냐하면 해당 회사가 이미 전임상 패키지, 임상에서의 해당약물 독성정보, Drug Master File 등을 FDA와 같이 이미 만들어 두었기 때문이다. 따라서 임상 가능한 수준의 약물이 회사에 아직 잘 보관되어있고, 그것의 품질도 잘 보장된다면, 해당 약물을 바로 이용가능하다. 일반적으로 그 약은 여전히 특허권자의 소유권내에 있고, 허가 기관에 제출한 모든 이전의 전임상/임상데이터는 그 회사에 배타적으로 소유되었기 때문에, 이런 경우에는 해당 회사와 반드시 일을 같이 해야 한다. US NIH는 근래 들어 이와 같은 화합물을 테스트하기 위해 대학연구자들에게 허용할 수 있는 산업/정부 공동 프로그램을 발표한 적도 있다 [9].

BOX 2.7

중요한 포인트

신약 재창출은 임상 용법에서 새로운 치료법을 개발하기 위한 매우 빠르고, 위험이 적고, 비싸지 않은 방법이다. 신약 재창출은 특별히 환자의 치료법을 찾는 대학연구자들과 다른 not-for-profit 신약 개발자에게 매력적이지만, 경제적인 자원은 제한되어 있다. 하지만 어떤 신약 재창출 프로그램은 매우 성공적으로 수행되기도 하였는데, 이러한 경우는 그 결과물로 지적 재산권을 확보하여 경쟁 회사의 진입을 막거나 또는 해당 약물이 허가받을 때 희귀질환 치료제 지정 등 의 특혜가 있는 경우이다.

3. High-Throughput Screening(HTS)를 위한 Assays 개발

- Bruce Koch

화합물질 libraries의 HTS의 목적은 표적 단백질 또는 cellular phenotype을 맞추거나 영향을 주는 작은 화합물(화학적 리드물질)을 찾아내는 것이다. 스크리닝은 일반적으로 medicinal chemistry를 이용해 최적화할 수 있는 좋은 초기 화합물을 찾고자 한다. 화학적 리드물질의 작은 libraries를 식별하기 위해 출간된 문헌을 조사한다든지(특허 포함), 또는 substrate나 transition state analogs을 스크리닝하는 등의 또 다른 접근법이 있다. *In silico*나 fragment- based screening 또한 화학물의 큰 libraries를 스크리닝할 수 있는 또 다른 옵션이지만, fragment-based screening의 경우에는 먼저 표적 구조가 밝혀지고, 높은 assay 민감성이 있다고 밝혀져야 한다. 여기서 우리는 HTS를 이용해서 거대한 화합물 libraries(>100,000 화합물)의 약물 후보자들에게 효과 있는 활동 화합물을 구별하고 특징짓기 위한 assay를 개발하는 것에 초점을 두겠다.

HTS의 독특한 점은 무엇인가? 그것은 확고하고, 축소되어있으며, "한꺼번에 섞어서 측정하는mix and measure" assay라고 말할 수 있다. 탄탄한 assay는 높은 *Z*-factor를 갖고 [10], 실행 중 좋은 재현성을 나타내며, 간섭물질에 영향을 받지 않는다. 큰 화합물 libraries를 갖고 일반적으로 HTS를 통해 스크리닝하면, 아주 저렴하게 검색할 수 있다. 간혹 높은 *Z*-factor가 있어도, 때때로 변수에 의해 잘못된 양성반응(재현되지 않는)과 잘못된 음성반응(활성을 놓친) 결과가 일어날 기회가 있어 날 수 있다. 이 점은 assay development단계에서 assay 디자인을 잘 최적화하고, 1차 스크리닝 assay를 확립할 때 반드시 고려되어야 한다. low-throughput(<50 시료들) assay인

경우 최적의 결과를 얻기 위해 종종 assay 디자인과 실험을 다량 반복하기도 한다.

일반적인 HTS work flow는 다음의 단계와 같이 나눌 수 있다 (그림 2.1):

1. 시약 제품 조달 및 확보 (예. 단백질 또는 세포들, substrates, solvents, reporters)
2. 소형화를 포함한 assay의 개발
3. assay의 최적화 (예. Z'-factor, 재현성, 민감성)
4. 최적화된 assay의 검증 (예. 시간, 온도, 직선범위에 대한 민감성)
5. 작은 규모의 화합물 libraries를 가지고 세번 정도 pilot screening 수행
6. 1차 HTS 수행
7. 활성 hit물질 선정
8. 활성 hit 물질 검증
9. 화합물 구조에 기초한 활성 hit물질 clustering
10. 활성 hit물질을 확인하고, LC-MS과 NMR를 이용해 순도를 계산하고, 2차 assay에서 그 활성 hit 물질 재확인.

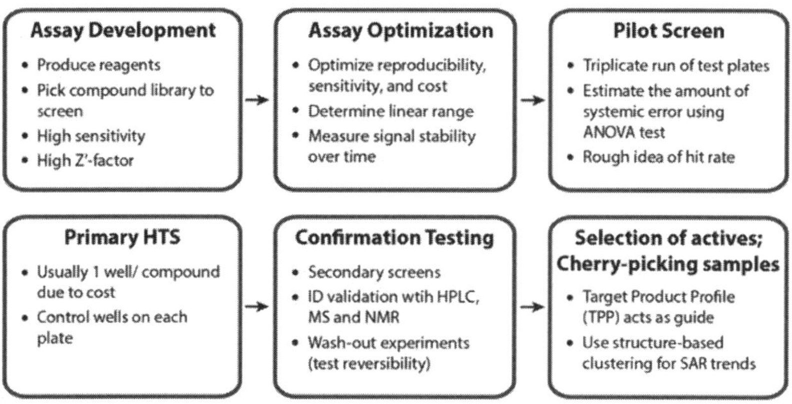

그림 2.1 일반적인 high-throughput screen workflow

비록 어떤 assay는 96개의 well plates보다 더 최소화하는데 문제가 있는 경우도 있지만, 일반적으로 HTS는 384개 또는 1,536개의 홀이 있는 microtiter plates안에 2-30㎕를 넣어 반응시킨다. Assay선택은 종종 적합한 기계가 가능한지, 시약의 비용과 시약의 안정성 여부 및 assay난이도, false positive한 결과를 유발하는 정도 등에 크게 영향을 받는다.

BOX 2.8

주요 용어 및 약어

Chemical hit: small molecule that affected the target or phenotype

HTS: high-throughput screening

Optimization: medicinal chemistry effort to improve the properties of a chemical lead

Mix and measure assay: an assay that does not require washing away any of its components

Z'-factor: measure of assay signal relative to noise

Competitive inhibitor: molecule that binds to the target enzymes and excludes substrate binding(and vice versa)

Uncompetitive inhibitor: molecule that binds only to the target enzyme-substrate complex

Noncompetitive inhibitor: molecule that binds to the target enzyme independent of substrate binding.

Edge-effect: situation in which outside wells of a multi-well plate have a bias toward different values than the rest of the plate.

Km(Michaelis Constant): substrate concentration at which an enzymatic reaction rate is 1/2 of the maximal reaction rate. Km is a way to characterize the enzyme's affinity for the substrate.

한번 HTS assay 기술이 결정되면, assay 디자인과 최적화를 위해 물질에 대한 assay의 민감도, *Z'*-factor 그리고 비용사이의 균형을 고려해 결정한다. 만약 비용이 고려 대상이 아니라면, 종종 많은 양의 검출 시약을 이용해서, *Z'*-factor를 증가시키고, 화합물에 대한 저항의 민감도를 증가시킬 수 있다. 그러나 실제로 (특히 대학에서는) 비용은 중요한 고려대상이다. 효소 assay를 위해, substrate 농도의 선택(K_m과 관련있는)은 식별하려고 하는 저해제나 활성제의 종류에 영향을 줄 것이다. K_m과 동량의 substrate농도로 assay를 시작하면, competitive, uncompetitive, noncompetitive 저해제의 전체적 민감성에 최고의 결과를 줄 것이다 [11]. 효소 동력학을 연구하는 대부분의 assay의 디자인과는 다르게, HTS assay는 종종 substrate의 변화 비율을 대략 50% 정도로 진행되도록 허용하는데, 이는 competitive compound inhibition 시 1.4배 정도의 감도 손실은 있으나 훨씬 좋은 signal/noise ratio를 만들기 때문이다 [12]. Phenotypic screens은 화합물의 반응을 보고하기 위해 생물학적 반응(예, cell death, protein translocation)을 이용한다. Phenotypic(표현형) 반응은 복잡한 생물학적 반응 cascade를 반영하기 때문에, 물질들의 치료 효과에 대한 좀더 정확한 정보를 알려 줄 수 있다. 그렇지만 표적 화합물의 phenotypic screen은 알려져 있지 않기 때문에, 2차 assay를 통해 확신을 하는 것이 더욱 어려울 수 있다.

BOX 2.9

Z'-factor 결정하기

Z'-factor는 assay의 시스널(양성 대조군)과 노이즈(음성 대조군)사이의 다른 크기에 통계적으로 영향을 준다고 보고되어 있다. 좋은 HTS assay는 Z'-factor가 0.5와 1 사이에 있다.

데이터는 정상 분포를 따른다.

σp: standard deviation of positive control replicates

σn: standard deviation of negative control replicates

μp: mean of the positive control replicates

μn: mean of the negative control replicates

assay가 개발될 때, 종종 높은 Z'-factor와 확고한 결과를 얻기 위해 최적화 과정이 필요하다. HTS assay는 종종 "edge-effects"가 있어 힘든 것도 사실이다. Edge-effects는 외곽의 wells의 측정값이 플레이트의 나머지 부분과 다른 값을 갖는 현상이다. 이것은 온도(플레이트가 외곽으로부터 덥혀진다)가 다르거나, 증발, 또는 cell-based assays의 경우 cell의 성장이 다르기 때문에 일어날 수 있다. 인공적인 원인을 알아내고, 이 효과를 축소화 하기 위해 assay를 재 디자인하는 실험적 노력을 해야만 한다. 예를 들어 온도차에 의한 edge effect의 경우, 낮은 효소 농도를 써서 오래 인큐베이션을 하는 것이 assay의 결과를 읽기 전에 온도의 평형을 만들 수 있으므로 이것으로 짧게 인큐베이션 하는 것을 대체할 수 있다.

BOX 2.10

무엇이 대학연구자들을 놀라게 하는가?

거의 모든 high-throughput screens에서 잘못된 false positive 반응이 재현성있게 나타난다. 이것이 hits인지 아닌지를 확인하기 위해서는 반드시 다른 실험자에 의해 2차 assay를 하는 것이 좋다.

Assay의 최적화를 할 때, assay의 환경은 표적 단백질의 농도(예. Binding and enzyme assays), 시간의 직선성, assay 기구에 있는 시약의 안정성(assay를 하는 동안 요구되는 시간때문에 필요하다), 용매(일반적으로 DMSO), 민감성, 약물의 특징(만약 적합한 표준품이 가능하다면)을 고려해서 직선성을 갖는 부분을 알아내야 한다. 만약 그것이 assay를 방해하지 않는다면, 비교적 높은 농도(5-10% v/v)의 DMSO를 이용하는게 좋다. 왜냐하면 DMSO는 많은 화합물의 용해도를 증가시키는 경향이 있기 때문이다. 그렇지만 cell-based assays는 일반적으로 비교적 DMSO에 민감하기 때문에 종종 0.5-2% v/v 로 제한하고 있다.

Assay 최적화가 끝나면, assay의 프로토콜은 "고정"되어서, 그 assay가 HTS를 위해 준비될 수 있는지 시범 스크리닝을 혹독하게 수행하게 된다.

화합물 플레이트의 세 개의 동일한 세트(일반적으로 수천개의 특이한 화합물들)가 assay 되며, 한 번 할 때마다 한 세트씩 한다(플레이트 순서는 무작위로 한다). 플레이트 순서, 플레이트 줄, 플레이트 컬럼 등에서 오는 계통 오차의 크기를 결정하기 위해 다양한 방법을 이용해서 데이터가 분석된다. 이상적으로는 변화는 거의 모두 "랜덤random"하게 오도록 해서, 계통 오차로부터 오는 것은 매우 적게 한다.

모든 HTS assay의 디자인은 재현성 있는 false positive결과를 만들 수 있다. 이들은 assay를 읽을 때 화합물의 간섭으로부터 오거나 또는 표적물과 예기치 못하게 반응해서 일어난다.

예를 들어 테스트 화합물이 표적과 공유결합에 의한 변화covalent modification을 주거나, 직접적으로 reporter gene의 검출을 방해 할 때가 있다(예: luciferase-based assay가 그렇다). 따라서 일차 스크리닝으로부터 hits(active compounds)를 확인하는 추가의 독립적 assay를 개발하거나, 만약 불가능하다면 false positive를 생성하는 메카니즘을 찾아서 제거하는 것이 필수적이다.

이들 확인 assay는 다음 질문에 대한 답을 제시하여야 한다:

1. 화합물이 직접적이고 가역적인 방법으로 표적단백질과 반응하는가? 그것은 타당한 화학식stoichioemetry인가?
2. 보고된 활성 화합물의 구조가 well안에 있는 무언가와 맞는가? 그것은 적절히 순수한가 (〉90%)? 만약 화합물이 99% 이상 아주 순수하다면, 활성이 정제 후 또는 재 합성 후에도 같은 정도로 정량적으로 반응하는가?
3. 화합물이 이용된 reporter readout 을 직접적으로 간섭하는가?
4. 화합물의 활성이 다른 assay 기술(예. Cell-based versus in vitro)을 이용해도 정량적으로 재현성이 있는가?
5. 활성이 세척 후에도 가역적인가? (효능과 기대되는 off-rate사이의 관계가 고려되어야 한다.)

6. 활동 화합물에 대한 구조-활성 상관 관계(structure-activity relationship, SAR)의 증거가 있는가? 시험한 libraries 내에 유사 구조 물질이지만 비활성인 화합물이 있는가?
7. 화합물이 assay 조건에서만 활성이 있는가? 이것은 특정 시약을 인큐베이션하기 전 및 하고난 후의 화합물과의 반응성을 비교하면 평가할 수 있다. (예. 5mM lysine을 assay 버퍼에 녹여서 인큐베이션 전후 결과와 비교)

이들 단계들을 잘 따르면 NIH molecular Libraries Probe Production Centers Network이나 또는 대학에 있는 HTS 캠페인을 위해 적합한 잘 관리된 1차 스크리닝 assay와 2차 assay의 세트를 만들 수 있다.

BOX 2.11

조언

Biochemical HTS assay를 위해, competitive, uncompetitive, noncompetitive inhibitors을 식별할 수 있게 물질 농도는 K_m과 동량으로 해야 한다. 다른 조건들은 activators을 찾기 위해 요구한다(assay의 민감도에 달려있지만). 일반적으로 substrate는 50% 정도 변환될 수 있는 조건이 최적 singnal/noise를 위한 조건으로 적합하다. Cell-based assays의 경우 유기용매의 퍼센트는 최소한으로 해야 하며, assay 개발동안 대조군으로 용매만이 사용된다. 살아있는 cell의 imaging은 만약 현미경이 온도, % 이산화 탄소, 습도가 조절되는 방에 있지 않으면 특별히 큰 libraries에서는 힘들다.

BOX 2.12

주요 웹싸이트

NIH Molecular Libraries Program
http://commonfund.nih.gov/molecularlibraries/overview.aspx
Lilly/NCGC Assay Guidance Manual
http://www.ncgc.nih.gov/guidance/manual_toc.html
Society for Laboratory Automation and Screening
http://www.slas.org/
Journal of Biomolecular Screening
Jttp://jbx.sagepub.com/

4. 의약화학 및 선도물질 최적화
(Medicinal Chemistry and Lead Optimization)

- Daniel A. Erlanson

Lead최적화는 원하는 특성이 있는 저분자 화합물을 찾아서, 이 "hit"을 lead화합물로 전환하는 것을 의미한다. 이것은 마치 약물을 조각하는 것과 같지만, 심미적인 조각을 만드는 대신에 (물론 때때로 일어나지만), 그 목적은 특정 질병을 치료할 수 있는 안전하고 효과적인 약물을 만드는 것이다. 이전의 섹션에서는 HTS를 다루었는데, 만약 HTS가 성공적으로 수행되면 hit화합물을 발견할 수 있으며, 이 저분자 hit 화합물은 표적 또는 관심있는 phenotype에 대한 어느정도의 활성을 갖고 있다. 물론 이 hit은 아직도 약이 되기 위한 긴 여정이 남아있다. 친화력affinity을 증가시키는 것이 종종 lead optimization의 첫 번째 일이 된다. 이상적인 신약은 약효는 아주 강력하고, 생산 비용은 저렴하며, 알약의 크기를 줄이거나 필요한 주사약의 크기도 줄이고, 표적이외의 다른 곳에서는 효과가 없거나 아주 작아야 한다. 대부분의 약들은 10nM주변 정도의 IC50 또는 EC50값(최고 억제 농도의 반 또는 최고 효과 농도의 반)을 갖고 있다. HTS로부터의 hits는 가끔 nanomolar potency를 갖고 있는 경우도 있으나 대부분의 경우는 low micromolar의 potency를 갖고 있으며 이러면 lead optimization과정을 통해서 binding affinity를 몇 배 정도 더 증진할 필요가 있다.

4.1. Lead 최적화시 고려사항들

4.1.1 친화력Affinity의 증가

약물이 어떻게 붙는지 알면 potency를 어떻게 증가할지 생각이 떠오를 것이다. 예를 들어, 저분자 화합물 근처에 있는 단백질에 주머니 모양pocket 이 있다면, 이 포켓에 닿는 화합물 그룹(또는 일부분)을 붙여주면, 추가의 상호 반응을 일으켜서 결합 에너지가 늘어날 수 있다. 또 다르게 생각해 보면, 해당 단백질 구조가 접촉을 선호하지 않는 경우도 있다. 아마도 리간드의 소수성hydrophobic(water-hating)부분이 용매에 노출이 되거나, 친수성hydrophilic (water-loving) 부분이 단백질의 끈적거리는 소수성 부분 안에 묻혀있는 경우이다; medicinal chemist는 접촉에 방해되는 부분이 없는 약물의 analogs를 만들고, 새 물질의 활성을 테스트한다. 이상적으로는 이것이 더 나은 potency를 이끌어 낼 것이지만, 종종 이러한 구조 변화가 기대했던 것보다 약효가 크게 개선되지 않으면, 추가의 화합물들을 붙여서 만들 필요가 있다. 이 반복되는 과정을 structure-based drug design이라고 부른다. 제일 좋은 경우는 X-ray crystallography나 NMR spectrometry를 이용해서 저분자 화합물이 어떻게 표적에 붙는지에 대한 구조적 정보를 얻을 때이다. 이것이 실패하면, 표적의 구조가 알려져 있거나, 다른 비슷한 표적이라 믿어지는 구조로부터 컴퓨터 모델링에 의해 결합모드에 대한 아이디어를 구할 수 있다.

구조가 없더라도 약물을 무작위로 변화시키고, 이것이 활성에 어떤 영향을 주는지 봄으로써 또한 lead optimization을 할 수 있다. 몇몇 반복 과정을 거듭하다 보면, 구조-활성 상관 관계structure-activity relationships(SARs)가 나타난다. SAR은 medicinal chemist가 화합물과 타겟 단백질간의 결합 모드를 이해하는데 이용할 수 있는 풍부한 정보의 보고를 제공해준다. 비록 실험적 구조 정보가 medicinal chemistry의 주요 도구이더라도, X-ray crystallography가 1980년대와 1990년대까지는 일상적 사용을 하기에는 충분히 빠르지도 않았고 일반적이지 않았다는 것을 기억 할 필요가 있다. 또한 오늘날 까지도 medicinal chemistry가 많은 표적에 대해, 예를 들어 대부분의 membrane proteins같은 표적 단백질은 직접적인 구조 정보가 가능하지 않다는 것도 기억하라.

BOX 2.13

주요 용어 및 약어

HTS: high-throughput screening
IC_{50}: half maximal inhibitory concentration
EC_{50}: half maximal effective concentration
Chemical moiety: a functional group or portion of a molecule
SAR: structure-activity relationships
Lipophilicity: the tendency of a molecule to partition between oil and water
PK: pharmacokinetics
ADME: absorption, distribution, metabolism and excretion
PD: pharmacodynamics
hERG channel: human Ether-à-go-go-Related Gene channel, a potassium ion channel that is important to normal electrical activity of the heart. Inhibition of this channel can lead to sometimes fatal cardiac arrhythmias

4.1.2. 선택성Selectivity의 개선

선택성은 lead optimization과정에서 또 다른 중요한 요소이다. 연구자들은 일반적으로 그들의 약이 관심있는 표적에만 활성을 나타내고, 다른 단백질에는 활성을 나타내지 않기를 원한다. 선택성은 다른 단백질에 대한, 특히 가깝게 근접한 것들에 대해 약물의 활성을 간단히 측정하면 쉽게 평가할 수 있지만, 간혹 이것이 힘겨운 일이 될 수도 있다. 예를 들어 human genome에는 대략 500개의 protein kinases가 있는데, 그들 모두 또는 대부분에 대한 활성을 측정하는 것은 많은 비용이 들 것이다. 다행스럽게도 충분히 많은 회사들이 kinase field에서 일하고 있으므로, 이제는 짧은 시간 안에 많은 수의 kinase에 대한 선택성 확인을 위한 상업적 서비스가 가능하다. 물론 간혹 새로운 표적들과 효소들에 대해서는 그 같은 선택성 테스트의 상업적 서비스가 가능하지 않다. 반드시 기억해야 할 점은 관련된 효소 또는 receptors의 패밀리에서 선택성이 있다고 해서 여러분의 화합물이 패밀리 바깥쪽의 다른 단백질과 전혀 결합할 가능성이 없다는 것은 아니라는 점이다. 따라서 화합물을 먼저 임상에 적용하기 전에, 문제를 일으킬 수 있는 수 백 개의 표적에 대해 일단 테스트한다. 그럼에도 불구하고 *in vitro*로 모든 것을 테스트할 수 없으며, 표적 외의 효과off-target effects가 종종 *in vivo* 연구에서 독성이나 부작용으로 분명하게 나타난다.

4.1.3. 물리 화학적 특성Physicochemical Properties의 개선

Lead optimization동안 철두철미하게 용해도나 lipophilicity(물과 기름 사이에 분배되는 방법 또는 membranes 사이에 어떻게 분배partitions 되는지)같은 약물의 물리 화학적 특성physicochemical properties에 주목하는 것이 중요하다. 특별히 용해도의 경우, potency를 개선할 때 종종 약물의 크기나 lipophilicity를 증가시키고 용해도를 반대로 감소하기 때문에 매우 균형을 맞추기가 까다로운데, 화학자들은 때때로 특별히 골치덩이 불용성인 화합물을 "벽돌 부스러기"라고 부르기도 한다.

4.1.4. 생물학적 효력Biological Potency의 개선

초기 스크리닝은 종종 순수 분리한 단백질을 매우 인공적 환경 아래에서 실행된다. 그렇기 때문에 전체 cell assay 같이 더 생물학적으로 적합한 시스템에서 potency를 결정하는 것이 필수적이다; 종종 많은 화합물들이 분리된 단백질에서는 활성을 보이다가도 cell 안에서는 활성이 적어지거나 없어진다. 이것은 medicinal chemist가 손쉽게 개선할 수 있는 요소이다. 예를 들어, 음성 전기를 갖고 있는 화합물은 세포막을 통과하는데 어려움을 갖고 있어서 세포안에 있는 표적과 반응할 수가 없는 경우가 있다. 그밖에 다른 원인을 찾아서 개선을 하면 쉽게 해결되기도 하나 간혹 이유가 불명확한 다른 경우에는, lead 화합물을 아예 크게 변화시키거나 전적으로 다른 구조의 물질로 바꾸는 것이 필요하다.

4.1.5. 약물학적 특성Pharmcological Properties의 개선

Potency와 selectivity는 아주 중요한 두 요소이지만, 다른 파라미터들도 또한 최적화하는데 요구된다. 사실상 신참내기 연구자들은 주로 potency에만 전적으로 집중하는 실수를 한다. 많은 일들이 약물이 표적에 가는 길을 발생할 수 있다. 특별히 경구투여 약일 경우에 더욱 그렇다. 신체는 입을 통해 들어오는 것들을 음식으로 취급해서, 그것을 소화하려고 하거나, 소화가 실패하면 배출한다. *In vivo*에서 약에게 일어나는 것에 대한 연구를 pharmacokinetics(PK)라 불리고, 좀 더 자세한 것은 2.8에서 다루도록 하겠다. Lead optimization의 중요한 면은 약물의 ADME(흡수, 분배, 대사, 배출) 성질을 측정하고 개선해서, 신체 안에서 충분히 오래 유지되고, 문제를 일으키지 않고 목적하고자 하는 일을 할 수 있도록 충분한 농도가 되도록 유지하는 것이다. 신체에 들어가 지나가는 약들의 경로에 영향을 주는 많은 개별적 단백질들은 이미 알려져 있으며, 분리된 효소, 혈장, 간 추출물 등에 대한 약물 대사 실험이 많은 도움이 되지만, 최종적으로는 해당 동물에서 수행하는 PK 실험이 그 약물의 제대로된 PK특성을 이해하는데 필수적이다.

너무나도 많은 다른 요소들이 pharmacokinetics에서 영향을 미치고 있기 때문에 medicinal chemists들은 종종 그들 약물들의 특성을 보정하기 위해 경험에서 나온 규칙에 의지한다. 가장 유명한 규칙이 크리스 리핀스키Chris Lipinski의 다섯 가지 규칙인데, 약의 후보물질이 경구적으로 유효한지 예상하기 위한 분자량, lipophilicity, 다른 성질에 대한 가이드 라인의 세트이다 [13]. PK를 최적하기 위해 SAR를 구성할 때, 종종 특별한 일부분moiety이 대사되는 경향이 있으므로, 저분자 화합물의 이 작은 부분을 바꾸면, 전체적 안정성이 개선될 수 있다. 이러한 규칙들은 신약 물질의 구조 도출 측면에서 꼭 지켜야 하는 규칙은 아니나 일반적으로 신약개발의 성공률을 높혀주는 좋은 개발 방향을 제시해 준다.

4.1.6. 표적 검증Validation

Pharmacokinetics는 "우리의 신체가 약한테 무엇을 하는지"를 규정한다. 반대로 pharmacodynamics(PD)는 "약이 우리의 신체한테 무엇을 하는지"에 대한 점이다. 기본적으로 약은 원하는 표적에 도달하여 효과를 나타내야 한다.

약물이 *in vitro*상에서는 생물학적 표적을 저해하거나 또는 작동하게 해도 여전히 동물약효모델에서 효과가 없을 수 있다-이것은 새로운 표적일수록 정말 그렇다. 검증된 표적Validated targets은 그들의 활성의 변화가 질병 상태를 바꿀 수 있도록 하는 직접적인 효과를 내는 표적이고, 이러한 표적을 검증하는 최고의 방법은 저분자 화합물(또는 펩타이드 또는 단백질)을 이용하는 것이다. 도구 화합물tool compound는 이러한 목적의 표적의 확인을 위해 이용할 수 있다; 도구화합물은 표적에 대한 기본적인 생물학적 질문에 대해 답해주는 충분한 활성과 ADME 특성이 있는 물질이지만, 독성이 있거나, 약으로 쓰기에는 부적절한 다른 유독한 특성이 있어서 약으로의 개발은 적합치 않다.

BOX 2.14

무엇이 대학연구자들을 놀라게 하나?

우리는 세 가지 다른 임상 용법이 있는 세 가지 약의 후보물질로 KAI를 시작했다. VC가 그들을 새로 명명하라고 했을 때(나의 대학 연구실에서 이용되었던 것과는 다른), 나는 그들이 KAI 001, KAI 002, KAI 003이라는 이름을 받아들이지 않는게 무척 우습게 느껴졌다. 순진하게도 나는 우리가 대학 연구실에서 미리 연구했기 때문에 999 화합물보다 더 많은 화합물을 만들 필요가 없으리라 확신했기 때문이다. 나는 또한 회사가 얼마나 많은 화합물을 만드는지 다른 이에게 구태여 폭로할 필요가 없다는 것을 깨닫지 못했다. (만약 몇 개 밖에 없다면, 지적 재산권이 강해질 수 없다.) 연속적인 번호를 주는 대신에, 우리의 VC는 "몇년도에 저 펩타이드를 디자인 했지요?"와 "그 해 당신이 디자인한 펩타이드의 시퀀스는 어디서 끝나나요?" 라고 물어보더니 나의 대답에 기초해서 KAI-9803 이라 새로 이름을 붙였다.

- DM-R

4.1.7. 독성과 약물간 상호작용Drug-Drug Interactions을 줄이기

모든 약들이 표적 이외에도 효과를 갖고 있다는 의견이 증가하고 있는데, 이 효과들을 이해하고 그들이 부작용을 일으키는지 여부를 확인하는 것이 중요하다. 독성학은 예를 들어 간 손상 같은 특별한 독성 효과에 대한 연구이다. 많은 약물들이 과거에 독성을 일으킨다고 알려져 있으며, medicinal chemists(의약 화학자들)들은 그들의 리드 약물들에 이들 moieties를 갖는 걸 피하려고 한다. 그럼에도 불구하고, 주어진 약물이 *in vivo*실험을 하지 않으면 독성이 있는지 없는지 예상하기는 불가능하다.

더 나아가 독성은 하나의 문제가 아니다; 약물들은 많은 여러가지 "anti-targets"이 있기에 약물 lead가 이들을 피해야만 한다. 가장 중요한 것 중의 하나가 hERG라 불리는 cardiac ion channel protein인데, 이것을 저해하면 심각하고 어쩌면 치명적인 심장 문제를 일으킬 수 있다. 이것 때문에 몇몇 시장에 나온 약들이 철수 했으며, 의약 화학자들은 오늘도 그들의 leads의 hERG활성을 평가하고 있다. hERG binding의 SAR은 부분적으로 밝혀졌고, 종종 의약 화학자들은 hERG를 피하면서도 표적 단백질에

potency를 유지하는 leads를 만들려 한다.

비슷하게도 약을 대사하는 많은 효소들(특별히 CYPs라 불리는 거대한 효소군들)은 또한 저분자 화합물에 의해 저해될 수 있으며, 만약 다른 약들을 대사하는 효소를 저해한다면, 이것은 약물간 상호작용drug-drug interactions을 일으킬 수 있다. Lead를 발견하는 과정 동안에, CYP저해를 측정하는 것은 중요하며, 이상적으로는 그것을 줄이거나 제거하도록 약물에 변화를 주어야 한다.

Pharmacokinetics와 Pharmacology는 둘 다 동물 모델에 의존하지만, 생쥐가 털이 있는 작은 사람이 아니라는 것을 기억하는 것이 항상 중요하다: 생쥐에서 빠르게 대사되는 약물들이 인체나 다른 종에서 안정적일 수도 있고, 그 반대의 경우도 가능하다. 그 같은 차이때문에, 최소 두 가지 다른 종에서 동물 데이터를 얻는 것이 임상으로 나아가기 전에 항상 필요하다.

4.2. 다른 문제들

Medicinal chemistry의 요즘 경향은 fragment-based drug discovery이다. Low micromolar IC_{50}를 갖는 lead-size나 drug-sized molecules로 시작하는 대신에, 이 방법은 일반적 약물 크기의 1/4에서 1/2의 분자량을 가진 더 작은 "fragments"로 시작하며, potencies는 중간내지 높은 micro mole 범위를 갖는다. 더 나아가 더 작을수록, 더 간단한 약물일수록 전체적 potency에는 도움이 안되면서 PK나 PD에 문제를 일으키는 구조내 정보를 갖기 쉽다. 물론 더 낮은 affinity 약물들을 식별하고 최적화하는 것은 또 다른 도전이긴 하다.

BOX 2.15

중요한 포인트

완전한 데이터가 없는 상태에서 다량의 파라미터가 있는 약물을 최적화하는 것은 의약 화학에서 하는 일을 과학이라기 보다는 멋진 예술처럼 보이게 만든다. 하지만 이런 노력에도 불구하고 최적화가 안될 수도 있다는 사실을 명심하고, 이러한 경우에는 실망스러운 예술로 되기도 한다.

궁극적으로 lead optimization은 의약 화학에서 요구되는 potency, 선택성, 용해도, PK와 PD 등 수 많은 파라미터를 동시에 개선하기를 요구한다. 불행히도 하나를 개선하면 다른 것이 악화될 수 있다. 의약 화학은 비록 그것이 모든 화합물의 모든 데이터를 모으는 것이 불가능하다고 하더라도, 연구를 통해서 가장 최선의 가능성이 있는 파라미터들을 골라야 한다.

사실 모든 필요한 파라미터를 만족시키는 약물을 만드는 것이 가능한지 보장할 수 없다; 표적이 "약으로 만들 수 없는undruggable" 것이라 불리어지는 경우가 있다. 완전한 데이터가 없는 상태에서 다량의 파라미터를 최적화하는 것이 의약 화학을 마치 과학계의 멋진 예술처럼 보이게 만드나, 종종 해답이 때때로 존재하지 않는다는 사실을 직면할 때는 아주 괴로운 예술이 되기도 한다. 따라서 앞으로 여러분이 약을 먹을 때면, 저분자 화합물 모형을 발견하기까지의 그 노력과 기술, 뜻밖의 발견을 생각해본다면 무척 의미가 있을 것이다.

BOX 2.16

참고자료

1. *Journal of Medicinal Chemistry* (http://pubs.acs.org/journal/jmcmar):
 Medicinal chemistry의 고전 저널이지만 화합물의 특성 규명에 대한 많은 자료를 요구하는 저널이다.
2. *Bioorganic and Medicinal Chemistry Letters*
(http://www.sciencedirect/com/science/journal/0960894X):
 Medicinal Chemistry 논문들은 일이 완전히 끝나 몇 년이 지난 후에 제출되기 때문에, 어떤 화합물들은 주요 데이터를 잃어버리기도 한다. 특히 제약바이오업계에 있는 많은 연구자들이 이 저널에 투고를 하는데, 이 저널은 투고하기에는 쉬운 저널이나 간혹 아주 훌륭한 일들이 이 논문에 발표되기도 한다.
3. *In the pipeline*(http://www/corante.com/pipeline/):
 아마도 가장 최고의 화학 관련 블로그이다. 저자인 Derek Lowe는 범위가 넓은 주제에 대해 활발히 쓴, 경험이 많은 medicinal chemist이며, 그의 포스트에는 수십개의 답글이 달린다.
4. *Practical Fragments*(http://practicalgragments.blogspot.com/):
 fragment-based drug discovery와 초기 단계의 lead optimization을 다루는 모든 것을 올리는 나의 블로그로, 좋은 정보가 많다.

5. Vaccine 개발

- Harry Greenberg

어떤 의약품도 백신만큼 사망률과 환자 수를 방지하는데 성공적인 예가 없다. 천연두의 박멸, 최근에는 소아마비의 박멸, 간암과 자궁암의 전세계적인 강한 축소는 요 근래 50년동안 백신에 의해 이루어진 이익 중 일부분에 불과하다. 눈부신 영향과 더불어, 그 이익이 부자나라와 가난한 나라 모두에게 잘 전달되었기에 백신은 많은 면에서 세계적으로 건강의 평등을 이루었다. 백신은 빠르고 효과적으로 지구상의 건강과 웰빙을 바꾸었던 것이다.

백신은 주사(예. 근육주사, subcutaneous, intradermal) 또는 점막 지역(예. 경구 또는 비강내) 같은 수 많은 경로를 통해 사람들에게 투여되는 물질 (또는 항원)이다. 일반적으로 그들은 오직 한 번 또는 몇 번 투여되어, 숙주 내에서 오래 유지되는 면역 반응을 간접적으로 이끌어내도록 디자인 되었다. 그들은 단순한 단백질 또는 펩타이드거나, 다당류, 핵산 또는 이들 조성의 복잡한 혼합체로 구성되어 있다. 또한 백신은 복제가 불가능하게 만든 복잡한 감염원을 이용해서 약하게 만들어 창조될 수 있다. 이 감염원은 때때로 외부의 단백질을 운반하고 발현하는데 이용되기도 한다.

되짚어보면 가장 성공적인 백신은 살아있는 약한 감염원이거나, 비활성인 감염원, 또는 감염원과 단백질 캐리어와 공유결합한 다당체의 복잡한 조성이었다. 백신은 숙주의 면역 반응을 유도하는데 기여해서, 보호를 하거나 치료를 하게 한다. 자세히 보면 백신은 질병을 가진 후의 치료제보다는 질병의 예방법으로써 더 효과적이었다. 예방 접종Vaccination은 많은 다른 종류의 바이러스와 박테리아에 의해 일어나는 다양한 감염 질병을 방지하는데 매우 성공적이었다. 반면 기생충에 의한 질병을 위한 예방접종은 별로 성공적이지 않았다. "예방접종"은 또한 알러지의 치료에 대해서는 제한적으로만 효과를 보였다. 또한 물질의 탐닉성에 대한 치료, 피임, 자가 면역 질환의 치료 같은 다양한 실험적인 백신이 연구되어 왔지만 아직까지도 크게 성공하진 못하고 있다. 여기서는 특별히 감염 질병에 대한 방지 백신에 대해 간략하게 초점을 맞추겠다.

BOX 2.17

주요 용어 및 약어

Antigen: entity that activates an immune response
Parenteral: routes for drug absorption outside the gastrointestinal tract
HIV: human immunodeficiency virus
CMV: cytomegalovirus
RSV: respiratory syncytial virus
HCV: hepatitis C virus
HA: hemagglutinin antigen
Adjuvant: compound that increases the host immune response to an antigen

5.1. 백신 효과

과거 50년 동안 매우 성공적인 새로운 백신의 개발이 일어났다. 남아있는 중요한 감염 질병의 표적은 HIV, 결핵, 말라리아, CMV, RSV으로, 방지하기 매우 어려운 것들이 남아있다. 백신 개발할 때 자연적인 감염 후에 자연스럽게 강한 면역성immunity를 유발하는 경우에는 백신개발에 성공하기가 매우 쉽다. 이 경우가 천연두, 홍역, 간염 A나 간염 B같은 경우이다. 다른 예의 경우 재감염은 일어나지만(일반적으로 점막 표면에서) 이를 통해서 심각한 후유증을 일으키지 않는 경우인데, 이 역시 백신 접근법은 또한 성공적이다. 이 경우가 rotavirus와 influenza 백신이다.

위의 경우와는 달리 한 번 또는 몇 번의 자연적인 감염을 통해서 충분한 면역성immunity이 유발되지 않는 경우에는(예를 들어 HIV, HCV, gonorrhea, rhinovirus infection, 말라리아의 경우), 효과적인 백신개발의 과정은 무척 험난하다. 이들 경우는 새로운 면역 전략을 찾는 것이 성공적인 백신을 개발하기 위해 요구될 것이다.

백신의 개발을 위한 두 가지 주요 요인들로 백신 반응의 측정 및 예상이 가능한 functional assay가 가능한지와 다양한 백신 전략을 테스트할 수 있는 적합한 동물 모델이 있는지 여부이다. 인간 숙주 안에 있는 미생물 원의 실제 wild type infections을 replicate하는 동물 모델이 대부분 적합할 것이다. 공인된 functional assay로 측정할 때 숙주 반응의 기간, specificity, 강도가 백신의 효과를 결정하는 주요 결정원이다.

BOX 2.18

무엇이 대학연구자들을 놀라게 하나?

해당 질병이 매우 심각하게 유행하지 않는 한, 효능이 아주 좋은 백신조차도 반드시 많은 수의 환자들을 대상으로 백신 임상 시험에 포함시켜야 한다. 백신 개발 비용과 시간이 많이 걸리는 주 이유 중 하나이다.

5.2. 백신이 일반적으로 어떻게 작용하는가

백신은 숙주가 표적 병원균에 의한 감염을 방지하거나 제거하도록 면역 반응을 준비할 수 있도록 유도하게 디자인된다. 숙주의 면역성을 유도하는 것은 많은 요소들, innate immune system, the site of immune induction, the nature of the antigen, antigen exposure의 양과 시간을 고려 해야 한다. 이들 각각 치료기능을 가진 acquired antigen-specific immune response를 유도해내는 기회를 최대화하기 위해서 주의깊게 고려되어야 한다.

T cell과 B cell 반응 모두 종종 예방접종에 의해 유도되지만, 대부분 백신들은 유도된 B cell과 antibody 에 의해 효과를 발휘한다. 많은 방법들이 백신에 대한 면역 반응을 증가시키기 위해 시험되었으며 지금도 시험되고 있는데, 여기에는 innate immune response를 폭발적으로 늘리기 위해 adjuvant를 이용하는 방법, polysaccharide antigens에게 immune memory를 유도하기 위한 단백질 캐리어를 이용하는 방법, 감염 부위에 더 다양한 antigens를 형성하기 위해 백신을 replicating을 이용하는 방법이 있다. 위에서 말한대로, 자연 감염에 의해 쉽게 면역성이 유도되는 경우에는 유사한 항원을 이용하여 면역성을 유도하면 되기에 백신 개발이 비교적 용이하다. 하지만 자연 감염이 면역성을 효과적으로 유도하지 못하는 질환의 경우에는 백신 개발은 더욱 더 어렵다.

5.3. 백신 개발의 몇몇 새로운 기술들

이 책에서 새롭게 개선된 백신 개발의 모든 새로운 기술을 다 얘기할 수는 없다. 다만 몇 가지 예를 들어 독자들에게 이 분야에서 시험되고 있는 사례를 보여주고자 한다. 많은 감염원은 그들의 antigenic diversity를 바꾸거나 확장함으로써 숙주의 면역성을 피한다. Influenza, HIV, pneumococcus 같은 다양한 생명체가 그 예가 되겠다. 근래의 면역학의 발전은 몇몇 감염원에 있는 "일반적"이거나 "공유하는" 감염원의 존재를 알아냈다. 예를 들어 influenza HA stalk이 발견되어 이를 타겟으로 하는 antibody의 좋은 표적이 되었다. 그 같은 표적들이 "아킬레스의 건"을 제공해 주어, 숙주들의 면역 반응의 표적이 되고 그래서 감염원의 antigenic diversity 의 문제를 해결하게 된다. 현재 많은 연구자들이 influenza, HIV, pneumococcus의 그 같이 공유된 antigens에 목표하는 새로운 백신을 개발 중에 있다.

또 다른 접근법으로, innate immune response를 직접 조절하는 것이 예방 접종에 따라오는 acquired immunity의 레벨과 기간을 매우 증가시킨다는 사실이다. 많은 연구자들이 현재 specific signaling molecules를 직접 표적으로 하는 새로운 adjuvants의 안정성과 효과를 개발하고 있으며, 이로서 innate immune response를 증가시키려 한다.

마지막으로 antigen proteins 에 encoding하는 핵산(DNA 또는 RNA)을 이용한 면역 반응은 백신 제조를 매우 간단하게 하면서도, 비용을 절감하면서 안전성을 증가시키는 것이다. 오늘날까지는 그 같은 전략들은 작은 동물 모델에서 매우 잘 들었지만, 사람에게는 잘 듣지 않았다. 만약 성공한다면 이 분야에서의 계속된 혁신이 백신 개발에 도움이 될 것이다.

5.4. 안전성과 비용에 관한 특별한 고려들

백신 개발은 모든 다른 분야의 치료제 개발과 구별되는 다양한 요소들이 있다. 물론 다른 의학적 치료와도 같이, 백신 역시 약효를 반드시 보여주어야 한다. 그렇지만 다른 치료제와 다르게, 백신들은 현재 문제를 치료하기 보다는 미래의 가능한 질병을 방지하기 위한 목적으로 일반적으로 건강한 개인에게 주어진다. 이 사실 때문에 백신의 위험 감수 레벨은 방지되는 감염으로부터 일어나는 위험의 수준과 밀접하게 연관이 되어 있다. 소아마비가 매우 일반적이었을 때는 어느 정도의 부작용을 감수하면서도 사람들은 서로 아우성치면서 예방을 위한 백신을 원했다. 그렇지만 서구에서는 이미 소아마비가 없어진 이래, 미국과 유럽에서는 백 만 명 중 한 명이 예방 접종에 의한 부작용으로 소아마비가 발생해도 이를 받아들여질 수 없는 위험이라 간주된다.

백신의 위험에 대한 일반적이고 널리 퍼져있는 염려는, 백신이 대부분

어리고 건강한 아이들에게 주어지며 이들은 이 운 나쁜 위험에 매우 취약한 걸로 나타나기 때문에 더 강하게 나타난다. 또한 이제는 감염될 수 있는 개인의 수가 매우 낮기 때문에, 예방접종의 이점은 개인보다는 사회적 단계에서 쉽게 평가된다. 이러한 이분법적 접근은 대중들이 백신의 효용성을 받아들이는데 어렵게 한다. 이러한 요소들 때문에, 백신의 개발은 등록 전에도 아주 광범위한 안전성 테스트를 하며, 마찬가지로 post-licensing follow-up도 하기 때문에 매우 비싸고 복잡하며, 많은 투자를 요구하게 된다.

백신은 건강한 개인에게 주어지기 때문에, 그들은 일반적으로 개인의 생애에서 몇 번 만이 주어지며, 위에서 얘기한 대로 안정성 측면에 기인한 허가 과정이 길기 때문에, 의약품 개발자에게 투자에 비해 낮은 회수를 제공해 준다. 이것은 물론 몇 해에 걸친 그들의 노력과 막대한 사회적 역할을 비교해 보면 공평하지 않은 일이다.

BOX 2.19

중요한 포인트

비록 한 번 또는 몇 번의 백신을 투여한다 해도, 백신은 일반적으로 건강한 사람에게, 주로 어린이들에게 투여되며, 이들은 질병을 걸릴 위험도가 낮은 편이다. 그 결과 안전성의 장벽은 매우 높으며, 백신 개발에 시간과 비용을 추가하게 한다.

마지막으로, 백신 개발(HIV, 결핵, 말라리아) 분야에 남아있는 대부분의 문제점은 전 세계 중 덜 개발된 지역의 주로 가난한 사람들을 괴롭히는 질병들이다. 이 사실이 필요한 치료법을 위한 개발 과정의 속도를 늦추는 것 같다. 이들 문제에도 불구하고, 면역학, material science, system biology의 근래의 진전은 미래의 백신 혁신가를 흥분하게 만든다. 향후 십년 이후에는 이러한 도전적인 질병들을 위한 예방접종으로 인해 환자들이 현저히 줄어 들 것이라고 본다.

6. 언제 동물 실험을 시작하는가

- Daria Mochly-Rosen

우리는 우리의 검증된 표적/경로에 영향을 주는 새로운 화합물 또는 알려져 있는 신약재창출 약물을 발견했고, 그 효과를 cell-based assay에서 보여주었다. 다음 단계는 무엇인가?

전문가들은 바로 동물 실험을 시작하는 게 이로운지, 아니면 최적화한 화합물을 먼저 만드는게 좋은지에 대해 두 그룹으로 나누어져있다. 오리지날 “hit”의 analogs를 만들고 테스트하면, 표적에 대한 효과와 선택성을 향상시킬 가능성이 있다. 약을 위한 최적의 formulation을 얻거나 단순히 더 좋은 용해도를 얻기 위한 *In vitro* 연구는 일단 동물 실험이 시작되면 성공할 기회를 증가할 수 있다. 그외 다른 고려해볼만한 점들로는 *in vitro* assessment of drug toxicity 과 liver enzyme assays를 포함한 metabolism, hERG channel effects 등이 있다. 이걸 다른 말로 표현하면, 우리는 우리의 초기 hit를 증가시키기 위한 목적의 연구에 일년 이상의 시간과 수천달러의 돈을 쉽게 쓸 수 있다는 뜻이다.

*In vitro*와 cell-based assays는 일반적으로 동물실험보다 더 싸고 더 빠르게 결과를 낸다. 그러나 그들이 항상 ㅈ에서 화합물의 행동을 예측할 수 있는건 아니며, 이보다는 생체내 환경에서 우리의 hit약물이 좋은 약이 되리라는걸 결정하는 것이 더욱 중요하다. 따라서 제한된 연구비를 가지고, in vitro에서 많은 analogs의 스크리닝과 동물에서 몇 몇 일부 물질만 테스트하는 것 가운데 어떤게 더 나은 개발 전략이 될 것인가? SPARK의 70개가 넘는 프로그램을 지켜봐 온 대학연구자로서, 이 질문에 대한 나의 대답은 간단하다.

6.1. 빠른 길을 택하라

우리는 할 수 있는 한 되도록 빠르게 동물 실험을 시작해야만 한다. 우리 화합물에 대해 *in vitro*를 통해서 더 좋게 개선을 할 수 있는 건 사실이지만, 그러나 하나의 *in vivo* study가 화합물을 최적화하는걸 훨씬 잘 도울 수 있는 가치가 있으며, 파트너와 투자자들에게도 더 큰 관심을 유도한다. 또 하나의 장점은 비록 불완전한 약물 상태의 *in vivo* study라 할지라도 이로부터 구할 수 있는 정보들이 많이 있다는 점이다. 우리가 만약 운이 좋다면, 우리의 화합물이 치료제로서 개발 가능한 특성도 발견할 수 있을 것이다!

우리는 또한 이 상태에서의 효력을 증명하는데 실패하더라도 우리 프로젝트가 멈추게 되는 이유가 되지 않는다는 것도 알게 될 것이다. 이것은 여전히 탐색적인 연구이며, 화합물의 선택성, 효과, 용해도, bioavailability, 안전도, 대사연구, 투여 경로, 마지막 제형을 증진시키기 위해 많은 것들을 여전히 할 수 있다.

BOX 2.20

주요 용어 및 약어

Alzet® pumps: miniature osmotic infusion pumps for the continuous dosing of a drug to a laboratory animal

hERG channel: human Ether-à-go-go-Related Gene channel is a potassium ion channel that is important to normal electrical activity of the heart. Inhibition of this channel can lead to sometimes fatal cardiac arrhythmias.

IP: intraperitoneal; within the abdominal cavity

SC: subcutaneous; beneath the skin

SAR: structure-activity relationship

6.2. 어떤 동물 모델을 이용할 것인가?

문헌을 읽고 주어진 용법을 위해 그 분야에서 받아들일 수 있는 동물 모델을 이용하는 것이 제일 좋다. *In vivo* trial을 위해 처음부터 새로운 모델을 개발하는 건 권장하지 않는다. 가능하면 이 동물 모델을 이용하고 있는 공동 연구자를 찾아서 그들에게 연구를 맡기는 것이다. 그 같은 연구가 새로 지적 재산권을 만드는 건 매우 드물며, 공동 연구자는 우리 화합물에 대한 독립적이고 왜곡되지 않은 평가를 줄 수 있다.

6.3. 약물은 어떻게 투여하는가?

비록 경구 투여가 임상 투여용법을 위해 이상적인 투여방법이라 믿고 있어도, 처음부터 동물에게 경구용 투여법을 이용해서 효과를 연구하라는 것은 나쁜 충고이다. 그 대신에 복강내 주사(intraperitoneal(IP) injection)를 고려해 볼 수 있다. 만약 약물이 녹지 않는다면, 우리는 약물을 에탄올이나 DMSO, polyethylene glycol에 녹여 전달할 수 있다; 동물들은 이러한 고용량의 용매에도 어느정도 참을 수 있다. 만약 약물의 투여량이 복강내 이용하기에 너무 낮다면, 우리는 subcutaneous(SC) Alzet® osmotic pump의 이용을 생각할 수 있다. 회사의 웹싸이트에 가면 다양한 크기의 kit, 사용가능한 용매, 어떻게 삽입하는지에 대해 연습하는 것까지 상세히 나와있다- 모두 매우 쉽다.

BOX 2.21

무엇이 대학연구자들을 놀라게 하는가?

이들 초기 동물 연구를 위해 전달 제형을 선택할 때, 간단할수록 항상 더 좋다. 우리가 개발하는 약물 중 하나는 aqueous formulation properties를 요구했기 때문에 우리가 한번은 초기 피부 전달 연구를 위해 시중에서 파는 미용 로션을 이용한 적도 있다. - DM-R

6.4. 간단한 급성 독성연구로부터 시작하기

약물이 치명적이 아니라는걸 확인하기 위해, 몇몇 건강한 동물들에게 주사하고, 분명한 독성의 증세가 나타나는지 몇 시간 동안 관찰하면 좋다. 수의과 출신 연구자가 부작용을 모니터하기 위한 도움을 줄 수 있다. 일단 우리가 선택된 투여양에서 급성 독성이 나타나지 않는다는 것을 알면, 우리는 선택된 질병 동물 모델에서 효과 및 더 긴 기간의 안전성 연구를 시작할 수 있다.

6.5. *In vivo*연구에서 처음부터 여러분이 할 수 있는 한 많이 배워라.

동물들은 소중하고 효율적으로 사용되어야 한다. 그렇기 때문에 우리는 적합한 대조군을 포함해서 주의깊게 실험을 계획해야만 한다. 만약 질환모델에서 효과가 있다고 알려진 약물이 있다면, 양성 대조군으로 우리는 그 약물을 이용하여 3-4마리의 동물을 치료해볼 필요가 있다. 만약 vehicle의 효과에 대해 걱정된다면, vehicle 대조군을 포함할 수 있다. 그렇지 않으면, 이 첫 번째 연구에서, 단지 약물-치료된 동물과 약물 없는 동물을 비교하라. 동물을 안락사 시킬 때, 추후 분석용으로 활용할 수 있도록 가능한 많은 장기와 생체시료를 모아라. 병리학자가 우리에게 이 조직 시료들과 샘플들을 어떻게 유지하고 보관할지 충고해줄 수 있다. 질병과 화합물의 안전성에 관련이 있는 가능한 많은 데이터를 모아야 할 시도를 해야만 한다. 중요한 포인트: 우리는 이 첫번째 연구로부터 얻을 수 있는 정보를 최대한 많이 얻어야 한다.

6.6. 만약 빠른 길이 실패했다면

아직 끝나지 않았다! 빠른 길이 실패했다고 해도 해야하는 우리의 긴 여정을 기억하라. 우리는 되돌아가서 우리의 hit의 analogs에 대한 SAR연구를 하고, 약물 용해도와 *in vitro* toxicity에 대한 추가의 연구를 한다. 우리는 이제 첫번째 *in vivo*실험을 기초로 해서 밝혀진 문제들을 고치는데 초점을 둘 수 있다.

6.7. 만약 빠른 길이 성공했다면

축하합니다! 이제 일은 막 시작했다! 그렇지만 지금은 그 프로젝트가 계속해서 할만한 가치가 있다는 걸 보여주는, 더 많은 하지 않으면 안되는 데이터를 가져야 한다. 2.1에서 얘기한 탄탄한 전임상 연구와 2.7에 있는 *in vivo* pharmacology를 토대로 여러분의 다음 단계를 계획하여라.

BOX 2.22

중요한 포인트

초기의 간단한 *in vivo* 연구는 우리 약물의 전임상 독성과 효과를 둘 다 검증하는데 매우 도움을 줄 수 있다. 결과는 또한 더 나아가 화합물을 최적화하는 단계에 정보를 줄 수 있다. 초기 동물 연구동안에, 약물은 일반적으로 주사투여를 이용해서 투여한다. (osmotic infusion pump를 이용한 ip 또는 sc)

7. *In Vivo* 약물학: 신약 검색에서의 다양한 역할

- Simeon I. Taylor

고전적인 약품 개발은 우선적으로 이미 설립된 동물 모델에 활성을 보이는 화합물을 테스트하는 것에 의존했다. 이 파라다임을 따르면 왜 우리가 *in vivo* pharmacology 연구를 실행하는지 또는 질병있는 동물 모델연구에 가치가 있는지 같은 질문을 할 필요가 없었다. 그 대신에 다양한 동물 모델에서 스크리닝하는 방법은 종종 약물 개발 과정의 첫번째 단계가 되기도 한다. 동물 모델의 이용은 고전적 약물 개발 과정에서는 매우 필수적이고 중심적인 역할을 했다. 과거에는 약물의 표적개념은 약물이 치료제로 승인될 때 까지도 종종 밝혀지지 않았다. sulfonylurea drugs의 예를 보면, 약물 표적(예. Sulfonylurea receptor)은 수십년 동안이나 타입 2의 당뇨병의 치료에 널리 쓰이고 난 후에 밝혀졌다.

시대가 얼마나 변했는가! 현대 약품 개발은 근본적으로 주로 종종 다른 연구 파라다임에 의존한다. 표적을 기초로 하는 약물 개발이 확립된 후, 몇몇 과학자들은 실제로 *in vivo* 동물 모델의 연구가 현대적인 약물 개발의 접근에 가치를 갖고 있는지 의문을 갖게 되었다. 이 장에서는 동물 실험을 하는 *in vivo* pharmacology studies가 약품 발견에 어떠한 기여를 하는지에 대해 예를 통해 얘기해보겠다.

7.1. 표적 식별과 검증Target Identification and Validation

처음에 약물의 표적은 어떻게 식별하는가? 이 질문에 대한 간단한 답은 없지만, 새로운 표적에 대한 제안은 종종 유전적인 실험genetic experiment에 기초한다. 유전적 질병(인체 또는 생쥐 같은 실험용 동물 모두)이 강력한 약물 표적을 제안

할 수 있는 가설을 제공할 수 있다. 어떤 질병은 유전 변이gene mutation (대부분의 경우 기능이 상실된 변이loss-of-function mutations)가 질병의 원인이다. 예를 들어 leptin(ob/ob)이나 leptin receptor(db/db) 중 어느 쪽이든 gene encoding의 homozygous 기능 상실 변이는 생쥐에서 비만을 일으킨다. 1994년 생쥐의 비만의 원인으로 leptin gene의 기능 상실 변이의 발견이 지적된 후, 바이오테크 회사는 거대한 돈을 들여 대학 기관으로부터 지적 재산권을 확보하였다. 즉, 바이오 테크 회사는 인간의 비만을 치료하는 치료 단백질로써 leptin을 중요하게 보았던 것이다. 그러나 인간에 대한 임상 연구는 실망스러웠다. 비록 leptin이 낮은 leptin levels (예. mutations in the leptin gene 또는 lipoatrophic diabetes)때문에 일어나는 매우 드문 인간의 질병에는 효과적이었지만, 일반적인 비만에는 기대한 효과를 나타내지 않았다. 다시 말하면, leptin이 없는 동물 모델은 leptin-deficient humans에 leptin으로 인한 약물학적 치료의 반응을 예상하는 것으로만 제한되었다. 결국 대부분의 비만 환자들이 leptin-deficient이기 보다는 leptin-resistant하다고 밝혀졌으며, 따라서 비만 치료를 위한 인간의 반응은 leptin resistant model(예. Leptin receptor gene에 mutation이 있는 db/db 생쥐)에 의해 더 잘 예측되었다.

BOX 2.23

왜 몇 몇 과학자들이 동물 모델 연구 가치에 의문을 품는가?

동물 모델 연구로부터 얻어진 데이터가 임상 연구의 결과를 예측하는데 실패한 몇 몇 예들이 있다. 그러나 일반적인 동물 연구가 전적으로 가치가 없다고 말한다면 이는 잘못된 것이다. 질병측면에서 이상적인 동물 모델은 같은 나이(비교적 어린), 같은 음식을 먹고, 같은 생활습관을 갖는 것이다. 인간은 훨씬 더 다양하며, 그래서 치료에 대한 반응이 매우 다양할 수 있다. 여러분이 선택한 동물 모델이 기대하는 인간의 효과와 크게 어긋났을 때, 동물 모델의 한계가 있다는 것을 알아야 한다.

이것으로부터 어떤 교훈들을 이끌어 낼 수 있는가? 많은 동물 모델들이 있지만, 동물 모델로부터 인간의 질병을 추론하기 전에 과학적인 판단을 내리는 연습이 필수적이다. 예를 들어 특정 질병의 다양한 동물 모델로부터 각기 다른 예상을 추론해 낼 수 있다. 비록 ob/ob 생쥐 모델에서 leptin이 비만에 매우 효과적인 치료라고 제시하더라도, db/db 생쥐 모델에서는 결과가 완전히 달랐다. 동물 모델로부터 임상 치료까지의 결과를 주의깊게 비교하거나, 특정 인간 질병을 위한 특정 동물 모델의 예상 가치를 평가하기 위해 주의깊게 관찰하는 것이 필수적이다.

Knock-out mice같은 유전적 모델로부터 추론하기 어려운 최소 세 가지의 제한 요인이 있다:

- 개발의 초기시간에 존재하는 변이mutation이기 때문에, 성인 동물에 적합한 약물학적 정보를 줄 수 없을 수 있다. 예를 들어, 특정 유전자gene의 변이가 기관의 개발에 영향을 주었다면, 이것은 생리학적으로 매우 큰 효과를 줄 것이다. 하지만 성인 동물에서 이와 같은 유전자 생성의 기능을 약물학적으로 제한하는 것이 반드시 같은 생리학적 결핍을 이끌어내지 않을 수도 있다.
- 많은 기능 상실 변이loss-of-function는 질병을 유발한다. 그래서 질병을 치료하기 위해서는 gene product의 기능을 활성화하는 약을 찾는 것이 필수적일 것이다. 그러나 위에서 언급한 예와 같이 leptin deficiency가 비만을 일으켰다는 사실에도 불구하고 leptin은 비만의 치료에 효과적이지 않았다. 반대로 loss-of-function mutations이 건강을 촉진시킨걸로 보이는 예들이 있다. 예를 들어 Pcsk9의 loss-of-function mutations는 LDL레벨을 줄였으며, 그래서 심장 혈관병의 위험을 줄였다. 여러가지 데이터가 Pcsk9의 loss-of-function mutations이 Pcsk9-neutralizing antibodies의 약물학적 효과를 예상한다는 것을 보여주었다.

Loss-of-function mutations이 정확하게 저해제나 길항제의 약물학적 효과를 예측할 수 있는 것으로 보였다. 그러나 여러가지 이유에 따르면, agonist와 activators가 항상 loss-of-function mutations의 반대 phenotype인 약물학적 효과를 나타내지는 않는다.

BOX 2.24

주요 용어 및 약어

Pharmacodynamic efficacy: the ability of a compound to affect the *in vivo* activity of a target

Disease efficacy: the ability of a compound to improve the effects of disease

Off-rate: the rate of compound release after binding to the target; irreversible binders have a zero off-rate

Drug exposure: also called the AUC (area under the curve); the integral under a plot of plasma drug concentration versus time

Pro-drug: a compound which requires metabolism after administration in order to show therapeutic activity

PK: Pharmacokinetics: measurements of the absorption, distribution, metabolism and excretion of a molecule after administration

PD: Pharmacodynamics: measurements of drug action in the body (e.g., target inactivation, receptor off-rate, etc)

NOAEL: No Observed Adverse Effect level.

7.1. Lead optimization 중 효능 평가하기

지금까지 Lead optimization과정 중에서 동물 실험의 역할을 논의했는데, 다음 두 가지 개념을 구별하는 것이 중요하다.

- *Pharmacodynamic efficacy*: 이것은 *in vivo*에서 약물의 분자레벨의 표적과 반응하여 *in vivo* biology를 조절하는 것을 의미한다. 다른 무엇보다도, 약물

이 적합한 농도로 표적이 위치한 biological compartment에 전달되어야 한다. 이것은 또한 그 약물의 pharmacokinetics측면에서 볼 때 표적에 약물이 충분히 노출되는 것을 의미한다. Pharmacodynamics efficacy를 평가하기 위해 최소한 두가지 상보적인 접근 방법이 있다. (1) 표적의 occupancy를 평가하는 방법 (예. 약물 표적의 PET ligands에 붙는 능력을 저해하는 약물의 능력을 평가함), (2) 표적의 기능을 평가하는 방법 (예. 특정 kinase substrate의 phosphorylation state를 줄일 수 있는 protein kinase inhibitor의 능력을 평가함).

- *Disease efficacy*: 이것은 질병의 발현을 개선하기 위한 화합물의 능력을 의미한다. 말할 것도 없이 동물모델의 disease efficacy의 증거는 이 약이 또한 인간의 질병에도 효과적일 것이라고 예측하는데 자주 쓰인다. 하지만 이 기대가 항상 이루어지지는 않는다. 그럼에도 불구하고, 인체에 대한 불완전한 예측력이라는 이유만으로 단순히 동물모델의 이용을 전적으로 버릴 이유는 없다. 화합물이 강한 pharmacodynamics efficacy를 보이지만 disease efficacy는 약한 상황에서는, 표적의 검증에 있어서 너무 간단한 질병 모델을 만들어서 그럴 수도 있다.

인간의 disease efficacy를 예측하던 아니던 간에, 동물 모델은 제약업계의 R&D 과정을 통해 중요한 정보를 제시한다. 예를 들어 동물 모델은 lead optimization을 위해 중요한 통찰을 줄 수 있다:

(1) *in vitro* phamacology중 어떤 파라미터가 disease efficacy를 위해 가장 잘 예측하는가? 많은 경우에 *in vitro* potency(예. 약물이 특정 표적에 붙는 thermodynamic affinity)가 가장 잘 예측한다. 그렇지만 어떤 경우에는 kinetic off-rate가 더 적합할 수도 있다. 예를 들어 neurotransmitters가 synapses에 방출되었을 때, 이것은 매우 높은 농도를 짧은 시간에 국소적으로 유지한다. 만약 competitive antagonist가 rapid off-rate를 가졌다면, 높은 농도의 neurotransmitter는 이 competitive antagonist와 효과적으로 경쟁하게 한다. 반대로 이 competitive antagonist가 slow off-rate을 가졌다면,

neurotransmitter가 최고도의 농도에 도달하는 짧은 시간에도 그 약물은 표적에 붙은 채 유지되어 있을 것이다. 이 nonequilibrium condition에서, 만약 두 약물들이 equilibrium binding conditions에서의 *in vitro* potencies가 동일하다면, slow off-rate 를 가진 약물은 fast off-rate를 가진 약물보다 효능이 크게 덜어질 것이다.

(2) 어떤 파라미터가 *in vivo*에서 disease efficacy를 가장 잘 예측하겠는가? 어떤 경우에는 약물의 최고혈중농도(Cmax)가 약효를 결정하는 주요 파라미터인 경우가 있다. 예. Long-lived proteins expression를 장려하는 transcriptional activators가 그런 경우이다. 다른 경우로는 약물의 노출(시간에 따른 약물 농도의 합산, AUC)이 약효를 결정하는 주요 파라미터인 경우도 많다. 예. 만약에 하루 24시간동안 표적의 저해를 유지할 필요한 경우.

(3) 약물이 약효를 보이기 위해 적합한 compartment에 도착하였는가? 때때로 약물은 원하지 않는 단백질에 강하게 붙어서 장기에 축적될 수 있다. 기대하는 약물효과를 보기 위해서는 혈장 단백질 등에 결합하지 않은 free drug 약물이 농도가 충분한 레벨에서 올바른 약물 표적에 도달해야 한다.

(4) 대사체도 약효를 나타내는가? 간혹 개발하고자하는 약물 뿐만 아니라 그 대사체도 약효를 나타내는 때가 있다. 또 어떤 경우에는 투여된 화합물(예. Prodrug)은 비활성이지만, 대사 전환을 통해 활성있는 약물로 바뀐다. 예를 들어 prednisone은 활성이 없지만, 11β-hydroxysteroid dehydrogenase에 의해 활성 있는 화합물 prednisolone으로 전환하게 된다. 다른 예로, 활성 있는 대사체가 그 화합물의 기대하지 않았던 부작용을 나타내기도 한다; 이 경우에 의약 화학자는 대사체를 줄이기 위해 lead compound를 수정하려고 한다. 따라서 *In vivo* pharmacology실험이 약물 대사체의 식별과 양을 밝히는데 필수적이며, 또한 전체적인 약물학적 효능에 대한 기여 정도를 평가한다.

(5) 임상에서 기대되는 약효용량은 얼마인가? 약물 평가의 측면에서 볼 때, 인체에 효과를 나타내는데 요구되는 투여량을 계산하는 것이 필요하다. 투여량을 예측하기 위해 최소 두 가지 정보를 확보해야 한다. 첫째, 최소한 하나의 동물 모델에서 약효를 나타내기 위해 요구되는 용량 및 AUC; 둘째, 인체에서 예측된 pharmacokinetic(PK) profile. 인간 PK의 예상치는 일반적으로

다수 종(예. 생쥐, 쥐, 개, 인간이 아닌 유인원종)안에 있는 PK의 계산을 기초하여 extrapolation하여 예측한다.

(6) 개발하고자 하는 약물이 얼마나 안전하며, therapeutic index는 어떠한가? 안전성 평가는 임상 연구를 시작하기 전에 일반적으로 두 가지 전임상 종(하나의 설치류와 하나의 비 설치류)에서 시행된다. "no observed adverse effect level(NOAEL)"은 테스트 종에 부작용을 일으키지 않고 효과를 이룰 수 있는 가장 높은 농도를 말한다. Therapeutic index는 NOAEL exposure과 efficacious exposure의 비율을 의미한다. Therapeutic index를 계산하기 위해서는 최소 하나의 동물 모델에서 약효를 나타내는 약물의 exposure(AUC or Cmax)를 정의하는게 필수적이다. 이것이 화합물을 개발에 전진시키기 전에 왜 efficacy studies를 실행하는 것이 필수적인지에 대한 중요한 이유 중 하나이다.

7.2. Clinical Biomarkers를 식별하기

종종 임상에서의 약효를 평가하는 데 있어서 오랜기간 동안 약물을 투여하는 경우도 있다. 이런 연구를 하기 전에, 적합한 투여양을 정의하는 것은 필수적이다. 궁극적으로 볼때 translational clinical biomarkers에 대한 약물의 효과를 평가하는 것은 아주 유용하다. 예를 들어 당뇨병 약물로서 sodium dependent glucose transporter-2(SGLT2)의 저해제를 개발할 때, 약물의 PD efficacy를 평가하는 것은 뇨 중의 glucose의 배출을 측정하면 충분하다. Clinical biomarker data를 해석하기 위해 꼭 언급해야 하는 최소 두 가지 질문이 있다:

(1) biomarker를 통해서 disease efficacy를 예측할 수 있는가? SGLT2 inhibitors의 경우 뇨중의 포도당의 배출은 glomerular filtrate로부터 포도당의 재흡수를 담당하는 transporter를 저해한다는 것의 직접적 결과이다. 추가로 뇨 중의 포도당 배출은 혈중 포도당 레벨을 줄이는 주요 메카니즘이다. 이런 이유들이 glucosuria가 타입 2의 당뇨 환자에게 glycemic efficacy

를 예상하는 효과적인 biomarker라고 믿는 타당한 이유가 된다.

(2) 어느 정도의 biomarker 변화가 disease efficacy를 나타낸다고 할 수 있는가? 이는 해당 질병 동물 모델에서 biomarker를 연구함으로써, disease efficacy의 평가에 관련된 biomarker의 수량화 할 수 있는 실험적 데이터를 통해서 얻을 수 있을 것이다. 동물 모델로부터의 수량화가 인간의 질병에 정량적으로 예상할 수 있다는 보장은 없지만, 근거가 있는 좋은 시작점을 제공한다. 동물 모델에서 그 같은 데이터가 없다면, 임상 연구자들은 대안책 없이 어떻게 biomarker를 수치화할지 짐작만 할 뿐이다.

7.3. 결론

동물 모델의 *in vivo* pharmacology 연구는 표적 식별, 표적 검증, 리드 최적화, 안전성 평가, translational biomarker 식별, 검증 및 수치화 등 신약 개발에 있어서 많은 중요한 기여를 한다. 하지만 전임상 연구는 여전히 임상적인 약효를 적절히 예측하는데 어려움이 많으며, 그럼에도 불구하고 이러한 한계를 최대한 이해하면서 좋은 임상 약효 예측 모델을 만들어 나가야 한다.

8. 약물 동력학Pharmacokinetics과 ADME 특성

- Werner Rubas and Emily Egeler

약력학(pharmacodynamics(PD))은 "약물이 신체에 대해 하는 행동"을 뜻한다. 성공적인 약품이 되기 위해서 약물은 그 치료 효과를 나타내기 위해 충분히 높은 농도를 충분히 긴 시간동안 의도한 표적에서 유지할 수 있어야 한다. 이때 신체는 눈에 띄는 독성물질을 만들지 않으면서 그 해당 약물을 일정 시간 후에 반드시 몸밖으로 제거하게 되며, 만약 그렇지 않으면 그 약물은 임상 시험에 실패한다. Pharmacokinetic(PK) 연구에서 본다면 이는 "약물에 대해 행하는 신체의 행위"라고 할 수 있겠다.

Pharmacokinetic studies는 투여한 약물의 흡수, 분포, 대사 그리고 배출을 측정하며, 이를 약어로 ADME 특성이라고 한다.

BOX 2.25

주요 용어 및 약어

PD: Pharmacodynamics measurements of drug action in the body (e.g., target inactivation, receptor off-rate, etc).

PK: Pharmacokinetics. Measurements of the absorption, distribution, metabolism and excretion of a molecule after administration

ADME: Absorption, Distribution, Metabolism and Excretion

CYP: Cytochrome P450. A class of enzymes important in drug metabolism

Polymorphism: genetic variation in enzymes that affects their activity and leads to differences in drug metabolism rates

IV: Intravenous

PO: oral

SDPK: single dose pharmacokinetic

SAD: single ascending dose

8.1. 주요 ADME 파라미터들

ADME 특성은 약물의 pK_a, lipophilicity, size 등과 같은 약물의 고유한 특성과 제형 또는 투여 방법과 같은 외부로부터 오는 특성 둘 다에 좌우된다. 각 pharmacokinetic factor에 영향을 미치는 여러 파라미터들에 대해서 아래의 참고문헌을 참조하면 된다 [14].

이중 특히 중요한 ADME특성들은 그림 2.2에 나타내었다.

- Bioavailability(*F*)- 투여된 양이 전신순환systematic circulation에 도달하는 정도. 정맥주사로 투여된 약물들은 100%의 bioavailability를 가지는 반면, 국소적으로 전달된 약물 또는 높은 간 초회 효과를 가진 약물의 경구투여는 낮은 bioavailability를 갖는다.
- Volume of distribution(V_d)–혈장에서 계산한 약물 농도로부터 예측한 투여 약물의 분포용적. 만약 약물이 혈관계vascular compartment안에만 존재한다면, 그 약물의 분포용적은 혈장 부피와 동일하다(0.04 L/kg body weight). 하지만 약물이 말초 조직에 광범위하게 퍼져있다면, V_d는 전체 혈장부피보다 매우 클 수 있다.
- Clearance (CL) – 혈액 또는 혈장 부피 중 단위 시간 당 약물을 제거하는 정도. Total clearance는 elimination rate constant(*t*)와 V_d에 의존한다. 특별한 장기, 간, 신장, 피부, 폐 등에서의 clearance는 장기를 통해 나가는 혈류량blood flow에 의존한다; 따라서 질병 상태에서는 약물의 clearance가 바뀔 수 있다. intrinsic clearance(C_{Lint})는 in vitro clearance에서 측정하는걸 의미한다.
- Half-life (*t*) – 약물 농도가 초기 농도의 50%로 떨어지는데 걸리는 시간. Terminal phase의 반감기는 clearance와 volume of distribution으로부터 계산가능하다.

  $t= ((In2) \times V_d)/CL$
- Area under the curve (AUC) – 시간에 따른 혈장내 약물 농도의 곡선 아래에 있는 면적합산. AUC는 약물의 단일 투여로부터 구한 "total exposure"으로 나타낸다. $AUC_{oral}/AUC_{intravenous}$의 비는 bioavailability를 산출할 때 사용한다.

- First pass effect – 경구투여한 약물이 전신순환systemic circulation에 들어가기 전에 일어나는 대사 정도.

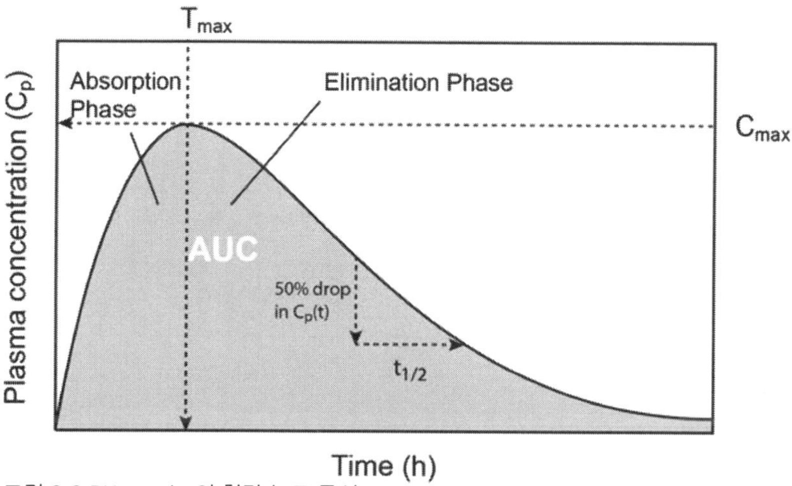

그림 2.2 PK metrics의 혈장 농도 곡선

8.2. 약물 대사와 약물 상호간 간섭반응

약물배출elimination의 가장 간단한 형태는 약물이 변하지 않은 채로 직접적으로 뇨, 변 또는 눈물, 땀, 또는 호흡 등으로 배설되는 것이다. 일반적으로 약물들은 생체내에서 간대사효소 등에 의해서 대사된 후 몸밖으로 빠져나간다. 생체내 대사biotransformation는 phase I과 Phase II로 나눈다; Phase I 효소는 산화, 환원 또는 가수분해를 촉진하여 약물 내에 있는 기능기를 변화시켜 극성을 높인다. Phase II효소는 약물내의 극성기나 노출된 대사에 의해 생성된 극성기에 결합하여, 약물을 더욱 비활성화시키고, 그 수용성을 증가하여 배출을 도와준다. 약물은 phase I 또는 phase II를 거치거나 혹은 둘 다 거친다. 때때로 약물의 대사체 구조를 알게되면 이를 통해 더 나은 화합물을 고안하기 쉽게 만든다. Prodrug역시 그 중 하나의 결과물로서,

prodrug은 ADME특성을 통해서 대사 후 진정한 치료 활성 화합물로 되는 약물이다.

Cytochrome P450(CYP) 효소들은 수 많은 관련된 isozymes으로 구성되었으며, Phase I대사에서 중요한 역할을 책임지고 있다. CYP 효소들은 주로 간에 많이 존재하나 다른 장기에도 종종 발견된다. CYP isozymes은 각기 다른 장기에 따라 그 분포와 대사의 중요성은 다양하다. 예를 들어, CYP3A4 isoform은 간과 장 표피에 매우 많으며, 거의 모든 약물의 절반이상의 약물대사를 맡고 있는 반면, CYP2D6 isoform은 비교적 적게 존재하는 효소이지만 기존 약물의 1/4 정도가 이 대사효소에 의해 대사를 받는다고 알려져 있다 [15].

Lead compound 의 약물대사에 어떤 CYP isozymes이 관여하는지 식별하는 것을 reaction phenotyping 이라 부르며, 두 가지 이유에서 중요하다. 첫째, genetic polymorphism이 CYP isozymes에 존재하는지 여부이다. Polymorphism은 효소의 활성을 변화시키는 enzyme expression 또는 mutation이 유전된 결과이다. 이 차이점에 의해 환자군에서 약물의 대사속도의 변화를 일으킬 수 있다. 따라서 이런 경우에는 환자에 따라서 약물투여 용량 및 투여속도를 적합하게 조절할 필요가 있다.

Reaction phenotyping 하는 두 번째 이유는 CYP isozymes에 활성을 보이는 많은 약물들이 저해제, 유도제, 또는 둘 다로 작용가능하기 때문이다. 동시에 투여하는 약물들은 단일 투여 약물에 비해 다른 대사속도를 보일 수 있다. 이러한 약물-약물간의 상호작용은 주의깊게 관찰해야만 하며, 이러한 약물-약물 상호작용에 의해 약효 또는 독성에 영향을 줄 수 있기 때문이다.

8.3. *In Vitro* Experiments

ADME 특성에 대한 초기 연구는 비용 측면에서 볼 때 동물시험보다는 *in vitro*연구가 더욱 수행하기 쉽다. 비록 *in vitro* data에서 동물 시험으로 외삽할 수 있는 알고리듬algorithms이 존재하더라도, 예비 *in vivo*연구를 실시하여 *in vitro* 데이터가 실제로 *in vivo* 결과를 예상할 수 있다는 것을 종종 확인해야 한다. 만약 결과가 일치한다면, 제한된 *in vivo* 실험을 위한 *in vitro* 스크리닝의 전략이 채택될 수 있다. 이러한 접근법은 보다 효율적으로 신약개발을 진행하는 데 도와준다.

In vitro 또는 intrinsic clearance(CL_{int})을 측정하기 위해 가능한 몇가지 방법들이 Table 2.1에 나타나 있다. CYP reaction phennotyping은 일반적으로 순수한 enzyme와 그들의 cofactors들의 조합으로 수행된다. 인체와 유사한 시스템에서 구한 약물 대사 연구를 하는 것이 더 선호되지만, 다른 동물 모델에서 수행하는 것 역시 약물의 안전성을 위한 초기 연구를 위해서 중요하다. *In vitro*실험은 reaction phenotyping, 약물간 상호 작용 스크리닝, intrinsic clearance 측정, 대사체 구조 식별을 위해 중요하다.

또한, 투여방법에 따른 약물의 흡수 정도를 예상하기 위한 *in vitro* models(Caco-2, MDCK, mucosal tissues and skin)도 많이 있다.

테이블 2.1 intrinsic clearance를 위한 *in vitro* test systems

Test system	Specific models
Cell extracts	- S9 fractopm (Phase I and II) - Microsome (Phase I only)
Cell culture	- Hepatocytes (fresh or cryopreserved) - HepG2 cells transfected with CYP isozymes
Whole tissue	- - Liver slices

8.4. *In Vivo* Experiments

In vivo PK 실험의 목표는 *in vitro* 연구로부터 구한 clearance 와 확인된 대사체들을 검증하면서 bioavailability, AUC, Volume of distribution, half life를 계산하기 위해서이다. FDA 는 안전성 연구에 최소 두 가지 포유동물 종을 요구하는데, 그 중 한 가지는 설치류가 아닌 종을 요구한다. PK와 PD연구를 하는 이들 동물 연구는 임상 1상의 연구를 하기 전에 인체에 치료효과와 안전성을 위한 투여범위와 투여법을 예상하는데 도움을 준다. 높은 투여양은 일반적으로 급성 독성을 예측하는데 도움을 주며, 따라서 in vivo PK 연구는 독성 연구와 함께 협력해서 진행된다. 이와같은 이유로 어떤 사람들은 *in vivo* 실험을 ADMET연구라고 부른다(T: Toxicology).

초기의 *in vivo* PK 연구는 설치류에 진행되어야 하며, 주로 쥐가 선호되는데, *in vitro* 실험과 병행해서 진행되어야 한다. 투여 방법은 정맥주사가 꼭 포함되어야 하고, 의도하는 임상 투여방법, 즉 주로 경구투여가 포함된다. 가능한 많이 PK data를 얻기 위해, 뇨와 혈액 샘플 둘 다를 모아야 하며, 척수액, 땀 같은 다른 유액들과 호흡도 가능하다면 모으면 좋다. *In vivo* 실험을 위한 두 번째 종은 주로 개나 원숭이이며, 대사체의 프로파일과 약물의 exposure 정도나 또는 해당 프로그램의 특수성 등에 기초해서 선택되어야 한다.

첫번째 테스트는 주로 단회 투여 PK(Single Dose PK)연구로, 약물의 한가지 용량으로 ADME 특성을 확인한 후 시작한다. 혈장내 약물농도 곡선을 얻기 위해 많은 시간 간격으로 모은 샘플들은 그림 2.2에 보여지는 것과 유사하다. 화합물의 ADME/PK 특성이 적합하게 보이면, 동물 PK 연구는 단회 용량 증가 실험single ascending dose(SAD) experiments을 수행하고 이를 통해 최대허용용량maximum acutely tolerated dose을 조사한다. 방사성동위원소가 표지된 약물이 이용되는 연구에서는 주요 대사체를 확인하고, 다른 장기 조직에서의 약물의 분포 정보를 확인한다.

8.5. 중요한 포인트

PK 연구는 연구자에게 어떻게 초기 리드 화합물이 몸안에서 흡수, 분배, 대사, 배설 되는지 말해준다. *In vitro* 실험은 초기 대사 속도와 투여 경로를 식별하는데 이용되고, 또한 강력한 약물-약물간 상호작용이 존재하는지 여부를 알게 한다. *In vivo* PK 실험은 리드 화합물의 동물에서 PK/PD relationship과 maximum tolerated dose, therapeutic window를 설립하는데 필수적이며 이것들이 차후 임상 시험에서 안전하고 효과적인 투여량을 계획하는데 기초가 된다. 같은 화합물이라도 결정형의 형태일 때와 염의 형태일 때, 또는 다른 제형을 사용할 때 PK가 다르기 때문에, 임상 시험을 위한 GMP 시료 생산전에 어떤 형태의 염 또는 제형 등을 선택할 것인지 알아내는 것이 매우 중요하다. 아울러 적절한 PK 연구는 연구자들이 minimum efficacious dose와 maximum tolerated dose 사이의 therapeutic window를 최대화하도록 도와줄 수 있다.

9. 투여 경로와 약품 제형화

-Torrence F.Blaschke

투여 경로와 약품의 제형화를 확립하는 것은 초기 신약개발과정에서부터 밀접한 관계가 있다. 약물의 투여 경로는 (1) 장내 (2) 장관 외 (3) 국소용 등 크게 세 가지 카테고리로 분류할 수 있다. 이 카테고리의 각각에는 다음의 하위 카테고리가 있는데 다음과 같다:

(1) 장내 투여법Enteral Administration

(a) 경구용Oral

(b) 구강내 또는 혀밑의Buccal or sublingual

(c) 직장내Rectal

(2) 장관 외 투여법Parenteral Administration

(a) 정맥 주사Intravenous

-느린 일시주입Slow bolus

- 느린 일시주입후 멈춤Slow infusion, then stop

- 장기간 연속적으로 주입Continuous infusion (long-term)

(b) 피하 주사Subcutanous

- 일시 주입Bolus

- 장기간 연속적으로 주입Continuous infusion(long -term, 예 insulin)

- Depot 주사

(c) 근육 주사Intramuscular

- 일시주입Bolus

- Depot 주사

(3) 국소 적용Topical application

(a) 피부를 통한 전신 효과Transdermal (전신 작용을 위해)

(b) 피부Epidermal/dermal (적용 부위의 국소 효과를 위해)

(c) 질내Vaginal (일반적으로 국소 효과를 위해)

(d) 비강내Intranasal

(e) 폐로 흡입Pulmonary inhalation(국소 작용 또는 전신 작용을 위해)

각각의 투여 경로는 각각 다른 종류의 제형을 요구한다. 여러 국가에서 경구, 비강, 흡입, 피부, 주사 플랫폼을 포함한 특수한 약물 전달 기술을 개발 중에 있다.

BOX 2.26

주요용어 및 약어

Enteral: routes for drug absorption through the gastrointestinal tract

Parenteral: routes for drug absorption outside the gastrointestinal tract

Buccal: in the mouth

Sublingual: under the tongue

Intranasal: in the nose

Bolus: a single large dose of drug

Depot: store of drug deposited in the body that is slowly released over time

Bioavailability: the fraction (or percent) of the dose of chemically unchanged drug found in the blood based on the route of administration

SR: slow release

XR: extended release

API: active pharmaceutical ingradient

Bio-betters: new formulations of biologic therapeutics to improve dosing schedule or route of administration

Therapeutic index: the ratio of the toxic dose to the effective dose; a larger therapeutic index suggests a larger safety window

9.1. 경구투여Oral Route

가장 일반적이고, 바람직하고, 비교적 적은 비용이 드는 투여방법이 경구용이다; 특별히 약물을 비교적 높은 용량으로 장기간 투여한다면 더욱 그렇다. 하지만 만약 약물이 낮은 경구 생체이용률bioavailability을 보이거나, 경구투여 후에 전신 순환systemic circulation에 도달하지 않는다면, 경구 투여는 좋은 전략이 될 수 없다. 경구투여를 위해서, 많은 제형들이(tablet, capsule, solution, suspension 등등) 있으며, 약물의 bioavailability에 기초해서 제조된다.

경구 제형의 또 다른 중요한 특징은 흡수 속도이다. 어떤 질환에서는 빠른 흡수가 요구되어 약물의 작용이 빠르게 시작되게 하여야 한다(예. 통증 치료제 또는 불면증 치료제). 이 때 정제tablets은 비교적 빠른 용해도를 가진 제형이다. 빠른 흡수의 제형은 몇가지 고려해야 할 점이 있는데, 이경우 혈중 약물 농도가 갑자기 상승하여 이로 인한 원하지 않은 부작용을 일으킬 수 있기 때문이며, 종종 심각하거나 생명을 위협하기도 한다. 심장질환 분야에 이런 약물들이 많다.

작용기간을 연장하거나 갑작스런 혈중 고농도를 피하기 위해 특별히 설계된 경구용 제형들도 많이 있다. 이들은 즉시 효과를 나타내는 제형들과 구별되기 위해 종종 "서방형slow relase(SR)"라 불리거나 "extended release(XR)"제형이라 불리며, 즉시 방출되는 제형과는 구별된다. 이와 같은 제형은 약물의 반감기를 더 길게 할 수 있어서 환자들의 복용 빈도를 낮추어 환자들에게 보다 편리함을 제공한다(예. 하루에 두 번 대신에 하루에 한 번, 또는 하루에 세 번 대신에 두 번 복용). 위의 산성 환경으로부터 약을 보호하고 장에 가서 녹는 장관내 코팅된 제형을 포함한 다른 특별한 경구용 제형들, 또는 두 개 이상의 약물 효과(APIs)가 있는 조성을 표함한 fixed-dose combinations 등 다양한 제형도 개발되고 있다(예, 고혈압, 당뇨 그리고

HIV치료제).

BOX 2.27

무엇이 대학연구자들을 놀라게 하나?

간단한 제형으로는 약물이 그들의 표적에 모두 잘 도달하지 않는 경우가 많다. 따라서 적당한 제형과 전달 경로가 새로운 약물을 이용한 기초 연구 (culture이든 또는 in vivo이든)를 수행할 때 또한 중요하다. 새로운 약물을 개발할 때 각각의 제형내에서 약물 안정성과 분배에 대한 연구를 포함시키는 것이 중요하다.

9.2. 위장관 이외의 경로투여Parenteral Route (주사Injectables)

경구투여 시 전신 순환systemic circulation에 도달하기 어려운 약물인 경우, 또는 매우 빠르게 약물 효과를 보아야 할 필요가 있을 때, 바로 parenteral dosage forms이 요구된다. 이때 주사를 사용한 경로는 경구투여시 거쳐야 하는 간에서의 초회대사효과fisrt pass effect를 피할 수가 있다. 직접적인 정맥 주사 투여를 위해 약물은 정맥으로(또는 드문 경우에는 동맥으로) 투여하기 위해 직접 주사가 가능하도록 액상안에 녹아 있어야 한다. 주입의 속도(bolus, slow infusion or constant infusion)는 투여방법에 달려있다. 마취제나 진정/수면제로 이용할 때 또는 심장 부정맥에 이용할 때는 종종 slow bolus injection이 이용된다. 그렇지만 경구용으로 가능하지 않은 많은 다른 약품들(예, 많은 항암제와 현재 시장에 빠르게 증가하는 단백질/항체의약품)은 높은 약물 농도에 기인하는 부작용을 피하고, 원하지 않는 조직(예. 중앙 신경계, 심장 또는 다른 중요한 장기들)에 빠르게 분포하여 부작용이 나타나는 것을 줄이기 위해서 slow infusion이 더 선호된다. 최근에는 소형화된 infusion pumps의 등장으로, therapeutic index 범위내에서 오랫동안 infusion할 수 있게 하는 연구도 많은 관심을 끌고 있다. 당뇨 치료를 위한 인슐린의 피하 주사가 이러한 접근의 한 예이며, 다른 만성 질병에도 적용가능하다.

9.3. Epidermal or Transdermal Route

Epidermal 또는 transdermal formulations는 일반적으로 patch형태 또는 gel형태이다. 만약 이러한 제형으로 좋은 systemic absorption을 이루고자 한다면, 약물의 특성에 따른 여러가지 장애를 극복하여야 한다. 특히 피부를 통해 아주 잘 들어갈 수 있고, 혈액 중에서도 일정한 농도를 잘 유지하는 효과가 있어야할 것이다. 다른 용법으로, transdermal or epidermal routes는 systemic exposure을 피하고 국소적으로 높은 약의 농도를 전달할 때 이 방법이 선택되기도 한다. 이러한 투여 경로에 대해 최근에 관심이 점점 증가하고 있는데, patch는 일단 이용하기 용이하고(환자의 선호도가 증가), 지속적인 약물농도를 위해 계속해서 투여할 수 있음과 동시에 , 간의 초회대사효과를 피할 수도 있다. 많은 회사들이 transdermal absorption을 증가하기 위한 새로운 기술을 개발 중에 있다. 성공적인 transdermal systemic delivery systems의 예로서 opiate pain reliever fentanyl, contraceptive patches, 고혈압을 위한 clonidine이 있다. 국소 효과에 이용되는 성공적인 약물의 예로는 topical steroids, antibiotics, local anesthetics가 있다.

9.4. 바이오의약품은 새로운 전달방식과 제형을 요구한다.

빠르게 증가하고 있는 바이오의약품들은 효과를 증대시키면서도 독성을 조절하기 위한 새로운 기술을 드라마틱하게 개선시켰다. Global Industry Analysts의 2010년 조사에 의하면, 단백질 의약품의 판매가 2015년까지 158조 이상의 가치를 가질 것이며, 치료 항체가 시장의 리더로 떠오를 것이라 예상했다. 1999년과 2008년 사이에 승인받은 새로운 first-in-class agents 중에서 새로운 약물 기전mechanism of action을 가진 것들 중에 75개 중 50개(67%)가 저약물 화합물이었고 25개(33%)가 바이오의약품이었다. Rituximab(Rituxan®), bevacizumab(Avastin®), epoetin alfa(Epogen®), etanercept(Enbrel®)같은 많은 약들이 각각 수 조원 짜리 시장을 열었고, 일부 바이오의약품은 몇 년 이내에 특허가 만료된다. 또한 "bio-betters"라 불리는 새로운 바이오의약품 시장도 새로 개척해 내었다. 근래의 조사에서 20개 이상의 약물 전달 기술을 보유한 회사들이 다국적 제약회사와 더불어서 controlled release depot injection formulations에 대한 연구를 하고 있다. 제형 기술이 현재 microspheres, liposomes, microparticles, gels, liquid depots(박스 2.30을 참조할 것) 등을 통해서 혁신 바이오의약품을 보다 효과적으로 원하는 목표 장기에 도달하는 것을 목표로 연구 중이다. 현재 시장에는 13개의 depot 제품이 있으며, 그 같은 제품을 위한 시장 크기는 2조원 이상으로 계산되고 있다.

BOX 2.28

무엇이 대학연구자들을 놀라게 하나?

제형연구 컨설턴트는 우리가 개발하고자 하는 약물이 산성 조건에서 더 안정하기 때문에 우리의 약물을 pH 3으로 제형해야 된다고 제안했다. 그는 그의 주장을 입증하기 위해 시장에 나와있는 몇몇 약들을 언급했다. 하지만 임상 디렉터가 우리의 약이 산성조건에서는 정맥염을 일으킨다는 것을 발견하고 조언해주어서 제형연구 컨설턴드가 조언한 제형을 다시 바꾸게 하였다. 컨설턴트는 해당 전문분야에 좋은 조력자이긴 하지만 항상 옳지는 않다. 만약 옳지 않다고 생각되면 궁극적으로 우리 스스로 문제를 해결해 나가야 한다.

- DM-R

BOX 2.29

중요한 포인트

최적의 제형을 찾는 일은 많은 시행착오의 연속과정이다. 하지만 무엇보다도 환자를 위한 임상 시험 조건 및 용량을 이해하는 것이 적합한 제형 개발에 아주 중요하다. 따라서 약물의 pharmacodynamics 와 약물의 화학적 특성을 잘 이해하여 제형개발 하여야 한다.

BOX 2.30

Suggested Resources

Reviews:

1. Leichty WB, Kryscio DR, Slaughter BV and Peppas NA (2010) Polymers for Drug Delivery Systems. Annual Review of Chemical and Biomolecular Engineering. 1:149-173. (Broad and comprehensive review of this topic. Contains 149 references and other related resources)
2. Wang AZ, Langer R, Farokhzad OS (2012) Nanoparticle Delivery of Cancer Drugs. Annual Review of Medicine 63: 185.
3. Timko BP, Whitehead K, Gao W, Kohane DS, Farokhzad OC, Anderson D, Langer R (2011) Advences in Drug Delivery. Annual Review of Materials Research 41: 1.

Book:

1. Rowland M, Tozer TN (2011) Clinical Pharmacokinetics and Pharmacodynamics: Concepts and Applications, 4th Edition. Wolters Kluwer/Lippincott Williamsand Wilkins, ISBN978-0-7817-5009-7.

Web sites:

1. NIH Clinical Center "Principles of Clinical Pharmacology"
   http://www.cc.nih.gov/training/training/principles.html
   (이 과정은 NIH의 교수급 멤버와 FDA의 객원교수 및 제약업계의 유명한 연구자 및 대학교수 등으로부터 배울 수 있으며, 본 과정의 교재는 위의 웹사이트를 통해서 온라인으로 가능하다).
2. American College of Clinical Pharmacology, Educational Offerings
   http://www.accp1.org/videos.shtm1
   (이 웹싸이트는 13개의 다른 화합물의 pharmacogenomics를 다루는 무료 과정으로, 각각은 overview와 depth분야로 나누어진다. 또한 웹을 기초로 하는 pharmacometrics의 과정도 있다.

10. 전임상 안전성 연구

- Michael Taylor and Kevin Grimes

"*Primum non nocere*"라는 라틴말을 번역하면 "첫째, 해를 끼치지 마라"이다. 이 기본적인 윤리 원칙은 사람을 대상으로 임상시험을 할때에도 똑같이 적용할 수 있다. 실제로 모든 물질들은 그 양이 충분히 많으면 인체에 유독할 수 있다. 과량의 물을 마시는 것조차, 또는 오랜 기간 100% 산소를 호흡하는 것 조차도 심각한 장기의 손상과 죽음을 이끌 수 있다. 그렇기 때문에 새로운 화합물을 인간에 적용할 때, 우리는 가능한 그 위험을 최대한으로 줄이도록 노력하는 윤리적이고 법적인 의무를 가진다.

약물의 안전성은 해당약물을 고용량으로 테스트해보기 전에는 밝혀내기 어렵다. 우리는 새로운 약물을 인간에 적용할 때 위험과 이익의 비율 측면에서 더 좋은 결과를 얻기 위해 전임상 안전성 연구를 한다. cell 라인과 동물 모델의 실험이 인간에게 일어날 일을 확실하고 뚜렷하게 비추어주지는 않지만, 그 결과들이 약물의 부작용들과 그와 관련된 투여양의 범위를 확실하게 예측하는데 도움을 도와준다.

The US Food and Drug Administraion(FDA)와 the International Committee on Harmonization(ICH)는 새로운 약물(NME)의 임상 개발 각 단계 전에 해야만 하는 *in vitro*와 *in vivo* 연구를 규정짓는 여러 가이드라인 서류를 발표했다. 이들 연구는 약물의 on-target과 off-target의 독성, 이들 독성의 reversibiity, 투여 양과 치료 기간의 제한, 심각한 독성이 일어나려고 할 때 초기 증세 또는 신호, 약물 효과가 일어나는 용량과 투여가 제한되는 독성이 일어나는 용량 사이의 safety margin 등을 예상할 수 있게 도와준다. 추가 연구는 주요 장기 시스템에 대한 약물의 약물학적 효과, PK, 대사, 음식과 다른 약물과의 상호작용 등을 특징짓기 위해 행해진다. 전임상 안전성 연구는 GLP환경하에서 수행되고, 그 결과는 임상 시험을 수행하기 전에 허가 관청에 제출해야 한다. GLP 연구는 각 연구의 과정에서 많은 서류작업이 요구되어 많은 비용이 든다.

BOX 2.31

주요 용어 및 약어

FDA: US Food and Drug Administration

ICH: International Committee on Harmonization

NME: New Molecular Entity

GLP: Good Laboratory Practice

C_{max}: peak plasma level of a drug that is achieved after dosing

AUC: area under the curve

Excipients: inactive materials (e.g., fillers, binders, coatings) included in the drug product formulation

API: active pharmaceutical in gradient

FDA는 일반적으로 임상 1상 시험에 들어가기 전에 다양한 전임상 독성 연구의 결과를 요구한다. 일반적으로 전임상 독성 연구의 약물 투여 기간은 뒤 이어 할 임상 연구의 투여기간과 같거나 초과되어야만 한다. 따라서 더욱 더 긴 기간의 전임상 동물모델에서의 독성연구가 종종 임상 2상 연구와 임상 3상 연구 전에 투약기간을 더욱 늘리기 위해 행해진다. reproductive toxicity와 carcinogenicity를 평가하는 비교적 긴 기간의 특별한 독성 연구는 일반적으로 임상 3상 연구에서 많은 수의 환자에게 약물을 연구하기 전에 요구된다.

가이드라인에는 다양한 종류의 정보가 들어있는데, 이들 정보는 심혈관, 폐, 신경 시스템; genotoxicity; reproductive toxicity; carcinogenicity

측면에서 독성들을 평가하기 위한 것들이다. 추가로 특별한 질병(예. 항암제)을 위한 전임상 독성 시험 요구사항들도 소개하였다.

예측 가능한 독성을 식별하기 위해, 전임상연구의 안전성 연구는 또한 잠재적 독성을 예측할 수 있는 독성 바이오마커를 추적하기도 한다. 이는 임상에서 초기투여량 및 최대투여량을 예측하는 데 도움이 된다. 이미 승인된 약물을 새로운 투여 방법에 따라 개발 하는 것에 관련된 가이드 라인은 상대적으로 많지는 않다. 특별히 신약재창출(또는 repurposing or repositioning)에 요구되는 동물 시험 등에 대한 가이드라인이 있기는 하나 이 경우라도 새로운 투약 방법을 시도할 경우에는 이미 허가를 받은 옛날약이라 하더라도 현재의 허가 기준에 맞추기를 FDA는 요구하고 있다.

동물 연구를 실행하기 전에 제형, 투여 경로, 투여 횟수 측면에서 약물을 어떻게 환자에게 줄 것인지 결정하는 것이 중요하다. 일반적으로 말해서, 동물 실험은 임상적으로 이용될 투여 경로와 제형이 같은 것을 이용해야만 한다. excipients(마지막 제형안에 들어가는 약효가 없는 성분들)과 active pharmaceutical ingredient(API) 둘 다를 고려하고 평가해야 한다. 개발 중의 약물과 비슷하게 허가 과정중의 excipients를 자세히 관찰하는 것이 역시 중요하다.

마지막 제형에 어떤 excipients를 넣을지 결정할 때는, FDA의 inactive ingredients list를 참고하는 것이 유리하다. 새로운 excipient 또는 새로운 용도, 또는 현재 투여 경로 또는 용량 측면에서 현재 허가된 범위를 넘는 방법은 일반적으로 해당 신규 방법에 대한 추가 안전성 평가를 요구한다. 독성에 의해 몇몇 excipient(예. dimethylacetamide, cyclodextrin)는 이용이 제한되었으며, 그렇기 때문에 excipient의 양과 제품을 이용할 환자군을 주의깊게 고려할 필요가 있다. Excipient 평가를 위한 좋은 전략은 동물 실험에서 대조군 그룹으로 API없이 만든 임상 제형을 독성시험에 이용하는 것이다. 또한 추가의 음성 대조군 그룹을 포함시켜서, excipient에 의한 효과가 없다는 것을 확인할 것을 권한다.

동물 실험을 위한 API 로트lot의 선택은 또한 중요하다. 실험한 물질은 임상 이용을 하려는 물질을 대표하게 되므로, 불순물 프로파일은 임상 물질과 비슷하게 정량적, 정성적 측면에서 둘다 필요하다. 허용가능한 API의 불순물에 대한 기준과 불순물의 정량을 위해 필요한 단계를 논의한 몇몇 가이드라인이 있다. 특별히 IND-enabling studies를 위해 좋은 방법은 임상에서 이용되는 로트의 API를 전임상 안전성 연구에서도 또 같은 로트의 API를 이용하는 것이다.

BOX 2.32

무엇이 대학연구자들을 놀라게 하나?

GLP toxicity studies에 실험되는 약물은 너무 순수하면 안된다. 만약 GMP로트에서 GLP 로트보다 불순물이 더 많이 발견된다면 이는 더 큰 문제가 될 수 있다. 이러한 일들은 주로 공정의 스케일을 키우면서 일어날 수 있는데, 이런 경우에는 GLP toxicity studies를 새로운 또는 증가한 불순물의 잠재적인 독성 효과를 알아내기 위해 추가로 수행하여야 한다. 이것은 약물의 개발 타임라인과 예산에 큰 타격을 준다. 우리의 경우 99.5% 순수도를 보여주는 non-GLP물질을 돼지의 효능시험에 사용하였는데, 나중에 약물개발팀의 VP 가 이 점을 지적하였다. 나로써는 이것을 이해하는데 시간이 좀 걸렸는데, 결국 이것은 매우 값 비싼 교훈이였다. - DM-R

적당하게 투여양을 선택하는 것은 동물실험을 제대로 실행하는데 중요하며, 동물 연구의 성공을 이끄는 지름길이다. 비록 두 가지 종의 동물 모델을 사용하여 효율적으로 전임상독성시험을 하는 것이 약물의 개발 및 평가 측면에서 매우 중요하지만, 혹시 임상에서 잘못된 독성이 나타났을 경우 이로 인한 우려와 책임감은 갈수록 커지므로, 되도록이면 철저히 동물을 이용하고 충분한 수의 동물을 이용하여 독성시험을 수행하는 것이 옳다고 주장해야한다.

동물 실험을 위한 투여양의 선택의 기본적인 전제는 동물의 투여양과 투여기간(Cmax, AUC)이 임상에서 시행될 것보다 더 넘어야 된다는 것이다. 이상적으로는 고농도에서 몸무게의 저하, 임상 상태의 변화, 임상 병리의 파라미터의 비정상 같은 독성연구의 분명한 증거로 나타났을 때 그 농도는 독성시험 농도로는 잘 선택한 것이다. 독성 시험에서 낮은 용량은 보통 예상되는 임상 약효 용량의 2~3배가 적당하며, 중간 용량은 독성이 나오는 고용량과 저용량사이에서 설정되면 좋다. 각 그룹 사이에 약물의 혈중농도 또는 AUC(exposure)가 겹치지 않도록 투여 용량을 잘 분리하는 것이 중요하다. 일반적으로 투여 용량을 half log 또는 log intervals을 이용해서 적합하게 분산시킬 수 있다. 정맥 투여의 경우는 PK variability가 적기 때문에, 투여 용량의 간격은 더 작게 된다.

투여 용량과 시간이 독성에 영향을 주기 때문에, 만성 투여를 가능케 하는 투여 용량을 예상하기는 어렵다. 그렇기 때문에 간격을 연속해서 늘리면서 평가하는 것이 좋다. 첫 번째 연구에서의 투여 용량을 결정하는 것은 무척 어렵기에 이때는 가능한 많은 정보를 구하려고 노력해야 한다. 설치류는 일반적으로 초기의 효과연구에 선택되는 종이기 때문에, 비설치류 모델의 투여량을 위해 가능한 정보는 일반적으로 없다. 이럴 경우 최소한의 숫자의 동물로 non-GLP pilot studies(1-3 days)를 짧게 하는 것이 적합한 투여 용량 범위를 선택하는데 도움을 줄 것이다. 뚜렷한 독성이 없는 화합물의 경우, 최고 독성 용량은 주로 약물의 투여 부피 또는 약물의 용해도같은 실제적인 제한 요소 및 인간에 비교한 동물의 노출 정도를 고려해서 정해진다.

성공적인 안전성 평가는 신약개발에 있어서 매우 중요하게 고려되므로, 약물의 제형과 약물 대사 및 PK 등 다양한 분야의 전문가들과 함께 논의해서 결정하면 좋을 것이다.

BOX 2.33

중요한 포인트

새로운 약물을 인체에 적용할 때, 우리는 가능한 한 위험을 최소화 하기위해 노력하는 윤리적 법적 의무를 갖는다. 전임상 안전 연구는 이러한 잠재적 독성을 식별하고, 적합한 투여 범위, 독성의 초기 신호를 식별함으로써 임상에서 피험자에 대한 위험을 최소화하도록 돕는다.

BOX 2.34

Resources

Specific FDA guidance on Nonclinical Safety Studies:

http://www.fda.gov/downloads/Drugs/GuidanceComplianceRegulatoryInformation/Guidances/UCM073246.pdf

참고문헌

1. Begley CG, Ellis LM (2012) Raising standards for preclinical cancer research. Nature 483: 531-533
2. Prinz F. Schlange T. Asadullah K (2011) Believe it or not: how much can we rely on published data on potential drug target? Nat Rev Drug Discov 10: 328-329
3. King C, Sarvetnick N (2011) The incidence of type-I diabetes in NOD mice is modulated by restricted flora not germ-free conditions. PLoS ONE 6:e17049
4. Begely CG (2013) Six red flags for suspect work. Nature 497:433-434
5. Peers IS, Ceuppens PR, Harborn C (2012) In search of preclinical robustness. Nat Rev Drug Discov 11:733-734
6. Kneller R (2010) The importance of new companies for drug discovery: origins of a decade of new drugs. Nat Rev Drug Discov 9:867-882
7. Code of federal regulations, title 21 food and drugs, subchapter D drugs for human use, part 312, subpart B investigational new drug application, 312.2
8. Huang R, Southall N, Wang Y et al (2011) The NCGC pharmaceutical collection: a comprehensive resource of clinically approved drugs enabling repurposing and chemical genomics. Sci Transl Med 3:80ps16
9. Collins FS (2011) Reengineering translational science: the time is right. Sci Tansl Med 3:90cm17
10. Zhang JH, Chung TDY, Oldenburg KR (1999) A simple statistical parameter for use in evaluation and validation of high throughput screening assays. J Biomol Screen 4: 67-72
11. Copeland RA (2003) Mechanistic considerations in high-throughput screening. Anal Biochem 320:1-12
12. Wu G. Yuan Y, Hodge CN (2003) Determining appropriate substrate conversion for enzymatic assays in high-throughput screening. J Biomol Screen 8(6):694-700
13. Lipinski CA, Lombardo F, Dominy BW, Feeney PJ (1997) Experimental and computational approaches to estimate solubility and permeability in drug

discovery and development settings. Adv Drug Delivery Rev 23:3-25
14. Rydzewski RM (2008) Real world drug discovery: a chemist's guide to bioteh and pharmaceutical research. Elsevier Science, Oxford, Chapter 9
15. Ekroos M, Sjogren T (2006) Structural basis for ligand promiscuity in cytochrome P450 3A4. PNAS 103:13682-13687

chapter

3

임상 시험 준비하기

(Daria Mochly-Rosen and Kevin Grimes)

전임상에서 임상 개발로 넘어가는 것은 아주 멋진 일이면서도 진지하게 생각해야 하는 일이다. 이제 우리가 개발하는 약물은 엄격한 전임상 독성 시험 등을 포함한 종합적인 시험과정을 무사히 넘었고, 임상 시험을 위해 요구되는 다양한 안전성 프로파일과 약물학적 특성을 가진 것으로 보인다. 그렇지만 임상 시험은 보다 더 진지하게 접근해야 할 일이다. 우리는 가능한 우리의 임상 시험이 안전한 방법으로 디자인되고 실행될 것임을 확신해야 한다. 인체에 혹시 모르는 강한 독성이 있는 새로운 물질을 투여할 수도 있기 때문에, 임상 시험 전에 우리는 의미있는 결과를 얻을 수 있도록 최선을 다하여 임상시험 디자인을 했다는 것을 확신하는 윤리적 책임감을 가져야 한다. 약물은 일반적으로 널리 알려진 의약품 제조 대행 업체contract manufacturing organization(CMO)에 의해 제조되고 정확한 표준품에 의해서 품질 평가되어야 한다. FDA와 IRB(미국 외에서는 윤리 위원회Ethic Commitees라 함.)는 어떤 경우의 임상 시험에서도 환자들이 보호되고, 그 임상 시험의 리스크와 이익의 비율이 적절히 확보되기를 원한다. 임상 시험 계획 초기에, 임상 개발팀은 약물 제조와 품질 관리, 임상 시험 디자인, 허가 관련 전문가 등과 반드시 만나야만 한다. 임상 시험이 시작되기 전에, 스폰서(회사 또는 의사)는 반드시 FDA에 IND(Investigational New Drug application)을 제출해야만 한다. IND에는 전임상 약물학과 안전성 연구, 약물의 제조와 품질 관리 과정(QA), 임상 시험 프로토콜에 대한 상세한 정보가 들어있다. 이 장에서는 임상 시험 디자인, 임상용 규격의 약물 확보, 임상 시험 진행동안에 고려할 만한 여러가지 허가사항에 대해 전체적으로 리뷰한다. 임상 시험은 매우 비싸기 때문에, 임상 시험을 적합하게 디자인하는 것에 실패하면 결국 환자로부터 약효를 기대할 수 없고, 결국 해당 임상 과제를 종료하게 한다. 경험이 많은 임상 전문가 조차도 임상 시험을 시작하기 전에 다른 분야 전문가들과 미리 의논하는 것이 현명할 것이다.

1. 제품 개발에서 허가 과정 고려하기

- Carol Karp

새로운 치료제의 개발을 위한 허가 과정을 결정할 때, 전체적인 위험과 이익의 프로파일risk-to-benefit profile, 표적 질병, 환자 군, 약물의 적용 가능한 질환 범위 등을 고려하는 것이 필수적이다. 일반적으로 표적 환자군 또는 시도하고자 하는 질환의 범위가 광범위할수록, 더 많은 데이터가 요구될 것이다. 따라서 효율적으로 최종 허가를 잘 받기 위해서는 이러한 점을 잘 고려하여 적용하여야 한다(그림 3.1).

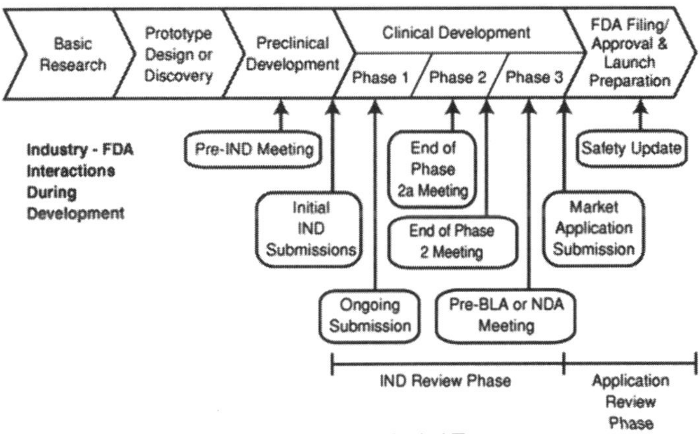

그림 3.1 약물 개발 파이프라인과 FDA 허가 과정들

Prescription Drug User Fee Act(PDUFA)는 원래 1992년에 법령으로 규정되었고, FDA가 합성신약 및 바이오의약품의 상업적 허가를 위한 신청서를 제출할 때 회사로부터 일정 비용을 받을 수 있게 하였다. 2011년 3월의 주주총회에서 PUDFA V for reauthorization of the Act가 논의 되었는데,

FDA는 약물 개발에서 약물 승인까지 전체 평균 시간이 12년 정도이며, 평균 개발 비용을 1조원 정도라고 언급하였다. 2013년 PDUFA V로 인해 FDA에게 NDA나 BLA의 제출을 하기 위한 비용은 1,958,800불 (대략 20여억원) 정도였다.

BOX 3.1

주요 용어 및 약어

PDUFA: Prescription Drug User Fee Act
FDA: Food and Drug Administration
CDER: FDA Center for Drug Evaluation and Research
CBER: FDA Center for Biologics Evaluation and Research
CDRH: FDA Center for Devices and Radiological Health
IND: Investiggational New Drug Application
NDA: New Drug Application
BLA: Biologics License Application
Therapeutic BLA: BLA application for a product such as a monoclonal antibody or growth factor, submitted to CDER
CTD: Common Technical Document
Sponsor or Applicant: The individual or entity that submits an IND or NDA

1.1. Investigational New Drug (IND) Application

새로 개발한 약물을 위한 임상 연구에서 첫번째 단계는 IND를 FDA에 제출하는 것이다. IND의 주요 구성은 다음과 같다: (1) 개발 중인 약물이 임상시험을 해도 충분히 안전하다는 것을 입증하는 전임상 약물학 및 독성 정보의 요약과 여러가지 증빙 연구 보고서. 이전에 승인받은 제품을 신약 재창출repurposing했다면, 이것이 새로운 투여 용량의 레벨, 투여 경로, 환자군 또는 표적 질병에 대해 임상 시험을 하는 것이 충분히 타당하다는 것을 포함하여야 한다; (2) 임상 시험용 물질이 적합하게 제조되었으며 공급되었다는 것을 논증하는 Chemistry, Manufacturing and Controls(CMC)로 언급되는 품질 정보. 여기에는 drug substance, 또는 Active Pharmaceutical Ingredient(API), 완성된 완제품 Drug Product(DP) 조성의 기술, 제조, 실험, 특성과 안정성을 기술하는 것이 포함된다; (3) 제안된 임상 연구 프로토콜과 임상 연구자의 정보가 포함된 임상 정보. 이것은 피실험인이 불필요한 위험에 노출되지 않을 것을 확인하고, 연구자의 관련분야 임상 경험 정도 및 책임을 확인한다; (4) 추후 몇년동안 수행할 임상 연구를 위한 일반적인 연구 계획general investigational plan과 (5) Investigator's Brochure가 있는데, 이것은 연구자에게 전임상, 임상, CMC data의 총괄적인 편집본으로, 여기에는 연구의 타당성, 약품의 처방 계획, 임상 관리 등 safety monitoring에 대한 안내 내용이 들어있다.

FDA에 제출하는 IND는 CTD(Common Technical Document) 형태로 제출되는데 이것은 전자화일 양식 또는 종이 양식으로 INDs와 NDAs 둘 다에 사용되며, EU와 Japan에서도 거의 같은 양식으로 제출된다.

CTD 양식을 따르다 보면 차곡차곡 블록을 형성하기 시작하고 이는 성공적인 IND 서류를 만드는데 큰 도움이 되며, 나아가서는 성공적으로 임상 프로그램을 끝낸 후에 FDA의 허가를 얻기 위한 NDA를 작성하는데에도 큰 도움이 된다. 초기 IND review는 초기의 임상 연구가 안전하게 실행되는지 결정하기 위해 FDA medical, chemistry, pharmacology/toxicology 리뷰어들이 평가를 완수하는데 보통 30일 정도 걸린다.

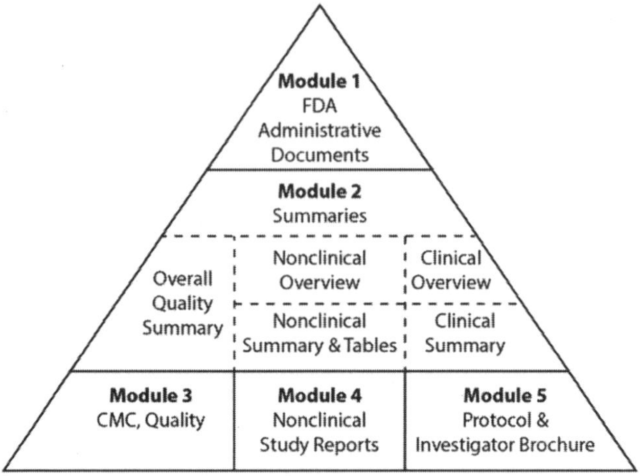

그림 3.2 IND Organization (CTD Format)

일반적 스폰서는 보통 제약회사 또는 바이오테크 회사가 그 역할을 담당하여 IND를 제출한다. 다른 방법으로 대학에서 의사들이 investigator initiated IND를 제출하기도 한다. 이 경우에 스폰서하는 의사는 임상 연구를 기획하고 실행하는 두가지 역할을 동시에 수행한다. 이때 임상 시험에 사용되는 약물은 반드시 스폰서인 의사의 직접적인 지시 하에서 투여되거나 실행되어야 한다.

1.2. 특별 IND 케이스들

새로운 투여 경로나 투여 용량, 새로운 환자 군이 아니거나, 이미 승인받은 제품의 시장성 측면에서 위험을 증가시키는 다른 요소들이 없다면, 이미 승인받은 약품을 임상 연구에 적용하는 경우는 예외적으로 IND 과정 없이 진행될 수 있다.

또한 FDA는 최근에 신약개발 과정을 보다 촉진하기 위해 신속한 접근

방법들도 허용했다. Exploratory IND는 그 중 하나로 서로 유사한 몇몇 약효 물질들을 한꺼번에 임상에서 스크리닝하게 하는 것을 허용한다. 이 방법은 early phase I screening 또는 microdose studies에서 작용기전 또는 임상 0상에서 특히 임상 PK같은 특징을 빨리 평가하는데 도움을 준다. 미량의 제한된 갯수의 물질들을 인체에게 투여하기 때문에, 독성시험에 대한 규정도 적게 받게 되고 따라서 이런 연구들은 전통적인 IND에서 요구하는 것보다 훨씬 저렴하고 빨리 임상 프로그램을 시작할 수 있게 한다.

또 하나 특징적인 FDA program 으로 Fast track 이 있는데, 이것은 (1) 심각한 질병 또는 목숨이 위험한 상태 (2) unmet medical need 가 큰 질환 등을 위한 리뷰 프로그램이다. Fast track 지정은 초기의 IND submission할 때 받거나 또는 NDA(또는 BLA) 심사과정에서 marketing approval전에 언제든 지정받을 수 있다. 2012년 FDA는 새로운 Breakthrough Therapy program을 설립했는데, 이것은 심각하거나 생명이 위험한 질병을 치료하는 약물을 위한 리뷰 프로그램이며, 예비 임상 결과의 증거가 현재 존재하는 치료 옵션을 훨씬 능가하는, 하나 이상의 적합한 임상적 측면의 종말점 end point를 실제적으로 크게 향상시킨 것을 제시해야만 한다. Breakthrough therapy로 지정되면 fast track 리뷰의 모든 이점을 받을 뿐 아니라, 효율적인 임상 시험의 실행에 대한 조언도 받게 되며, 이로서 전체적인 개발 프로그램을 보다 빠르게 처리받기 위해 FDA내의 senior managers와 경험 많은 리뷰어를 포함한 FDA 리뷰어들의 심도 깊은 조언을 받을 수 있다.

1.3. FDA와의 미팅

IND 또는 NDA 제출시 스폰서와 FDA와의 미팅은 요구사항은 아니지만, 약물 개발 과정 중에 중요한 부분이며 FDA의 조언을 적극 얻기 위해 자주 하는 것이 좋다. Pre-IND meeting은 약물개발 팀이 이러한 미팅에 익숙해지도록 하는 기회를 주며, 영상통화나 직접 얼굴을 마주 보며 열리게 된다.

Pre-IND meeting 요청서는 보통 약 3페이지의 서류가 요구되며, 여기에는 약물 이름, 화학 구조, 제안된 투여 방법, 미팅의 목적, 제안된 미팅 어젠다, 특별한 질문의 리스트 및 스폰서측 참석자 이름과 FDA측 참석자 이름들이 포함되어 있다. Pre-IND meeting전에 보통 약물 개발과정의 백그라운드 설명을 위해 약 50-100페이지정도의 패키지가 Pre-IND 미팅 이전에 제출되며, 여기에는 (1) 약물의 개발 배경 및 소개, (2) 제안된 투여 방법, (3) 개발 계획의 전체적 개요, (4) 이미 실행된 약물학과 독물학적 결과의 요약, (5) 추가의 전임상 연구를 위한 계획들, (6) 가능한 drug substance 와 drug product를 위한 정보의 요약, (7) 초기의 임상 개발 계획들, (8) 초기 임상 연구 프로토콜의 요약, (9) 특별한 질문 등이 들어 있다.

BOX 3.2

Pre-IND meeting target timeline frame

Day 0: submit meeting request

Day 14: FDA response to request

Day 30: submit background package

Day 60: Pre-IND meeting

Pre-IND, End-Of-Phase 2, Pre-Phase 3, Pre-NDA 미팅은 Type B 미팅으로 분류된다. Type A 미팅은 일반적으로 clinical hold같은 상황에서, FDA가 임상 연구의 시작을 못하게 할지 계속하게 할지 결정할 때를 위해 설정되어있다. Type C 미팅은 Type A나 Type B가 다루지 않는 주제를 위한 미팅이다.

BOX 3.3

Target time frame from FDA receipt of written request to meeting

Type A: 30 days

Type B: 60 days

Type C: 75 days

1.4. NDA (New Drug Application)

미국에서 약품을 판매하기 위해서 FDA의 승인을 얻고자 하는 신청서가 NDAs이며, NDAs는 IND개발 단계동안 만들어진 전임상, 임상, CMC data 에 기초해 작성된다. NDA는 FDA가: (1) 약품이 제안된 목적을 위해 안전하고 효과적이어서, 그 이익이 위험보다 큰가, (2) 제안된 제품의 라벨링이 적합하고 어울리는가, (3) 제조 방법과 제품의 질을 유지하는 관리가 제대로 확립되어 있는 가를 판단하게 해준다.

일반적으로 생명에 큰 지장이 없는 만성적인 질병을 치료하는 약품의 승인을 위해서는 1,500명 정도의 환자가 필요한데, 그 중 100명의 환자가 12개월 이상 치료받고, 300-600명의 환자들은 6개월 이상 치료받는다. 각 새로운 약품에 따라 허가방법과 전체적인 증빙자료의 크기는 표적 질병, 표적 환자군, 약품의 적응증, 전체적인 이익/위험 프로파일의 내용에 따라 결정된다.

BOX 3.4

중요한 포인트

FDA는 신약이 안전하면서도 효과적이라는 것을 보증하는 중요한 역할을 한다. 대학의 신약개발 연구자들이 FDA의 신약개발에 관한 다양한 규정과 가이드라인에 익숙해야 연구실 벤치에서 임상으로의 중계연구를 보다 수월하게 진행할 수 있으며, 이는 해당 개발 프로그램의 성공 가능성을 높이는 데 기여한다.

BOX 3.5

Resources

1. FDA Relulation: IND Content and Format
   http://www.accessdata.fda.gov/scripts/cdrh/dfdocs/cfcfr/CFRSearch.cfm?fr=312.23
2. FDA Guidance for Industry: Organization of the CTD
   http://www.fda.gov/downloads/Drugs/GuidanceComplianceRegulatoryInformation/Guidances/UCM073257.pdf
3. FDA Guidance for Industy: INDs: Determining whether Human Research Studies can be conducted without an IND
   http://www.fda.gov/downloads/Drugs/GuidanceComplianceRegulatoryInformation/Guidances/UCM229175/pdf
4. FDA Guidance for Industry, Investigators and Reveiwers: Exploratory IND Studies
   http://www.fda.gov/downloads/Drugs/GuidanceComplianceRegulatoryInformation/Guidances/UCM078933.pdf
5. FDA Guidance for Industry: Fast Track Drug Development Programs
   http://www.fda.gov/downloads/Drugs/GuidanceComplianceRegulatoryInformation/Guidances/UCM079736.pdf
6. FDA Guidances for Industry: Expedited Programs for Serious Conditions- Drugs and Biologics
   http://www.fda.gov/downloads/Drugs/GuidanceComplianceRegulatoryInformation/Guidances/UCM358301.pdf
7. FDA Guidances for Industry : Formal Meetings between the FDA and Sponsors or Applicants
   http://www.fda.gov/downloads/Drugs/GuidanceComplianceRegulatoryInformation/Guidances/UCM153222.pdf
8. ICH Guideline for Industry: Extent of Exposure to Assess Clinical Safety
   http://www.fda.gov/downloads/Drugs/GuidanceComplianceRegulatoryInformation/Guidances/UCM073083.pdf

2. 제조 공정과 품질 관리Manufacturing and Quality Control

- Susan Wade

2.1. 제조 공정과 품질 관리에서 고려해야 할 법적인 측면

약품의 제조는 미국내에서는 FDA에 의해 허가되며, 유럽연방에서는 EMA가, 일본에서는 PMDA가, 세계 각국에는 각각 해당 허가 관청들에 의해 허가된다. ICH(The International Conference on Harmonisation of Technical Requirements for Registration of Pharmaceuticals for Human Use)는 미국, 유럽, 일본의 허가 관청과 제약무역협회 Pharmaceutical trade organization에 의해 국가간의 약품의 허가 요구사항을 가급적 조화롭게 일치시키려는 노력을 계속 하고 있다.

그럼에도 불구하고 임상 약품의 공급을 위한 허가 요구는 각 나라별로 매우 다양하다. 따라서 임상 연구를 계획할 때, 약품의 공급은 그 연구가 실행될 각 나라의 허가 관청이 요구하는 허가 요구사항을 맞추어야 한다. 국가 허가 관청과 ICH가 다양한 가이드라인 문서guidcance documents를 발행하고 있지만, 개별적 허가 관청들과도 의논해서 허가 과정을 계획해야 한다.

만약 임상 연구가 미국 내에서만 수행될 계획이라면, 해당 약품은 제조하는 그룹과는 독립적인 조직인 품질 관리(QA group) 부서에 의해 승인되고 출하 되어야 한다. 만약 임상 연구가 유럽 연방에서 실시할 계획이라면, 해당 약품은 자격증이 있는 "Qualified Person(QP)"에 의해 승인받고 출하 되어야 한다. 이들 품질 관리 그룹들은 해당 약품들이 미리 결정된 품질 규정에 잘 들어 맞고, "GMP(Good Manufacturing Practice)"가 가능한 곳에서 제조되었다는 것을 반드시 보증해야 한다.

BOX 3.6

주요 용어 및 약어

IND: Investigational New Drug application

EMA: European Medicines Agency

QA: Quality Assurance

QC: Quality Control

QP: Quilified Person

GMP: Good Manufacturing Practice

QSR: Quality System Regulations

NIST: National Institute of Standards and Technology

Master Batch Record: Written performance of all manufacturing and testing methods that have been approved by QA

CAPA: Corrective and Preventive Actions

Validation (or qualification of) assays: a formal process, demonstrating that an assay is specific, reproducible and precise

Stability indicating assay: Often done at a higher temperature than the recommended storage temperature, where stability is determined over time

ICH: International Conference on Harmonisation;

CMO: Contract Manufactuing Organization

API: Active Pharmaceutical Ingradient

Drug Product: API and inactive components such as binders, capsule, etc that compose the final drug formulation

RFP: Request for Proposal

CMC: Chemistry, Manufacturing and Controls

Master File: FDA file certifying a manufacturing company based on prior IND submissions establishing GMP requirements

2.2. 임상시험용 약물 제조 요구조건Manufacturing Requirements

임상 시험을 위한 약물을 제조하는 기관은 반드시 GMP에 적합한 요구조건 아래에서 운영되어야 한다. US drug GMP regulations에 대해서는

Code of Federal Regulations under 21 CFR 210 and 211 "Good Manufacturing Practice"에 발표되었다. 이들 법규들은 임상시험용 약물의 제조 과정 중 모든 측면에서 엄격한 서류화를 요구한다.

GMP 요구사항의 핵심은 다음과 같다:

(1) 독립적인 QA 부서가 있어야 한다.

(2) 제조에 사용되는 모든 원료물질들은 원 제조자 및 로트 넘버가 있어 추적 가능해야 한다.

(3) 모든 재고물품은 잘 관리되어야 하며, 모든 원자재와 조성물의 사용은 서류화하여야 한다.

(4) 제조시설 운영자들은 그들의 책무를 할 수 있도록 필요한 모든 기능에 대해 적절히 교육받았다는 증거 서류가 있어야 한다.

(5) 모든 기기들은 NIST(National Institute of Standards and Technology)의 추적 가능한 표준품을 이용해서 잘 조정 calibration되어 있어야 한다.

(6) 각각의 제조 단계 수행 후 문서화되고, 감사audit 는 필요시 수시로 진행되어야 하며, 각 수행일 마다 해당 날짜와 서명을 해서 증거화해야 한다.

(7) 제조 방법과 품질검사 방법은 서면화하여, 제조공정을 시작하기 전에 QA officer와 관리자에 의해 승인되어야 한다. 이것을 일반적으로 Master Batch Record라고 부른다.

(8) 서면화된 방법에서 조금이라도 벗어나면 반드시 기록하여 서면으로 남기고 QA officer에 의해 승인받아야 한다.

(9) 제품의 규격은 서류화되어야 하며, 제품의 품질검사 수행 전에 승인되어야 한다.

(10) 제품은 이전의 정해진 규격을 맞추어야 한다.

(11) 내부 감사, Corrective and Preventive Actions(CAPA)를 포함한 Quality Systems는 특정한 날에 관리 및 검토를 하고, 품질관리에 대한 매뉴얼은 반드시 제자리에 있어야 한다.

이런 기초적인 요구사항에 추가해서 약물제조에 따른 다양한 특성 즉, 바이오의약품, 멸균 제품, 기구, 천연물 원료, 서방형 제형 등에 따라 추가적으로 필요한 많은 특별한 규정들이 있다. 따라서 원하는 약물의 종류와 그에 맞는 적합한 제조관리자를 찾는 것이 필요하며, 이에 대한 규정을 잘 알고 있는 사람을 찾는 것이 필요하다.

BOX 3.7

무엇이 대학연구자들을 놀라게 하나?

첫번째 화합물로 임상 2a의 초기 임상 시험을 할 때, 우리의 약품 개발 부사장은 우리가 시도 할 만하게 충분한 양을 갖고 있는데도 불구하고 GMP 물질의 새로운 배치를 제조하기로 결정했다. 나는 이것이 비용이 많이 드는 돈낭비라고 생각해서 새 배치를 만드는 것을 취소하자고 주장했는데, 나중에 임상 시험을 위해 피험자를 모으는 것에 시간이 많이 걸려, 그 사이에 첫번째 배치 약물은 심각할 정도의 약물 주성분의 분해가 발생하여 사용하기 어려웠다. 하지만 KAI가 새로운 배치에 잘 대응하고 있었기에 오래된 약을 버리고 새로운 배치의 약물로 바꾸는데 단 이틀이 걸렸다. 실패를 미리 준비하고 예기치 못한 어려움에 대응하는 전략을 미리 잘 수립하는 것은 임상 시험의 성공을 위해 매우 중요하다.

-DM-R

2.3. 임상시험 요구조건들

임상 연구에 쓰이는 약들은 미리 승인된 약물의 규격 및 특징을 만족시킨다는 것을 확인하는 품질 보증 시험을 실시해야 한다. 이 시험은 일반적으로 약물의 약효potency, 순도purity, 분해 산물degradated products을 위한 시험 등이 포함된다. 만약 주성분 물질인 API가 이성질체chiral center를 갖고 있다면, 이성질체 각각에 대한 순도를 확인하는 시험을 해야 한다. 이와 더불어 요구되는 제형에 따라 멸균성, bioburden, endotoxin, 중금속 함유 여부 등을 위한 안전성 시험이 또한 요구된다.

임상시험에 사용할 약물을 테스트하는데 이용되는 다양한 분석법들은 소위 "검증validated" 되어야만 한다; validation은 해당 시험이 의도한 대로 실행되고 선택성이 있으며, 정확하고 재현성 있다는 것을 나타내는 공식적인 과정이다. 임상 시험에 이용되는 약물을 테스트하는데 이용되는 시험법들은 반드시 꼼꼼하게 잘 서류화가 되어 있어야 한다. 이것은 어떤 회사의 경우 종종 "적합qualified"이라고도 부른다. 이들 용어들은 회사마다 다른 의미로 사용되기도 한다. 그러므로 해당 회사에게 정확하게 그 용어가 의미하는 바가 무엇인지 반드시 물어서 확인하여라.

2.4. 안정성 시험Stability Tesing

임상 시험에 이용되는 약품은 임상 시험 내내 안정할 것이라는 것을 확인하는 데이터가 반드시 있어야 한다. 만약 신약재창출을 위한 시험에 이용되는 약품이 있다면, 그 같은 안정성 데이터는 이미 해당 제약회사에 존재할 수 있다. 그러나 신약재창출이 아닌 약물의 임상용 약품은 반드시 안정성 실험이 수행되어야 한다. 일반적으로 안정성을 나타내는 시험은 분해산물degradation products를 추적할 수 있게 개발되어야 하며 또한 검증되어야 한다. 강제로 과도한 열과 수분을 이용한 보관 상태에 임상용 시험약품을 노출함으로써 약품의 분해를 촉진시키는 시도로 가속화 분해 시험이 시도되기도 한다. 많은 경우 고성능 액체크로마토그라피 방법을 사용하여 분해산물degradation products을 추적한다.

IND의 임상에 이용될 수 있는 임상시험용 GMP 제품의 로트lot은 최소한 3개월간의 안정성 실험 결과를 제출해야 일반적으로 받아들여질 수 있다. GMP 임상 공급의 제조에 앞서 연구용급 제품의 안정성을 확인하는 연구가 또한 포함된다. GMP임상 제품의 안정성 시험은 임상 시험 기간동안에도 반드시 계속되어야만 한다. 일반적으로 안정성 실험은 ICH Stability Guidelines에 적혀있는 바대로 3, 6, 9, 12, 18, 24, 36개월 동안 실행한다. 또한 품질관리를 위해 실시간으로 안정성 시험의 결과를 모니터링해야 하며, 임상용 GMP 약품 기준 specification에 맞지 않는 결과의 약품은 반드시 임상에 사용하지 말아야 한다.

BOX 3.8

무엇이 대학연구자들을 놀라게 하는가?

나는 어느날 오후 KAI에서 새로 고용한 직원을 위해 남겨놓은 실험실 공간에 수 백 개의 제품 바이얼을 발견하고 놀랐다. 그들이 이것으로 약품 안정성 연구를 하고 있다고 들었을 때, 나는 매우 화가 났다. 왜냐하면 이미 스탠포드 대학에 있는 내 연구실에서 몇 개월 동안 냉장고에 보관한 화합물을 HPLC로 실험했기 때문이다. 왜 그것을 다시 하며, 왜 귀중한 실험실 공간에서 할까? 그 이유는 임상용 GMP 약품 규격의 까다로움과 그에 대한 문서화의 요구 사항이 내가 필요하다고 생각했던 그 이상이었기 때문이었다. –DM-R

2.5. 의약품 제조 대행 업체Contract Manufacturing Organization 선택하기

의약품 제조 대행 업체 CMO를 선택할 때 매우 중요한 두 가지의 고려점이 있다:

(1) 임상용 의약품 공급을 위해 준비된 장소가 임상용 의약품 제조를 위한 양질의 시스템과 GMP 제조 공정 과정manufacturinf processes을 잘 갖추고 있는가?
(2) 여러분이 필요로 하는 제형을 개발하고 제조했던 경험이 있는가?

CMO가 여러분의 프로젝트를 잘 이해하지 못해서 기초적인 것부터 가르쳐야 하는 CMO를 원하지는 않을 것이다. 사실 지금 임상용 의약품 허가 기준을 통과하기 위해 돈을 지불하고 있는 것이지, 이를 배우면서 제조하는 아마추어와는 일하고 싶지 않을 것이다.

따라서 이상적으로는 이러한 적합 CMO를 찾는 것을 도와주는, 이런 종류의 임상용 약물 제조에 경험이 많은 전문가를 컨설턴트로 활용할 수도 있다. 만약 사정상 그렇지 못하다면 GMP, clinical supplies, dosage form(sterile, parenteral, oral, cream등등)의 키워드를 이용해서 구글을 검색해보면 좋다. 적합한 회사가 발견될 때까지 다양한 키워드 조합을 시도해보라. 제조, 품질관리 시험, 안정성 시험, 포장 같은 필요한 서비스를 포함하여, 회사에 보내는 "Request for proposal(RFP)"도 준비하라. 그 안에 원하는 임상용 GMP 약품에 대한 규격 및 특성을 포함하고 있는지도 확인하여라. 예를 들어, 순수한 API를 원하는지 또는 완성된 GMP 규격의 약품 drug product을 요구하는지 등이다. 아울러 전달할 제품의 양, 프로젝트의 타임 라인을 포함해서 되도록 자세하게 제시하여라. 일단 CMO회사가 관심을 가진다면 여러분의 RFP를 주의깊게 읽을 것이고 그 이후 화상 회의가 다음 단계가 된다. 그런 다음 제조 가격을 비교 검토한 후에, 일반적인 실사를 위해 각 CMO회사들을 방문하여 한번 둘러볼 필요가 있다. 이때 여러분에게 전문적 CMO분야 컨설턴트가 있다면 이들과 같이 직접 CMO에 방문하길 충고한다.

2.6. IND의 CMC 부분

IND의 chemistry, manufacturing, control(CMC) 부문은 반드시 임상용 약품의 자세한 제조법과 약품의 다양한 시험법이 자세하게 기술되어야 한다. IND 제출 서류의 한 축인 이 부분은 또한 임상용 약품 규격, 임상에서 이용되는 각 약품의 로트에 대한 Certificate of Analysis, 안정성 프로토콜 등을 포함한다. 제조, 실험법, 보관, 제품의 분배에 관여하는 모든 공장의 리스트가 또한 요구된다. 신약재창출 같은 경우에는 이전에 FDA에 "Master File"을 제출한 적이 있는 제약회사의 의약품을 가지고 임상 시험을 시행할 수도 있다. 이런 경우 CMC부분은 따로 제출하지 않고 FDA의

"Master File"을 참조하게 함으로써 CMC관련 서류를 대체할 수도 있다.

BOX 3.9

중요한 포인트

비록 제조와 품질 관리의 FDA 요구사항이 아주 엄격하여 맞추기 어려워 보여도, 이러한 요구사항은 바로 환자의 안전과 약품 제조 회사를 보호하기 위해 존재한다. 약품의 일관된 품질은 안전성과 약효를 연구하는 임상 시험의 재현성 측면에서 볼 때 필수적이다. 따라서 적극적인 품질관리는 훌륭한 과학적인 발견을 위한 것이 아니고 바로 피험자(또는 환자)의 안전을 위해 존재한다는 것을 명심하라.

3. 바이오 의약품의 기술적 개발과 제조 공정

- Mark Backer

바이오의약품 또는 "거대분자 화합물large molecules"의 개발은 합성 화학에 의해 만들어진 저분자 약품들과는 많이 다른 측면이 있다. 바이오의약품 역시 임상 시험을 위해 IND 허가 구비서류 규정에서 정한 것처럼 저분자 화합물과 유사한 카테고리의 서류들을 반드시 제출하지만, 일부 부분, 즉 바이오의약품 특수 제조 공정 방법과 바이오의약품 제품의 특성에 따라 각각 다른 서류가 필요하다. 본 장에서는 초기 바이오의약품 개발의 전체적인 설명과 제조, 시험법, 신약 허가에 초점을 맞추어 언급하겠다.

현대적인 바이오의약품은 생명을 구하는 백신, 인슐린 같은 단백질 의약품 개발로부터 시작되었다. 이들 바이오의약품의 기원은 주로 동물로부터 시작 되었으며, 허가 관청은 이들 바이오의약품의 약효로 인한 혜택은 잡고, 동물로부터 유래된 원하지 않는 오염원이나 이로 인한 잠재적인 새로운 부작용을 막기 위해, 균형 잡힌 허가 과정을 빠르게 확립하였다. 유정란을 이용한 백신 생산법과 멸균 셀 컬쳐aseptic cell culture로 재조합 DNA recombinant DAN(rDAN)기술이 1970년대 후반에 소개되었고, 1980년대에는 단일 항체 기술monoclonal antibody technology이 소개되었으며, 바이오의약품의 품질과 안전성을 관리하는 더 발전된 생화학적 바이오의약품들이 더 많이 다양하게 생성 되었다. 따라서 저분자합성신약과는 달리, 이들 바이오의약품들의 이질적인 생화학적 기원과 특성은 저분자 화합물의 개발 전략과 비교할 때 다른 개발 전략 및 접근법을 요구한다.

바이오의약품의 초기에 중요한 접근법은 "제조과정이 바로 제품을 결정한다"였다; 다른 말로 하자면, 바이오의약품 특성상 그 약물의 특성을

100% 규명하기 어렵기 때문에, 제조 과정이 변하는 것을 선호하지 않았다. 따라서 바이오의약품의 품질과 안전성에 영향을 주는 잠재적인 효과들은 임상 시험을 수행하기 전에는 쉽게 평가할 수 없었다. 지금은 모든 바이오의약품 제조 과정이 보다 잘 규명되어 있고, 이제는 바이오 시밀러 제품까지 허가하는 등 바이오의약품에 대해서 각 나라의 규제가 잘 자리 잡았지만, 예전에는 바이오의약품 구조의 복잡성으로 인한 적절한 분석법 개발의 어려움으로 약물의 특성을 100% 규명하기 어려웠다.

바이오의약품에는 매우 넓은 다양한 종류의 제품들이 있다. 게다가 일부 몇몇의 작은 펩타이드와 핵산 기반의 바이오의약품은 실제로 비생화학적인 합성 방법에 의해서도 제조될 수 있다. 또 다른 특이한 바이오의약품으로는 살아있는 바이러스와 whole cells조차도 상업적 제품으로 개발되었다. 따라서 바이오의약품은 각 약물의 종류에 따라 다른 개발 전략이 필요하며, 여기서는 가장 일반적인 재조합 단백질 바이오의약품recombinant protein products과 단일 항체들monoclonal antibodies에 초점을 맞추어 이야기 하겠다.

BOX 3.10

주요 용어 및 약어

rDNA: Recombinant DNA; DNA constructs that have been artificially manipulated and do not naturally occur in organisms

Biosimilar: generic version of a previously approved biologic therapeutic

GMP: Good Manufacturing Practice; exacting procedures and documentation of quality assurance carried out at a certified facility (sometimes referred to as "cGMP" for "current" practice)

MCB: Master Cell Bank; repository of frozen aliquots for the clonal hybridoma line selected for biological product manufacture

WCB: Working Cell Bank; frozen aliquots of cells for active use in manufacture and testing

Drug substance: the pharmacologically active biological material

API: Active Pharmaceutical Ingredient; the pharmacologically active small molecule
Drug Product: the final formulation of pharmacologically active small molecule plus any inactive binders and excipients
Media fill: manufacturing run using media performed to demonstrate sterile operations
CMC: Chemistry, Manufacturing and Controls
TSE: Transmissible spongofirm encephalopathy
CMO: Contract Manufacturing and Controls
BLA: Biologics License Application filed with the FDA; the biologic product equivalent to a New Drug Application
HC: Heavy chain of antibody
LC: Light chain of antibody

3.1. 발현 시스템Expression systems

Recombinant DNA technology를 이용한 첫번째 바이오의약품은 *E. coli* 박테리아에서 생성되었으며, 그 예는 human insulin과 growth hormone이었다. 이들 바이오의약품은 *E. coli* 에서 목표 단백질을 암호화한 DNA의 이식 유전자를 발현할 수 있게 하는 Plasmid를 이용해서 관심있는 단백질을 제조하도록 하여 만들어 졌다. 이와 같은 미생물적 발현 시스템은 배양 조건만 잘 확립한다면 대단히 많은 양의 재조합 단백질을 생산할 수 있기 때문에 인기였다. 하지만 이 방법에도 몇가지 어려움이 있는데, 큰 포유 동물의 단백질은 수많은 disulfide cross-links, glycosylation, posttranslational modifications가 특징적으로 나타나기에, *E. coli* 와 yeast에서는 이러한 다양한 특성을 가진 큰 포유동물에서 유래한 단백질을 제조하기가 무척 어렵다. 또한 microbial systems안에서는 단백질 folding이 문제가 될 수 있으며, 이로 인해 해당 단백질은 inclusion bodies 라 불리는 잘못된 접합으로 인한 응집현상 등등으로 인해 생산 후 종종 응집된 단백질을 분리해야 했다.

따라서 더욱 복잡한 단백질과 항체 약물개발을 위해 mammalian cell culture가 제조에 이용되었다. 첫번째 항체 제품은 연속적인 B-cell line (myeloma)와 관심있는 항체를 생산하는 또다른 B-cell을 융합해서fusing 창조한 hybridoma cell lines을 사용하여 생산했다. 오늘날 hybridoma의 생산은 일반적으로 antibody heavy and light chain genes을 이용하여 생산에 최적화된 promoters가 있는 다른 셀 라인cell line에 이식해서 만든다: murine myeloma 또는 더 일반적으로는 CHO(Chinese hamster ovary) cells, HEK293 (human embryonic kidney) cell lines이 이러한 재조합 단백질의 제조에 이용되며, 또 다른 인간 유래 또는 동물 유래 cell lines은 바이러스 기반의 백신을 제조하는데도 이용된다. 이후 recombinant clones(하나의 cell로부터 유래된 clones)을 선택하여 다양한 시험을 통해서 cell lines의 생산성과 품질을 테스트하며, 이 중 선택된 clone은 앞으로의 다양한 시험과 제조 공정의 기반을 위해 쓰여지는 research cell bank용으로 사용된다.

3.2. 임상 시험을 위한 준비

일단 항체 또는 단백질 의약품이 동물 모델에서 테스트되었고, 이로부터 더 개발할 타당한 이유가 충분히 있다면, 임상 시험 준비를 한다. FDA는 바이오의약품 개발을 추구하는 바이오텍을 위해 가이드라인을 이미 만들어 두었기에, hybridoma cell line을 만들기 전에 이러한 규정에 대한 여러 가이드라인을 먼저 검토하는 것이 무엇보다도 현명한 일이다. 초기 단계에서는 GMP환경아래에서 research cell bank를 이용하여 Master Cell bank(MCB)를 만든다. Pivotal 임상시험과 상업적인 제조를 위해서 두 단계로 나누어진 bank systems이 요구되며, 이로 인해 working cell bank (WCB)가 또한 생산되어 테스트된다. 몇몇 회사들은 임상 1상 테스트 전에 MCB

와 WCB 둘 다를 생산해서 비교 시험한 다음, 일어날 수 있는 차이에 대한 문제들을 조기에 제거하기도 하지만, WCB 생산은 첫 번째 임상 시험을 위한 돈과 시간을 아끼기 위해 추후로 연기되기도 한다. 만약 vaccine antigen의 생산을 위해 virus 또는 genetic vector를 이용한다면, banking에의 비슷한 방법이 이용된다. (즉, cell 물질을 위해 MCB와 WCB가 제조된 것처럼, master virus seed 와 working virus seed의 제조를 통해서 vaccine antigen을 생산한다)

3.3. Upstream과 Downstream

Seed stock 으로부터 MCB clone으로 확장하는 제조 과정은 무균 배양 시설 안에서 상업화된 세포배양 배지를 이용해서 반응 용기bioreactor를 조금씩 더 큰 용기로 늘려가는 일련의 조작으로 이루어진다. 반응용기는 산소 레벨, pH, 배양시 휘젓는 방법 등을 엄격하게 조절해준다; 그리고 농축된 영양분이 cell의 농도를 증가시키기 위해 첨가된다. Mammalian cell culture는 산업체에서 20,000리터의 반응용기까지 크게 실행되고 있지만, 임상 1상 테스트를 위한 생산은 좀더 작은 정도의 용기로도 실행되며, 실제적으로는 100-1,000리터 정도이다. 이는 실험의 디자인과 용량에 따라 다르다. 일반적으로 fed-batch cell culture 의 밀도는 5^{-10} x 10^{6}cells/mL이며, 생산 항체 적정량은 반응용기 부피 당 1-2g/L 범위에 있다. 추후에 임상 과정에서 더 많은 양이 필요하므로 이를 위해, pivotal trials전에 4g/L 넘는 적정량을 도달하기 위한 최적화가 일반적으로 실행된다. 항체와 재조합 단백질은 생성된 세포들로부터 추출되며, 그 제품은 centrifuge나 filter를 이용해서 세포를 제거한 후 수확된다. 이 단계의 과정을 *upstream process*라 부른다.

세포로부터 확보한 항체 및 단백질 생산물은 인체에 이용할 수 있는 적합한 조성을 위해 정제되고 농축되어야만 한다. 이를 *downstream process steps*이라고 부르며, 일반적으로 항체를 위해서는 affinity purification step을 포함하며(Protein A resin for capture), 최소한 두개의 컬럼 크로마토그래피 단계가 표적 단백질과 불순물, 원하지 않는 불순물(aggregate, clipped proteins, dimers 등)을 분리하기 위해 이용된다. 물과 저분자량 물질만을 통과하는 Polymer membranes가 농축과 완충액buffer 교환을 위해 또한 이용된다; 이들 단계들을 UF/DF(ultrafiltration and diafiltration)이라 부른다. 결과 물질은 의도한 임상에 쓸 수 있는 formulation에 매우 근접해야 하는데, 이를 drug substance(DS)라 부르며, 일반적으로 저분자 화합물에 이용되는 용어인 API와 매우 비슷하다.

Cell lines을 형성하거나 또는 upstream process중에 바이러스가 침투할 수 있기 때문에, downstream steps이 바이러스 오염의 위험을 줄이기 위해 실행된다. (예. 낮은 pH step과 바이러스를 제거하는 filter를 이용하는 nanofiltration). 아울러 특별한 바이러스 clearance실험을 통해 대표적인 바이러스들이 종류별로 효과적으로 제거되었는지 확인하기 위해 시행된다. 이런 시험들은 일반적으로 경험 많은 외부 업체와 계약해서 외주로 내보낸다.

3.4. Drug Product

대부분의 바이오의약품들은 멸균상태이고, 비 경구적인 방법(정맥 또는 주입)을 통해 투여된다. 저분자 합성신약과는 달리, 단백질들은 일반적으로 경구 투여 방식으로는 위산 등으로 인한 분해로 인해 표적에 닿을 때까지 살아남지 못하기 때문이다. Drug substance는 필요에 따라 멸균 filter를 통과하고, 그 다음 최종 바이알에 채워지거나 멸균이 유지되는 특별한 clean rooms에서 주사기에 prefilled되어 희석되거나 다시 새롭게 제형화된다. 그 다음 라벨이 붙여지고, 임상 시험을 위해 필요한 형태로 포장된다. 몇몇 저분자 약품들과 다르게, 단백질은 열이나 방사선에 의해 멸균되지 않으며, 그러므로 제조과정에서 filling process를 통한 멸균성을 유지하는 것이 환자의 안전을 위해 필수적이다. 만약 filling vendor 가 근래에 GMP제조시 비슷한 방법으로 멸균하지 않았다면, media fill(멸균된 media를 이용해서 공회전 하는 것)을 실행하기 전에 먼저 filling 멸균성sterility을 반드시 확인해야 한다; 이러한 시간과 비용은 계획을 세울 때 미리 생각해야 한다. 바이오의약품은 추후에 상업적으로 시판시에는 냉동 건조lyophilized 하여 보관하고 다시 멸균증류수를 탄 후 환자에게 주입할 수도 있지만, 임상 개발 초기에는 대부분 액채상태로 냉장 또는 냉동 가스 안에 저장된다. (그림 3.3)

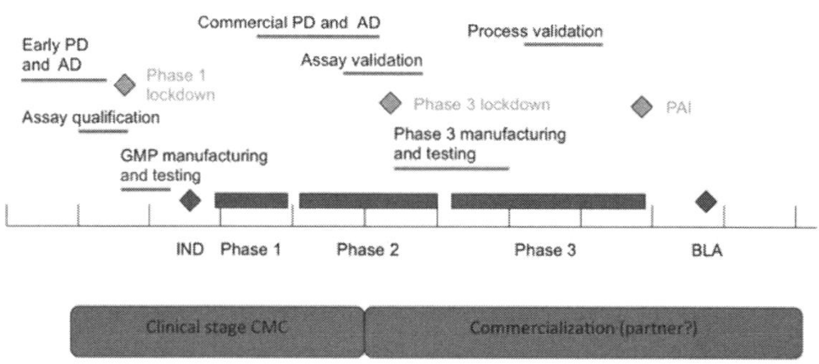

그림 3.3 CMC view of the path to licensure for a biological product. A typical project may take around 9 years from in itiating development of a candidate to BLA filing; this Gantt chart outlines important development steps. AD assay development, PD process development, IND Investigational New Drug application, GMP Good Manufacturing Practice, BLA Biologics License Application, PAI pre-approval inspection

3.3.5 실험법과 요구 조건Testing and Compliance

성공적인 IND는 광범위한 안전성 실험과 특성 실험이 실행되고 GMP regulation이 따라오는 것을 요구한다. "CMC"란 용어는 IND에 있는 Chemistry, Manufacturing and Controls section 이외에도 제조와 품질 과정, 제품 개발을 확인하는 과정개발과 분석 개발 작업을 모두 뜻한다(Table 3.1과 3.2). 아래에 바이오의약품의 CMC를 위해 고려할 만한 몇 몇 주요 사항이 있다:

(1) 서류화가 아주 중요하다. Research Cell Bank의 구성조차도 완벽하게 서류화되어야 한다. 예를 들어, origin, lot numbers, 사용된 물질의 품질(만약 있다면) (유전자gene의 소스 또는 합성여부, 발현 구조, cell lines, serum, 동물로부터 오는 어떠한 물질들 모두 포함). 만약 개발의 어느 단계 중에서 serum이 반드시 이용되어야 한다면, 그것은 뉴질랜드같은 나라의 TSE-free(transmissible spongiform encephalopathy)로부터 구해야만 하며, 구매 기록과 로트 넘버가 반드시 있어야 한다.

(2) 바이오의약품 구조 또는 제조에 이용되는 cell lines은 그 origin과 사용가능 여부freedom to operate (예, ATCC로부터의 license) 등이 서류화되어 있어야 한다. 특별한 promoters, genetic elements, humanization methods등의 임상적인 이용은 원하지 않은 로열티 지급의무나 라이센싱 비용의 원인이 될 수 있다. 때때로 이들 비용들은 꼭 필요한 기술을 위해서라면 어쩔 수 없이 받아들여야 할 때도 있다.

(3) Cell banks and drug substance batches는 우연히 들어갈 수 있는 원하지 않는 바이러스 또는 박테리아때문에 반드시 철저하게 테스트 할 필요가 있으며, 재조합 단백질 조성은 올바른 단백질 시퀀스sequence가 형성되었는지, 관계없는 시퀀스가 존재하지는 않는지 확인하기 위해 시퀀스를 꼭 확인해야 한다.

(4) 주요 전임상 시험들, 예를 들어 IND-enabling toxicology testing을 위해 이용되는 drug product는 이상적으로는 임상 시험에 쓰려고 하는 것과 같은 배치로부터 가져와서 같은 제형, 같은 투여방식을 가져야만 한다. 만약 다

른 배치가 이용되었다면, 회사는 전임상과 임상 제품들을 비교하기 위한 중간 연구bridging studies를 수행해야 한다.

(5) 대조 표준품Reference standards은 drug product가 동질성, 순도, potency, strength(strength 는 효과있는 조성의 양을 의미한다) 등이 충분히 허가 기대를 충족시킨다는 것을 확인하기 위해 설립된 시험법과 그 규격 specifications를 충족하기 위해 설립되어야 한다.

(6) drug product lot의 당 분석 또는 단백질 시퀀싱의 분석 등도 규격화 할 수 있다.

(7) 정식 안정성 시험 은 drug product의 특성이 투여 전에 변하지 않는다는 것을 증명하기 위해 필요하다(Box 3.12의 "Resources"에 있는 허가 가이드라인 리스트를 참조할 것).

(8) Host cell protein과 DNA impurities를 측정하는 실험이 필요하다. 이들 시험들은 일반적인 host cell lines를 위해 시판되고 있는 일반 시험법을 사용해도 되지만, 새로운 배양 시스템을 만든다면 그에 따른 시험법을 개발해야 하고 이는 복잡하면서도 추가 비용이 든다.

(9) 모든 시험들을 임상 1상 연구를 위해 모두 검증할 필요는 없다. 그러나 주요한 시험법은 그 품질이 보증되고 설명하는데 꼭 확립되어야 한다. 특히 안전성에 관련된 시험법들은 매우 중요하다.

(10) 제조 후에 품질 관리부서는 제조 배치 기록과 그 drug substance및 drug product가 규격specification안에 있다는 것을 확인하는 시험 결과를 리뷰하고, 그 결과와 GMP 요구 조건 사이에 불일치가 있는지 여부를 검사한다. 바이러스 오염 등 바이오의약품 제품을 위한 우발적 요인 검사는 보통 2개월 정도 걸리며, 제품이 임상 시험 이용을 위해 방출되기 전에 drug substance가 생성된 후 일반적으로 전체 배치가 방출되는데는 약 3-4개월 정도가 걸린다.

BOX 3.11

무엇이 대학연구자들을 놀라게 하나?

"어떤일도 중요하지 않은게 없다" 그리고 "모든 직원은 평등하다"의 정신을 가진 KAI의 초창기 연구시절에, 나는 온도계가 배달되어 온 것을 풀다가 같이 따라온 온도계 정보 서류가 하찮다고 생각했기 때문에 버려버렸다. 그러나 나중에 나는 개발 부사장과 같이 이 온도계 정보 서류를 따로 보관하기 위해서 회사의 온 쓰레기통을 다 뒤져서 찾아야 했었다. 이들 온도계들은 임상 부서로 배달온 것으로, 이 서류는 임상 시험에 적용되는 약들이 올바른 온도에서 보관되었다는 것을 증명하기 위해 사용하는 온도계의 성능이 제대로 작동한다는 것을 증명해주는 서류로, 꼭 보관해야 되는 중요한 서류이기 때문이다.

3.6. 요약

위에 언급된 다양한 활동들은 많은 비용이 들며 특히 경험이 없는 바이오의약품 개발자들에게는 벅찬 일이지만, 새로운 바이오의약품들이 이들 단계들을 모두 성공적으로 지나갔다. 경험있는 많은 CMOs와 연구실들이 스타트업 회사들의 신약 후보물질들이 보다 수월하게 임상에 도달할 수 있도록 도와주고 있다. 바이오의약품은 많은 심각한 질병들을 치료하였으며, 특히 2012년 9개의 최고 수익높은 제약품 중 6개가 바이오의약품이었으며, 전세계적으로 44.5조 이상의 판매로 계산되었다 [1]. Antibody-drug conjugates, therapeutic and oncolytic vaccines, gene therapy, regenerative medicines같은 유망한 새로운 기술의 대부분이 또한 바이오의약품에 기초하고 있다.

BOX 3.12

Resources

1. ICH Quality guidelines (미국과 국제 허가 요구조건에 적합):
   http://www.ich.org/products/guidelines/quality/article/quality-guidelines.html
2. Points to Consider in the Manufacture and Testing of Monoclonal Antibody Products for Human Use:
   http://www.fda.gov/downloads/BiologicBloodVaccines/GuidanceComplianceRegulatoryInformation/OtherRecommendationsforManufacturers/UCM153182.pdf
3. Points to Consider in the Characterization of Cell Lines Used to Produce Biologicals:
   http://www.fda.gov/downloads/BiologicsBloodVaccines/GuidanceComplianceRegulatoryInformation/OtherRecommendationsforManufacturers/UCM062745.pdf
4. Points to Consider in the Production and Testing of New Durgs and Biologicals Produced by Recombinant DNA Technology:
   http://www.fda.gov/downloads/BiologicsBloodVaccines/GuidanceComplianceRegulatoryInformation/OtherRecommendationsforManufacturers/UCM062750.pdf
5. Points to Consider in the Collection, Processing, and Testing of Ex-Vivo Activated Mononuclear Leukocytes for Administration to Humans:
   http://www.fda.gov/downloads/BiologicsBloodVaccines/GuidanceComplianceRegulatoryInformation/OtherRecommendationsforManufacturers/UCM062770.pdf
6. Supplement to the Points to Consider in the Production and Testing of New Drugs and Biologic and Produced by Recombinant DNA Technology: Nucleic Acid Characterizaion and Genetic Stability:
   http://www.fda.gov/downloads/BiologicsBloodVaccines/GuidanceComplianceRegulatoryInformation/OtherRecommendationsforManufacturers/UCM062777.pdf

Table 3.1 Drug substance typical specifications and characterization tests: monoclonal antibody for phase I clinical trial

Drug substance in-process tests(performed on clarified harvest where detection is easiest)		
Test	**Category**	**Specification**
Bioburden(culture)	Purity	≤5 cfu/mL
Protein A content (ELISA)	Purity	<20 ppm
CHO host cell protein content (ELISA kit)	Purity	<50 ppm
CHO host cell DNA content (PCR)	Purity	10 pg/mg
Mycoplasma detection (culture)	Safety	None detected
Mycobacterium tuberculosis	Safety	None detected
General virus detection by in vitro culture	Safety	None detected
General virus detection by in vivo culture	Safety	Negative
Specific viruses detections by PCR	Safety	Negative
Drug Substance Specification		
Endotoxin (Limulus amebocyte lysate)	Purity	≤ 0.5 EU/mL(target depends on patient dose)
Bioburden (culture)	Purity	≤5 cfu/mL
Protein concentration (A280absrobance)	Strength	Target ±5% mg/mL
Cell based bioassay (if available)	Potency	70-130% specific activity versus reference standard
Antibody binding (ELISA)	Identity, Potency	Binds to target antigen; 70-130% of reference as potency
Cation exchange chromatography	Identity, Purity	Main peak amount and profile similar to standard
Size exclusion chromatography (HPLC)	Purity	>95% monomer, report percent aggregate
SDS-PAGE (reduced)	Purity	>90 area % of HC plus LC
Isoelectric focusing	Purity	Main peaks match reference profile
pH	General	Target ±0.2 at 25°C
Osmolality	General	Target ± 20% mOsm/kg

Table 3.2 Drug product typical specifications and characterization tests: monoclonal antibody for phase I clinical trial

Drug product specifications		
Test	Category	Specification
Sterility	Purity	Meet 21 CFR 610.12
Endotoxin (limulus amebocyte lysate)	Purity	≤0.5 EU/mL (target depends on patient dose)
Appearance	Purity	Clarity and color similar or better than reference standard
Particulate analysis	Purity	Meets US Pharmacopeia requirements
Volume per vial	Strength	Delivers not less than the target volume mL/vial
Protein concentration (A_{280} absorbance)	Strength	Target ±5% mg/mL
Antibody binding (ELISA)	Identity, Potency	Binds to target antigen
Cell based bioassay (if available)	Potency	70-130% specific activity versus reference standard
Cation exchange chromatography	Identity	Main peak amount and profile similar to standard
Size exclusion chromatography (HPLC)	Purity	>95% monomer, report aggregate
SDS-PAGE (native and reduced)	Purity	Profile similar to standard, > 90% HC plus LC (reduced)
Isoelectric focusing	Purity	Main peaks match reference profile
pH	General	Target± 0.3 at 25°C
Osmolality	General	Target ± 20% mOsm/kg

Drug product additional characterization tests	
Method	Characteristic
Peptide map with mass spec	Assess degradation reaction (e.g., deamidation, clips)
N-termianl sequencing	Matches predicted sequence
Western blot	Confirm SDS-PAGE bands are antibody derived
Ologosaccharide mapping	Assess structure and heterogeneity of glycosylation
Monosaccharide content	Consistency of glycosylation

4. 임상 시험 디자인

- Ted McCluskey

일단 새로운 물질이 safety, tolerability, 효과에 대한 다량의 동물 모델의 실험에서 성공적으로 실행되었다면, IND를 FDA에 제출할 수 있다. 그 신청이 받아들여진 이후, 인체에 대한 임상 시험이 본격적으로 시작될 수 있다. 가능한 빠르게 인체에 실험하기 위해 서두르고 싶은 유혹이 있을 수 있겠지만, 몇몇 중요한 문제들을 임상 시험의 디자인을 할 때 반드시 고려해야만 한다. 여기서는 임상 연구를 실행할 때 마주치게 되는 몇몇 문제들과 일반적인 실수들을 집중해서 다루겠다. 왜냐하면 인체의 안전성 문제가 포함되면 매우 비싸고, 만약 시험을 추가로 하거나 시험이 중간에 멈추게 되면 추가의 시간과 돈이 들기때문에 이를 피하기 위해서라도 처음부터 주의깊게 계획을 짜야만 한다.

BOX 3.13

주요 용어 및 약어

IND: Investigational New Drug application; document filed with the FDA prior to initiating research on human subjects using any drug that has not been previsouly approved for the proposed clinical indication, dosing regimen, or patient population

FDA: US Food and Drug Administration

Orphan indication: An FDA designation of a disease or condition that affects less than 200,000 people per year in the USA or for a treatment that is not expected to recoup its R&D costs due to pricing constraints

Surrogate endpoint: a biomarker, lab measurement, or imaging test that predicts disease activity and clinical outcome (e.g., ejection fraction via echocardiography, tumor size)

Clinical endpoint: FDA-approved metric of therapeutic success; often something a patient experiences

Placebo effect: when sham treatment results in an improvement in disease

Hawthorne effect: when the act of measuring affects the endpoint's value

Regression to mean: large change away from and eventual return to a baseline measurement

Placebo: sham treatment with inactive compound

IRB: Institutional Review Board; the body regulating the ethics of human clinical research

4.1. Pre-IND Meeting

FDA 와의 pre-IND meeting은 모든 IND 관련 요구사항을 확인하고, 안전성 고려 사항을 논의하거나, 효과를 측정하기 위해 계획된 endpoints를 논의하기 위한 아주 가치있는 기회이다. 따라서 FDA와의 효율적인 논의를 위해 미리 충분한 시간을 두고 계획하여라. FDA 는 pre-IND meeting에서 전임상 작업과 임상 시험 디자인에 대한 간략한 아웃라인을 논의하기 전 30일 전에 pre-IND용 요약 패키지를 기대한다. Pre-IND meeting을 계획할 때, 결정해야 할 네 가지 또는 다섯 가지의 문제를 인식하는 것이 좋은 방법이며, 이를 위해 각 문제별로 원하는 답 또는 아이디어를 제시하고, FDA가 그에 대해 동의할 수 있을지 물어보아라.(예. "스폰서는 임상 1상에서 세가지의 용량으로 안전하게 연구할 수 있을 것이라 믿습니다. FDA는 동의합니까?") 이것에 대해 FDA로부터의 신속하고 분명한 서면 답안이 올 것이며, 스폰서가 한 질문에 대해 분명히 답할 것이다.

4.2. Phase 0 trial

소위 말하는 "phase 0" 실험은 탐색적 실험으로, 자연적인 질병의 진행을 이해하기 위해 표적 투여용법의 환자를 연구하는 것이다. 모든 실험에 요구되지는 않지만, 이들 연구는 환자간 질병의 다른 점과 시간에 따른 질병의 다른 점을 이해하는데 큰 도움을 줄 것이다. 예를 들어, psoriasis의 0상 실험은 대상이 일반적으로 재발되었을 때 시간이 지나면서 자연히 원래대로 돌아갈 수 있는 치료법을 찾는다는 것을 보여줄 수 있다; endpoint로써 플라그의 크기plaque size를 이용하는 것은 짧은 시도에서 치료 효과를 판단할 수 있다. 질병의 다양성과 개선에 대해 알게 되면, 미래의 시험에서 원하는 치료 효과를 보기 위해 필요한 환자의 수와 이 효과를 보기 위해 대상을 얼마나 모니터 해야 하는지 더 잘 예상할 수 있다. 때때로 이 정보는 투고된 문헌에서도 가능하지만, orphan indication인 경우는 문헌으로부터는 이용할만한 많은 데이터를 갖고 있지 않다. Phase 0실험은 또한 추후 정식 임상 시험에서 이용될 치료법과 방법들을 테스트하고, 적합하게 이용하고 검증하는데 좋은 기회가 된다.

BOX 3.14

조언

여러분이 동물에서 임상 연구로 옮길 때, 동시 투여하는 약물 치료 방법은 조심하라. 이들은 약물간 상호 작용을 일으킬 수 있어서, 여러분의 치료효과를 증가하거나 감소할 수 있고, 또는 여러분의 선택한 종말점endpoints에 직접적인 영향을 줄 수도 있다.

4.3. 대리 종말점과 임상의 종말점Surrogate and Clinical Endpoints

안전성과 효과를 모니터하도록 선택된 종말점endpoints은 실험의 성공을 결정하는데 도움을 줄 뿐 아니라, 연구의 기간, 비용, 시험 장소의 선택에도 영향을 준다. 초기 연구에는 효과를 평가하기 위해 종종 대리 종말점surrogate endpoints(예. Biomarker의 변화, 또는 임상 반응을 예산할 수 있는 영상 연구)를 이용한다. Surrogate markers는 시험 대상 pool에서 큰 변화가 적으나 약을 투여한 후 빠른 반응을 보여 주며, 작고 짧은 임상시험에서도 치료 효과를 추적하기가 쉽게 만드는 것이 좋다. 어떤 surrogate endpoints-예를 들어, 혈압이나 콜레스테롤 레벨, viral load-는 FDA에서 약물의 등록 시도에 받아들여지는 종말점이지만, 다른 종말 점들은 오직 복잡한 인간의 질병의 작은 측면만을 측정하기 때문에 효과와 안전성을 충분히 검증한다고 생각되지 않는다.

FDA는 clinical endpoints를 선호하는데, 이것은 약물의 승인을 고려할 때, 대상이 직접 경험하고 보고하는 것이다. Clinical endpoints는 "중대한 결과"일 수도 있고 (예. 죽음, 절단) 전문가들에 의해 판단될 수도 있고 (예. 뇌졸중, 암 재발), biometric (예. 6분간 걷는 거리, 호흡 부피)이거나 검증된 질병 스코어(예. Unified Parkinson's Disease Rating Scale)나 또는 예를 들어 우울증이나 고통에 이용되는 것 같은 질문서에 따른 환자의 반응일 수 있다. Clinical endpoints는 질병의 다양한 면에 대한 표현이며, 그렇기 때문에 이것들을 통해서 환자군에 대한 확실한 변화를 나타낼 수 있다. 일반적으로 연구에 힘을 줄 수 있는 통계적 확신을 위해 clinical endpoints는 더 많은 피험자를 요구한다. 또한 clinical endpoints는 치료하는 사람끼리의 다른 점을 추적하다 보면 더 많은 시간이 걸릴 수도 있다.

4.4. 바이오 통계학자의 중요도

전임상 동물연구처럼, 임상 연구에도 바이오 통계학자biostatisticians가 포함되어 실험의 크기, escalation rules, 효과의 정도, 성공 가능성에 대해 충고를 해주는 것이 중요하다. 여러분이 모아놓은 데이터 endpoint안에서 자연적인 biomarker 변화와 약물 처리 후에 추적하고자 하는 biomarker변화의 양에 대한 데이터를 주면, 바이오통계학자는 통계학적으로 의미있는 결론을 내기 위해 얼마나 많은 피험자가 필요한지 등을 계산해 줄 수 있다.

BOX 3.15

조언

임상 투여방법에 대한 이전의 연구에 기초해서 임상 디자인을 계획할 때 가급적 매우 보수적으로 하라. 예를 들어, acute myocardial infarction으로부터 심장 마비나 이로 인해 사망할 비율은 치료 방법이 점점 진전되고 때문에 과거 십년동안 기록적으로 꾸준히 줄어들고 있으며, 이러한 점을 고려하여 임상 디자인을 해야 한다.

임상 연구에서 일어나는 다른 통계적 효과들도 많이 있다. Placebo effect는 가짜 치료방법에 의해 효과를 느끼거나 실제 효과가 나는 것처럼 느끼게 하는 것이다. Placebo effects는 뚜렷하며, 심지어는 용량 의존적이기까지 하다. 가짜로 하는 외과적 치료법도 또한 Placebo effect를 발생할 수 있다. Hawthorne effects 는 결과를 측정하는 행위가 그 가치에 영향을 줄 때 발생한다. 예를 들어, 대상체가 걷기 테스트를 기초로 비교한다고 알고 있기 때문에, 대상체는 계속되는 6분간의 걷기 테스트시에 더 많이 걸으려고 시도한다.

BOX 3.16

일반적으로 피해야 할 실수들

1. 안전성 연구를 할 때 너무 빠르게 투여량을 증가하거나, 너무 높은 양으로 시작하는 것
2. 통계적으로 무의미한 효과로부터 결론을 내도록 시도하는 것
3. 효과를 보여주기 위해서 데이터의 부분만을 통해 반등하게 보이는 것
4. 환자 등록, 기록 저장, 측정을 할 때 프로토콜로부터 벗어나는 사이트에서 실험하기
5. 환자들이 임상 시험에 잘 따르지 못하고 다음번 방문을 놓치는 것 등.

4.5. 실험 디자인 경향

1993-2004년 동안 임상 1상 실험에 들어가는 다섯 개의 화합물 중 단지 하나만이 모든 임상 시험을 통과해서 US FDA에 신약으로 최종 등록 신청서를 제출했다 [2]. 이것은 R&D 비용 측면에서 볼 때 거대한 비용을 낭비했다는 것을 의미한다. 따라서 새로운 신약개발 전략이 소개되었는데, 이는 "빠르게 실패하기"로, 즉 빠르게 안전성과 효과를 측정하기 위한 go/no-go 평가를 설정하여 신약개발 기준으로 삼자는 것이었다.

그 중 한 방법으로 임상 시험이 계속되는 중에 시험 데이터는 주기적으로 unblinded로 한 후 그 결과를 공개하여 안정성과 효과의 수치를 평가하고 이를 통해서 환자 등록 수, 임상 시험자의 역할, 임상 시험의 조기 종료 여부 또는 조정 등을 허용하는 방법이다.

임상 시험에서는 전통적으로 placebo가 가장 일반적인 대조군 형태였지만, 약효가 있는 대조군active controls의 이용도 점점 늘어나고 있고, 미래에는 더 많이 늘어날 것 같다. (대조군의 논의에 대해서는 다음 부분에서 보라). 시장에 승인된 약물과 연구약물과 나란히 비교하는 것이 그 약물의 치료 이익을 직접 평가하게 도와준다. 이것은 환자와 의사들에게 새로이 승인된 약물이 옛날 약(또는 generic)보다 이익을 준다는 사실을 확인하게 하는 이점이 있다. 제약회사들은 이전에는 그들의 임상 약물이 효과는 있지만 이전에 승인받은 약물보다는 덜 효과가 있을 지도 모른다고 생각해서 약효가 있는 대조군에 넣어서 시험을 하는 것을 꺼려하기도 했다. 근래 "비교 효과comparative effectiveness"를 목표로 하는 미국의 법으로 인해 약효가 있는 약물을 이용한 대조군의 이용이 증가하고 있다.

환자를 등록 시키는 등록 전략에는 두 가지 주요한 방법이 있다. 가능한 한 많은 등록을 위해 대상을 넓게 포함시키는 방법 또는 대상 등록을 좁게 제한시키는 정밀 의료적 방법으로 나뉜다. 전자는 최대한의 잠재력 있는 시장 크기에 집중하거나, 환자 등록 속도를 크게 높일 수 있다. 그와 반대로 정밀의료적 접근은 연구 약물로부터 이익을 가장 많이 받을 것 같은 환자의 부분을 바이오마커 등을 이용하여서 선택한다. 두 등록 전략에 각각 장점과 단점이 있다.

4.6. 마지막 요점

임상 연구로 옮겨갈 때, 몇몇 중요한 "내부적"문제들을 언급할 필요가 있다. 임상 시험의 비용은 반드시 계산되어야 하며, 초기의 연구와 따라오는 모든 것들을 완결하기 위해 필요한 내부 예산과 인원들을 철저히 계획하고 준비해야 한다. 각 임상 사이트에서 환자의 등록 속도를 고려하면, 임상 시험을 완결하기 위해 요구되는 시간을 결정할 수 있다. 보험, IRB 비용, 연구자 훈련과 감사를 위한 예산이 반드시 있어야만 한다. IRB 승인도 또한 인체에 대한 어떠한 연구가 일어나기 전에 각 임상 병원기관마다 각각 승인되어야 한다.

BOX 3.17

중요한 포인트

임상 시험 계획을 성공적으로 실행하기 위해서는 임상팀의 노력과 자세한 계획이 요구된다. 신약개발 과정에서 가장 비싼 부분이기 때문에, 임상 시험의 실행이 좌절되면 (예, 등록이 너무 느릴 때, 약물이 부족하거나, 임상 기관에 약물의 도착이 지연될 때, 적합치 않은 맹검blinding 연구 이유 등등) 약이 효과가 없어서가 아니라, 바로 경제적 이유때문에 프로그램이 "좌초"될 수도 있다.

5. 임상 시험

- Ted McCluskey

IND를 화일링하기 전에, 임상 시험 디자인이 대상을 실험할 때의 위험을 줄이고, 새로운 치료약의 효과와 안전성을 결정하는 기회를 높이도록 디자인되었는지 철저하게 주의깊게 생각하라. 새로운 의약품이 인체에 실험되었을 때, 초기의 실험(임상 1상)은 작게 디자인되게 하고, 대신 안정성과 tolerability에 더욱 집중하라. 더 많은 경험을 얻기 위해, 임상 시험은 크기와 범위를 늘리고(임상 2상), 투여용량과 효과에 집중하라. 더 많은 경험과 정보로 인체의 투여용량에 대해 정보를 얻게 되면, 이제 약효를 더욱 확신할 수 있는 임상 시험(3상)이 디자인되어, 표적 투여용법에 대한 안전성과 효과가 충분히 통계적으로 증명되도록 디자인 된다.

5.1. 임상 1상

임상 1상 실험은 종종 새로운 화합물New Molecular entity(NME)가 인체에 실험되는 첫 번째 단계(FIH, "first in human" trial)이다. 그렇기때문에 이 실험의 목적은 전임상 동물 실험에서 보여주었던 안전성 프로파일이 인체에도 적용된다는 것을 증명하는 것이다. 안전성과 tolerability가 최우선 관심이며, 그 대상 크기도 제한된다(10-50명 대상). 인체의 대사반응에 대한 약물의 반응은 인체안에 들어간 NME의 PK와 PD를 조사해서 알아내게 된다. 경구 투여의 경우, 음식의 효과도 역시 연구된다. 임상 1상 연구는 종종 "맹검"이거나 무작위 없이 진행된다. 연구자는 종종 초기의 효과를 읽으려고, 예를 들어 바이오 마커 또는 효소 반응, 치료 효과에 대한 투여를 같이 하기 시작한다.

BOX 3.18

주요 용어 및 약어

IND: Investigational New Drug application; document filed with the FDA prior to initiating research on human subjects using any drug that has not been previously approved for the proposed clinical indication, dosing regimen, or patient population

NME: New Moledular Entity; a new drug submitted to the FDA Center for Drug Evaluation and Research (CDER)

FIH: "first in human"

Pharmacokinetics: measurements of what the body does to a drug (absorption, distribution, metabolism and excretion)

Pharmacodynamics: measurements of what the drug does to the body (e.g., Target off-rate, IC50)

Allometric scaling: a method to convert animal dosing to human dosing based on body surface area calculations

SAD: single ascending dose

MAD: multiple ascending dose

CYP: cytochrome P450; enzymes important for metabolizing many drugs

MTD: Maximum tolerated dose

Regimen: the schedule for how much, how often, and under what conditions a drug is administered

Primary endpoint: the measurement used to evaluate trial success, and to which the trial is powered

Secondary endpoint: additional measurements collected during a clinical trial to monitor safety and efficacy; the trialamy not be statistically powered to these measurements

Surrogate endpoint: a biomarker, lab measurement, or imaging test that predicts disease activity and clinical outcome (e.g., ejection fraction via echocardiography, tumor size)

Clinical endpoint: FDA-approved metric of therapeutic success; often something a patient experiences

Placebo: sham treatment with inactive compound

Open label trial: unblinded trial with drug only

DSMB: Data Safety Monitoring Board

신약이 충분히 안전하고 어느 정도 용량까지는 허용할 수 있을 것이라는 타당한 기대가 있을 때, 임상 1상 실험은 일반적으로 건강한 (일반적으로 남성) 지원자들에게 실행된다. 임상1상 실험은 대상자의 부작용을 주의 깊게 모니터할 수 있고, 시간에 따른 혈액 샘플(또는 다른 수치법)을 얻을 수 있는 특별한 임상 1상 시험 센터에서 실행된다. 항암 치료제나 myocardical infarction같은 급성 질병이 있는 환자를 치료하도록 디자인된 약이라면, 그 실험은 그 질병이 있는 환자에게 허용될 수 있다. 이들 실험들은 때때로 "1/2상"이라 불리어진다.

임상 1상 실험은 일반적으로 전임상 동물 실험으로부터 allometric scaling에 기초해서 인체에는 별로 효과가 없으리라 기대되는 투여량으로부터 시작한다. (FDA에는 highest nontoxic animal dose에 기초해서 초기의 투여량의 선택에 대한 가이드라인이 있다 [3]). 투여량은 그 다음 어느정도 인체에 반응 효과가 일어날 때까지 점점 증가한다. SAD trial에서, 대상자에게 하나의 투여만 주어지고 일반적으로 데이터(또는 샘플)를 반감기half lives보다 5배 정도 긴 시간까지 모은다. MAD trial에서 피험자는 여러 번의 반복 투여를 받고(예. 매 6시간마다 한 알씩), 증가하는 약의 용량에 따른 PK를 관찰한다. SAD와 MAD 둘 다, 새로운 대상자 그룹이 독성 측면에서 허용할 수 tolerability없을 때까지 높은 레벨의 약물을 투여받는다(또는 완벽한 치료 효과가 기록될 때까지). 용량 증가 과정에 대한 설명은 Rubinstine and Simon의 설명을 참고하기 바란다 [4].

첫번째 SAD와 MAD 실험에서 초기의 안전성 결과를 본 후에, 필요하다면 추가 임상 1상 실험을 실시한다: 만약 다른 약물이 같이 투여된다면 약물간의 상호작용을, 만약 대사작용이 약물의 대사과정에서 중요하다면 CYP inhibition 여부를, 만약 약이 경구로 투여된다면 음식과의 상호작용을 등등을 관찰한다. 이들 실험들은 대상 약의 PK를 변하게 하는 요소가 무엇인지와 환자 중 일부분에서 안전성 프로파일을 변하게 하는 요소들은 무엇인지를 찾기 위해서 이다. 여기서 얻은 지식들로부터 차후 임상 시험 디자인 및 더 큰 임상 2상과 3상의 효력 시험 시 배제해야 할 피험자들도 찾아낼 수 있다.

임상 1상 시험의 끝에서는, 안전한 투여량의 범위와 MTD(maximum tolerated dose)가 확정되어야 한다. 또한 PK(ADME)가 알려져야 하고, 투여 경로가 결정된다. 독성을 제한하는 투여량이 알려져야 하고, 초기의 효과를 나타내는 surrogate marker에 기초해서 의도하는 치료 효과 또는 원하는 효과의 투여방법도 어느 정도 알게 된다.

5.2. 임상 2상

임상 2상의 목표는 약물 안전 프로파일을 세우기 위해 계속하는 것 외에도, 임상 3상 실험에 이용되는 환경(최종 투여 용량 결정, 투여 경로, 투여 방법 등)과 종말점(primary, secondary, surrogate)을 설립하는 것이다.

임상 1상에서 어느 정도 안전성과 tolerability를 확립했기 때문에 임상 2상 연구는 일반적으로 더 큰 대상(50-250명의 대상)에게 행해진다. 임상 2상 연구는 목표하는 투여 방법과 함께 피험자에게 투여 범위와 투여 방법을 연구한다. 일반적인 투여 범위는 매우 낮은 양으로 시작해서, 낮은 투여량, 중간 투여량, 높은 투여량으로 행해질 것이다; 투여량사이의 간격은 임상 1상에서 관찰된 안전 범위에 의존한다. 종종 대리 종말점surrogate endpoints (biomarker or an angiographic apprearnce가 줄어드는 것 같은 임상 수치 또는 실험실 수치)이 투여 용량의 치료 효과를 평가하기 위해 쓰여진다. MTD를 결정하기 위해 투여량과 투여 방법을 선택하는 임상 2a 실험과 최소의 효과 투여량을 발견하기 위해 효과를 측정하는데 집중하는 임상 2b실험으로 구별된다.

BOX 3.19

무엇이 대학연구자들을 놀라게 하는가?

우리가 임상 2a 시험 피험자를 확보하기 위해 임상 기관 중 하나를 방문했을 때, 기관에서 약속한 피험자 등록 속도(한달에 10명)와 실제 등록 속도(2달에 1명의 피험자)사이에는 분명한 차이가 있었다. 간호 보조자의 사무실의 서류철에는 같은 환자 군을 쓰는 다른 회사들의 세 가지 다른 임상 실험이 있었다. 나는 그 다음 오는 임상 시험에서는 해당 임상 기관에 혹시 우리가 원하는 투여방법이 있는지 물어보는 것을 배웠고, 추가로 우리 임상 시험에 들어갈 수 있는 규정에 맞는 환자수는 얼마나 되는지를 먼저 물어 보는 것을 배웠다.

-DM-R

임상 2상 실험은 종종 무작위의Randomized, 대조군이 있는controlled, 맹검의 blinded 연구로 실행된다. 연구자가 이용할 수 있는 몇몇 종류의 대조군이 있다. 가장 일반적인 것이 placebo control이며, 진짜 약과 같이 보이며, 냄새도 나고, 맛이 같은 가짜 화합물이 진짜 약인 것처럼 투약되는 것이다. Randomized open을 포함한 다른 디자인들은 외과적 치료 같은 일들과 약을 비교할 때 이용된다. 아울러 효과있는 대조군active controls (예. 표적 투여방법에 이미 승인된 다른 약품), 환자들의 옛날 기록 데이터, 또는 표준 치료법에 덧붙이는 것add-on to standard treatment 등등 도 좋은 대조군이다. 신약 재창출용의 임상 시험을 위해서는 종종 active drug으로만 치료하는 single-arm open label trial을 시행하면 좋다.

Multiple treatment arms(대조군에 하나 이상의 효과있는 용량 또는 치료법을 덧붙이는 것)을 할 때 임상 시험은 parallel 또는 crossover treatment arms으로 디자인될 수 있다. Parallel study에서는 대상자는 연구의 전 과정동안 같은 치료(치료약 또는 대조군)를 받는다. 가장 인기있는 crossover design의 경우, 대상자가 어느 정도의 시간동안 치료받지 않고 모니터링만 하는 "wash in"시기를 갖고, 그 다음에 대조군 또는 치료약 그룹으로 무작위로 선택된다. 특별한 치료 기간 후에, 피험자는 active group에서 control group으로 바꾸고(거꾸로도 한다), 이때 만약 그 약이 오래 지속되는 것이라면, 교차 사이의 어떠한 치료도 없는 기간인 조건부 "wash out" 기간도 가진다. 이러한 임상 디자인은 통계학적으로 매우 의미가 크다.

맹검 시험 Blinding은 임상 시험 디자인에서 매우 중요하다: 연구자가 데이터 분석에 영향을 주는 이해의 충돌이 방지될뿐더러, 대상자가 경험하는 placebo 효과를 적절하게 수치화할 수 있다. 임상 2상 연구는 single blinded(대상자가 본인이 약을 받았는지 대조약을 받았는지 모르는 것), double blinded(대상자와 연구 스태프 둘다 모르는 경우) 또는 triple blinded(연구자, 스태프, 실험 스폰서, 핵심 연구실 등 모두가 모르는 경우)로 할 수도 있다. 이때 Surrogate endponts를 평가하고 모으는 핵심 연구실의 책임까지 맹검하게 하면, 이때 구한 임상 시험 결과는 매우 큰 독립성을 가진다. 대신 안전성 차원에서 Triple blinded studies의 data safety monitoring board(DSMB)만이 unblinded로 남아 있게 해서 임상 시험 중에 어떤 부작용이 일어나면 연구자가 어떻게 대응할 지 미리 설정해 놓는다.

임상 2상 연구의 크기는 표적의 surrogate marker에 통계적인 의미가 있는 변화를 관찰할 수 있도록 연구를 적합하게 하는데 필요한 대상자의 숫자에 의해 결정된다. 간단한 계산이 온라인에서 가능하며(http://www.epibiostat.uscf.edu/biostat/sampsize.html), 그렇지만 마지막 연구 사이즈를 결정하기 위해서 경험있는 임상 연구 바이오통계학자에게 자문받기를 적극 추천한다. 바이오통계학자는 추적할 수 있는 endpoint의 가장 작은 변화는 무엇인지 등을 통해서 필요한 대상자의 숫자를 제시할 수 있다.

임상 2상의 endpoints는 안전성을 모니터하고, tolerability가 없는 경우도 추적하고, surrogate와 임상적인 endpoints를 이용해서 약효의 확실한 증거를 보여주기 위해 선택된다. 임상적인 endpoints는 피험자가 알아서 의사에게 보고할 수도 있고, FDA는 등록된 시험을 위한 치료적 효과로 이러한 정보를 기반으로 하는 수치를 더 선호한다(몇몇 예외는 있다). Surrogate endpoints는 덜 변화하거나 치료에 더 빨리 반응하는 것을 보여줄 수도 있다. 예를 들어 모든 피험 대상자들이 사망할 때까지 추적하여 상대적으로 증가된 생존률을 보여주는 것은 심장 발작 후에 echocardiogram으로 심장 기능을 측정하는 것보다 훨씬 시간이 오래 걸린다. 따라서 종종 surrogate endpoint 가 임상 2상의 primary endpoint로 선택되며(그리고 시험은 이 endpoint 에서 큰 의미를 부여 받는다), 임상 3상의 endpoint에서는 측정은 되지만 secondary endpoint로써 기록된다.

BOX 3.20

조언

잘못된 clinical 또는 surrogate endpoints를 선택하면 진정한 치료 효과를 알기 어렵거나, 임상 시험을 하는데 드는 시간과 비용을 무섭게 증가시킨다. FDA의 가이드라인을 잘 연구하고, 투여 방법, 또는 관련된 투여 방법이라도 과거의 임상 시험에 다른 사람들이 이용했던 수치 등 정보들을 참고하라.

임상 3상의 임상 결과를 평가하는 기술이 분명히 확립되었는지 여부를 임상 2상 동안에 각 임상 기관에서 틈틈히 시도해보게 하는 것이 중요하다. 이러한 시도는 임상 3상의 프로토콜 설정에 큰 도움을 준다. 성공적인 임상 2상 프로그램은 임상 3상에서 일어날 수 있는 임상 수행과 임상 시험 실행 시 "예측하지 못한 결과"를 최소한으로 줄이는데 도움을 준다. 하지만 임상 2상 프로그램에서 대부분의 프로그램들은 실패하며, 성공적으로 임상 1상에서 3상으로 가는 프로그램의 퍼센트는 근래 28%(2006-2007)에서 18%(2008-2009)로 떨어졌다 [5].

5.3. 임상 3상

임상 1상과 임상 2상이 성공적으로 끝나면, 새로운 신약은 surrogate endpoint에 근거해서 타당한 안전성과 약효를 가진 것이다. 하지만 아직까지 통계적으로 의미를 부여하기에는 어려우며, 이제 통계적 확신이 있는 임상 3상의 endpoint에 의해 약효를 보여주어야 한다. 신약으로 등록하기 전에 FDA는 통계적 확신 $p < 0.05$이 있는 임상적 endpoint를 승인을 통해 안전성과 효과를 보여주는 충분히 큰 두 가지의 임상 3상 시험을 요구한다. 종종 FDA와 의논 후에, unmet medical needs가 큰 질병의 치료법은 낮은 p value가 있는 것 조차 한가지 임상 3상 시험만으로도 승인되기도 한다. 하지만 궁극적으로는 충분히 더 큰 대상 그룹에서 연구될 때만이 안전성 문제를 보다 더 확실하게 발견할 수 있고, 이로서 진정한 임상 효과가 증명된다는 것도 명심하라.

참고 문헌

1. Complied from web: http://www/fiercepharma.com/special-reports/15-best-selling-drugs-2012
2. DiMasi JA, Feldman L, Seckler A, Wilson A (2010) Pharmaceutical innovation in the 21st century: new drug approvals in the first decade, 2000-2009. Clin Pharmacol Ther 87: 272-277
3. FDA guidance: estimating the maximum safe starting dose in initial clinical trials for therapeutics in adult thealthy volunteers (http://www.fda.gov/downloads/Drugs/Gudaces/UCM078932.pdf)
4. Rubinstein LV, Simon RM. Phase I Clinical Trial Design, National Cancer Institute (http://linus.nci.gov/techreport/phaseIctd.pdf)
5. Arrowsmith J (2011) Trial watch: phase II failures: 2008-2010. Nat Rev Drug Discov 10:328-329

chapter

4

기술 이전

Transferring Technology

(Daria Mochly-Rosen and Kevin Grimes)

1. 지적 재산권
2. 대학의 기술 이전 담당 부서과 일하기
3. 이해상충을 피하는 법
4. University Compliance Office와 협력하기

대부분의 대학기관은 대학내 연구자와 임상학자들의 연구활동으로 만든 지적 재산권을 대학 기관에 양도하길 요구한다. 대학 기술 이전 사무실 The University technology transfer office (TTO, 한국은 주로 대학내 산학협력단이 그 역할을 담당함)은 새로운 발명을 위해 특허 등록을 도와주고 라이센스를 양도하기 위한 정보센터이다. 이 과정을 위해 몇몇 중요한 사항을 알면 도움이 된다. 첫째, 가장 최고로 중요한 것은 우리의 지적 재산권을 보호하는 것으로, 이를 위해 연구결과물을 대학의 TTO에 알림으로써 TTO가 발명품의 특허 가능성 여부를 평가할 수 있다. 대중에게 공개되기 전에 (예. 집필 출판, 요약, 과학적 미팅에서의 강연) 특허가 출원되지 않으면, 그 발명품은 더 이상 대부분의 세계에서 특허가 가능하지 않다. 특허의 보호 없이는, 회사가 신약을 개발하기 위해 사용한 타당한 비용을 보상하는 것이 불가능하다. 둘째, 우리는 이익을 추구하는 제약바이오업계와의 관계가 (예. 컨설팅, 회사의 옵션/주식 설립) 우리의 연구, 멘토링, 대학의 책임감 같은 대학의 임무를 방해하지 않은지를 확인해야 한다. 이익을 관리하는 것은 대학의 독립적이고 모순되지 않은 환경을 유지하는데 필수적이며, 그리고 대부분의 기관은 분명한 정책을 갖고 있다. 이 장에서는 지적 재산권의 소개, 대학의 TTO와 일하는 법, 이익의 충돌을 피하는 법에 대해 소개하겠다.

1. 지적 재산권

- Judy Mohr

좋든 싫든, 특허는 의약 제약바이오업계의 필수적인 부분이다. 의약품을 판매하기 위한 허가 승인을 얻기 위해서는 높은 개발 비용이 발생하기 때문에, 강력한 회사 파트너와 투자자들은 그 제품이 넓은 시장을 확보하여 추후에 개발 비용을 충분히 보상할 수 있는, 충분한 특허 기간이 남아있는 하나 이상의 특허로 보호되기를 원한다. 더 나아가 복제약generic 산업은 복잡하고 브랜드 제품과 동일한 조성을 가진 생물학적 동등성 약물을 이젠 빠르게 제조할 수 있으며, 이 생물학적 동등성 약물은 여러 가지 방법의 특허 회피 전략을 가지고 있다. 그러므로 의약품을 개발하는 회사는, 그것이 신물질이건, 전에 승인된 약품의 새로 전달하는 vehicle/platform이건, 이미 승인받은 화합물을 이용한 새로운 치료 방법이든, 그 사업을 유지하기 위한 특허전략을 확실히 해야 하며, 또한 의약품의 피할 수 없는 복제약과의 경쟁을 마음에 두어야 한다. 이 장에서는 특허 포트폴리오를 설립하는데 중요한 세 가지 면을 이야기 하겠다: 특허 보호를 위한 파일링 전에 발명품을 대중에게 공개할 때의 효과, 발명품의 특허성을 평가하기 위해 특허 검색, 실행 자유권Freedom to operate이다.

BOX 4.1

주요 용어 및 약어

NME: New Molecular Entity; a new drug submitted to the FDA Center for Drug Evaluation and Research (CDER)

USPTO: US Patent and Trademark Office

PCT: Patent Cooperation Treaty

FTO: Freedom to Operate

IND: Investigational New Drug application; document filed with the FDA prior to initiating research on human subjects using any drug that has not been previously approved for the proposed clinical indication, dosing regimen, or patient population

1.1. 대중에게의 공개와 특허 신청

발명품이 특허를 받으려면 "신규성과 진보성"이 있어야 한다고 특허법에 정의되어 있다. 이 신규성novelty 요구 조건 때문에 만약 그 발명품이 이미 대중에게의 공개가 이루어졌다면 특허를 할 수가 없다. 미국에서 novelty rule의 중요한 면은 그 발명품이 만약 다음과 같다면 특허할 수 없다는 것이다:

(1) 발명품이 출원 날짜보다 1년 이상 전에 논문에 묘사되었을 때

(2) 발명품이 출원 날짜보다 1년 이상 먼저 공공연히 이용되었거나, 대중에게 판매되었을 때

이 메세지는 미국에서는 첫번째로 대중에게 공개되었거나 발명품의 판매를 제시한 후 1년의 기간이 있어서 그 기간 안에 반드시 특허 출원을 해야 된다는 것이다(그림 4.1). 이 1년 기간은 확실하며, 이 뜻은 발명가가 이 유예기간 안에 그의 새로운 발명품을 특허보호를 위해 출원을 하지 않는다면 미국내에서 발명품의 특허 보호를 얻기 위한 모든 권리를 잃어버리게 되는 것이다. 어떤 경우에는 비밀 엄수confidentiality의 의무없이 단순히 친구와 동료

에게 발명품을 설명하는 것으로도, 이 1년의 시계가 움직이기 시작할 수도 있다. 대부분 다른 나라들은 대중의 공개와 특허 출원일 사이의 유예 기간을 보장하지 않는다. 그러므로 발명품을 대중에게 공개하기 전에 특허 신청을 출원하는 것이 대부분 항상 좋을 것이다. 특히 전세계의 잠재적 시장을 원하는 제약업계에서는 더욱 필요하다. 대중의 공개는 여러분의 발명품을 저널에 투고하거나, 컨퍼런스에서 여러분의 연구를 발표하거나, 단지 말하는 것도 포함된다.

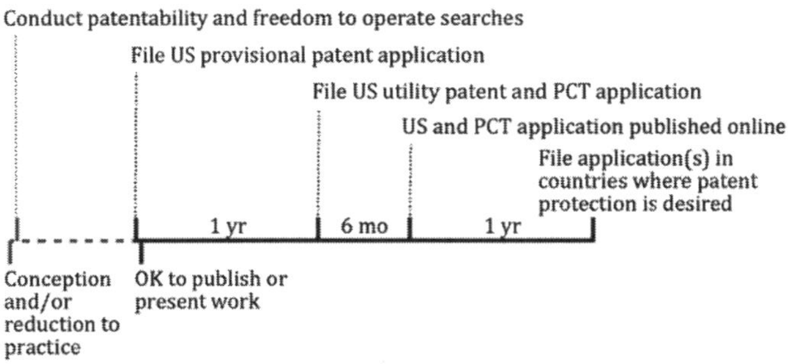

그림 4.1 특허 화일링 타임 라인.

1.2. 특허 가능성을 평가하기 위한 특허 검색search

어떠한 새로운 제품을 위한 특허 전략을 결정하는 첫번째 단계는 "해당 제품 관련한 기존 특허의 상황"을 아는 것으로 제품에 관련된 문헌이 있는지 확인한다. 이것은 여러분의 발명품이 신규성이 있는지 아닌지 결정하는 중요한 단계로 이들은 특허를 위해 필요한 두가지 요소 이다. 여러분의 문헌 검색은 과학적 문헌과 특허 문헌 둘 다를 포함한다. 검색을 시작하기 전에, 새로운 제품의 조성과 제품이 어떻게 이용될 지에 관한 제품 라벨 초안(예. 제품의 FDA승인을 위한 질병을 찾고 어떻게 투약되었는지) 의 리스트를 만들어 보라. 이 정보는 아주 똑같지 않더라도 비슷한 내용의 제품을 추적해야 한다. 제품의 조성과 의도한 라벨 이용을 아는 것은 특허 문헌(발행된 특허와 응용의 편집)과 과학 문헌의 초기 검색을 위한 주요 용어를 식별하게 해서, 제품에 관련된 이전의 문헌들을 잘 찾는데 도움이 된다.

BOX 4.2

무엇이 대학연구자들을 놀라게 하는가?

만약 여러분의 발명품이 환자한테 결코 이익이 되지 않는다고 확신할 때만, 여러분의 생각과 데이터를 특허에 출원하기 전에 투고하여라. 전세계 대상의 지적 재산권은 새로운 신약과 바이오의약품의 큰 개발 비용을 보상하기 위해서는 반드시 필요하다; 지적 재산권 없이는 아무도 여러분의 약을 개발하지 않을 것이다. - DM-R

여러분이 특허나 특허 검색에 친숙하지 않다면, 과학 문헌을 찾는 것으로 시작하면 좀더 쉬울 것이다. 위에서 접근하는데 이용된 검색 용어는 Pubmed 과 Google® Scholar같은 온라인 데이터 베이스에서 검색할 수 있다. 과학 문헌을 검색하는 것부터 해서 그 중 가장 적합한 문헌의 저자와 또는 기관(대학 또는 제약바이오업계)을 특허 데이터 베이스를 검색하기 위한 용어의 리스트에 덧붙일 수 있다.

발행된 특허와 발행된 특허 신청의 검색은 몇몇 데이터 베이스를 합쳐서 이용하는 것이 최고이다. 특허는 관할 구역이 있으며, 그러므로 특허성이 적합한지 특허 발행을 식별하기 위해 미국과 전세계의 데이터베이스를 검색하는 것이 필수적이다. 다음 세 가지 데이터베이스는 철저한 검색을 도와줄 것이다:

(1) US Patent and Trademark Office (USPTO): http://www.uspto.gov
US Patent Office의 Web site는 1976년부터 현재까지의 공인된 미국 특허의 전체 문헌의 데이터베이스를 갖고 있으며, 또한 기 발행된 미국 특허 이용법의 데이터베이스도 따로 갖고 있다. 두 데이터베이스는 검색해야만 하며, 두 접촉면을 검색하는 것이 효과적으로 검색하는 한 방법이다. 검색 결과는 적합한 서류에 연결되어 있어, 빠르게 리뷰하는 것을 도와준다. 다른 웹싸이트는 또한 발행된 특허와 이용법을 다운로드해서 이용할 수 있으며, www.patentfetcher.com 또는 www.pat2pdf.com의 두 컬럼 포맷으로 친숙하다.

(2) Espacenet.com: http://worldwide.espacenet.com

이 데이터베이스는 유럽의 특허와 응용법을 검색하게 하며, "advanced search" tab을 이용하면, 제목, 발명가, 적용사(회사이름) 등을 검색할 수 있다. 이 데이터베이스는 INPADOC(international patent documents) 라는 툴을 갖고 있어, 모든 가짜 특허와 응용법, 또는 적합한 특허나 응용법의 "family member 특허"를 식별할 수 있다. 예를 들어 만약 여러분의 검색이 관심있는 미국 특허를 식별하는 것이라면, advanced search page에 있는 "publication number" 검색 분야 안에 미국 특허넘버를 집어넣고, 결과를 클릭하면, "View INPADOC patent family" 링크를 보고, 그것을 클릭하면, 미국특허가 미국 바깥쪽에서 비슷한 출원을 하였는지 여부도 알 수 있다.

(3) World Intellectual Property Organization (WIPO) PatentScope: http://www.wipo.int/patentscope/search/en/search.jsf

이 데이터베이스는 WIPO에 의해 유지되며, 국제 출원을 위한 PCT(Patent Cooperation Treaty) 신청을 허용한다. 둘 다 간단하고 "structured"(advanced) 검색 옵션이 있고, 국제 특허 신청을 하는 것이 가능하다. 데이터베이스에 의한 검색 결과는 발명품의 전부 또는 부분적으로 묘사된 서류를 식별할 수 있게 도와준다.

1.3. Freedom to Operate(FTO)를 평가하는 특허 검색

"실행 자유권Freedom to Operate"을 줄여 FTO라 하며, 실험이나 제품의 상업화 같은 특별한 행위가 적합한 특허권을 가진 다른 쪽의 방해없이 행해질 수 있는 것을 의미한다. 특허권은 관할구역이 있기 때문에, 제품이 제조되거나 팔리는 바로 그 나라에서 할 수 있는지 여부의 FTO 분석이 일반적으로 필요하다.

USPTO와 위에 언급한 espacenet patent search sites는 둘 다 FTO에 대한 특허를 검색하기 위해 유용하다. FTO를 평가하는 것과 특허 가능성을 평가하는 것 사이의 주된 다른 점은 FTO를 평가하는 것일 경우 단지 기 등록된 특허의 요구사항claims에만 초점을 맞추면 되는 반면 후자인 경우에는 전체 특허 서류의 내용을 반드시 고려해야 한다.

찾고자 하는 것이 등록된 특허의 조건을 찾는 것이라면, FTO분석이 적합할 것이며, 그것이 여러분의 제품을 상업화 하는데 실제적인 걸림돌이 되는지 아닌지 조사가 필요하다. 예를 들어 특허 클레임의 단어들이 특허의 specification이나 특허 서문상에서 해당 단어의 정의를 나타낼 수 있으며, 이를 통해서 특허 요구의 범위scope를 다르게 해석할 수도 있다; 또는 특허 신청 중 클레임 조건의 meaning을 좁게 하여 특허 승인이 날 수도 있다. 또한 특허소유자가 특허를 유지하는데 필요한 비용을 시간 안에 지불하지 않았다면, 그 특허는 더 이상 힘을 갖을 수 없다. 특허 변호사의 자문을 통해서 특허 요구의 법적인 scope에 대해 조사하면 좋다.

2. 대학의 기술 이전 담당 부서와 일하기

- Katharine Ku

대학연구자들은 어느 면에서는 세계에서 가장 창의적인 사람들이기 때문에, 대학에는 그들의 발명품을 상업화하는 데 도움을 주는 조직을 갖고 있다.

2.1. TTO는 무엇인가?

대학 기술 라이센싱, 종종 "기술 이전"이라 불리는 이것은 대학이 지적 재산권을 라이센싱 계약서를 통해 바깥쪽에 이전하는 공식적인 방법이다. 미국 내의 대부분의 대학들(그리고 많은 미국 바깥쪽의 대학들)은 만약 발명품이 대학의 자원을 이용해서 창조되었다면, 발명가가 지적 재산권을 그들의 대학에 양도하길 요구하는 특허 정책을 갖고 있다. 이들 대학들은 또한 기술 이전 사무실(technology transfer office, TTO)을 갖고 있는데, 그들의 임무는 대학에서 창출된 기술을 사회의 이용과 이익을 위해 제약바이오업계로 이전하는 걸 촉진하는 것으로, 그 임무는 중계 연구translational research의 임무와 정확하게 맞는다. 대학은 만약 로얄티 수입이 있다면 발명가에게 종종 로얄티 수입의 일부분을 제공하는 로얄티-분배 정책도 갖고 있다.

BOX 4.3

주요 용어 및 약어

TTO: Technology Transfer Office; the university group responsible for managing intellectual property owned by the university

License: a legal agreement granting another party rights to use intellectual property

Licensee: third party paying for access to technology

Royalty: payment based on revenue generated from licensed technology

Option: a legal agreement granting temporary rights to intellectual property

2.2. Licensing Intellectual Property

발명품이 실험실에서 상업화로 움직이는 경로는 순조롭지 않다. 한번 발명품이 TTO에 등록되면, 라이센싱 전문가가 발명자와 같이 발명품을 리뷰해서 잠재적 응용법에 대해 연구하게 될 것이다. TTO는 라이센싱 전략을 개발할 것이다: 그들은 발명품을 기술적 어려움과 시장 위험을 고려해서 발명품을 평가하고, 발명품을 특허할지 말지 여부를 결정하고, 발명품을 그 것에 관심있어 할 만한 회사들에게 활발하게 소개해서 팔고, 라이센싱 계약서를 협상하기 전에 회사 안에 있는 최고의 제품을 찾는 일을 한다. 주요 목표는 그들의 기술을 개발하고 상업화할 수 있는 최고의 회사들을 찾는 것이다.

라이센싱과 상업화는 일반적으로 시간 제한을 두지 않는다. 대부분의 대학에서 나온 발명품들은 매우 초기단계이기 때문에, 제품이 상업적으로 개발되기까지 몇 년의 시간이 걸린다. 비록 많은 발명품들이 소소한 로열티 수입 정도는 만들고는 있어도, 사실상 진짜 큰 royalty를 만드는 발명품을 개발하는 것은 매우 드물다. 대학 발명품의 2/3정도는 절대 라이센스 되지 않는다. 라이센스를 받고자 하는 회사들 역시 해당 기술의 개발 단계, 시장, 경쟁 기술, 시장에서 요구되는 새로운 자원 등에 달려있다.

BOX 4.4

무엇이 대학연구자들을 놀라게 하나?

TTO가 지식을 공유하는 대학의 임무에 민감하기 때문에, 특허를 출원하는 것이 대학 연구자들의 집필, 요약물의 제출, 구두 발표에 결코 방해가 되지는 않는다. TTO와 함께 특허 출원을 하는 것은 여러분이 구두 발표 또는 저술을 초안하는 것처럼 간단할 수도 있다.

- DM-R

라이센스 양도는 독점이 아닐 수도 있어서, 몇몇 회사들에게 기술에 기초한 제품을 개발할 권리를 줄 수 있다; 비독점 라이센스는 종종 license transgenic mice, 생화학적 물질, 스크리닝 시험법, 재조합 약물을 만드는 방법, 연구 도구 등에 이용된다. 대부분의 약이나 의료 기구에 관한 발명품 같은 경우, 만약 제품이 시장에 소개되기 전에 큰 투자가 필요하다면, 한 회사에게 독점 라이센스를 주는 것이 적합할 것이다. Licensee(예. 기술을 라이센스하는 회사)가 회사를 설립하거나, 새로운 비지니스 스타트 업이 될 수도 있다. 라이센스에는 일반적으로 Licensee 가 어떤 실행 요구(실사 요구조건diligence requirements라고 알려져 있음)를 만족 시키고, 대학에 재정적 지불을 하는 요구조건이 포함되어 있다. 이들 재정적 비용은 종종 다음과 같다: 선수금upfront fee, 라이센스를 유지하기 위한 일 년치 비용, 어떤 개발 목표가 이루어지는 마일스톤 비용, 제품 판매에서 발생한 수입의 퍼센트에 기초한 로열티 등이 있다. 만약 라이센서가 스타트업 회사라면, 대학은 종종 라이센싱 계약서 중 일부분에서 회사의 주식을 받는다. 때때로 라이센스에는 "그 분야에서만 이용field of use" 하라는 제한을 두기도 한다. (예. 연구만 하는 라이센스, 진단 제품, 치료제 등등)

초기단계로써, 회사는 TTO로부터 옵션 계약서를 요구할 수 있다. 이것은 회사가 정식 라이센스 계약서를 결정하기 전에 제한된 시간동안 기술을 평가하기 위함이다. 일반적으로 계약은 소정의 옵션 비용을 받고 6-12개월 동안 유지된다.

일반적인 성공적인 라이센스 계약서는 몇 년 동안 유지되며, 20년 이상 길기도 한다. 원본의 계약서는 추후 예상치 못한 시장과 기술 환경의 변화 때문에 종종 재 합의되기도 한다.

2.3. 특허 비용과 발행 되는 시간

많은 투자자들은 "특허 보호"에 초점을 맞추지만, 특허가 발행되는 데는 종종 4-5년이 걸린다는 것과, 한 특허가 출원되고 등록되는 비용이 비쌀 수 있어서 한 특허당 보통 4천만원-5천만원 이상 든다는 것은 잘 모르는 경우가 많다. 비용때문에, 특정 발명품의 특허 신청을 할지 말지 결정하는데 매우 적절한 판단이 필요하다. 때때로 출원을 결정하기 전에 특허가능성 분석 – 발명품과 관련된 이전에 발행된 특허와 집필을 발명품과 비교할 수 있도록 전구체를 검색하는 것-을 실행할 수 있다. 그 같은 대중에의 발표는 특허를 할 수 없게 하기 때문에 문헌의 발표나 대중에게 하는 프레젠테이션 "전"에 발명품의 특허를 출원할지 여부를 결정해야만 한다.

2.4. 이해의 충돌

만약 발명가가 해당 기술을 개발하는데 있어서 Licensor와 같이 활발하게 활동 했다면, 이해의 충돌이 당연히 기술 이전에서 나오게 된다. 그럼에도 불구하고, 기술 이전은 만약 발명가가 그 회사의 고문이나 회사의 설립자라면, 더욱 효과적이다. 직원들이 같이 만든 스타트 업Faculty-associated start-up에게 라이센싱하는 것은 특히 대학의 초기 단계의 기술을 이전하는 가장 효과적인 방법일 수 있다. 왜냐하면 많은 경우 대부분의 회사는 아직 잘 증명되지 않은 기술을 개발하는데 있어서 위험 부담을 꺼려하기 때문이다. 이해의 충돌을 피하기 위해, 대부분의 대학들은 대학에 있는 연구와 회사의 연구를 구별하고, 학생들이 교수의 재정적 이해/컨설팅 계획으로부터 영향을 받지 않은걸 확인하는 것을 포함하는 이해관계의 충돌 여부를 공개하고, 그 과정을 리뷰한다.

컨설팅 계약서는 회사와 연구자간의 개인적 합의로 고려된다. 연구자들의 회사에 대한 컨설팅 계약은 종종 대학에 의해 협상되지도 않고 검토되지도 않는다. 따라서 컨설팅 계약에 들어가려는 연구자들은 컨설팅 활동에 적합한 그들의 대학 규정에 먼저 익숙해야만 한다. 연구자는 일반적으로 컨설팅 계약의 조건들이 지적 재산권 소유권, 고용 책임, 결과의 공개 발표에 관련된 것들을 포함해서 대학의 규정에 어긋나지 않게 해야 한다.

BOX 4.5

중요한 포인트

기술 이전은 대학으로부터 발명품과 새로운 발견을 상업화하기 위한 필수적인 수단이다. 그 과정은 복잡할 수 있고, 발명가, 대학, Licensor, 정부, 대중을 포함한 수많은 구성원들의 이해관계가 서로 얽힐 수도 있다. 대학 기술이 사회의 이익을 위해 제약바이오업계에 성공적으로 이전되는 최종 결과가 나오면, 그때 가서 모든 구성원들이 만족할 수 있다.

3. 이해상충을 피하는 법

- Emily Egeler

대학 교수 멤버가 신약 개발 과정에 더 많이 개입되었다면, 대학기관은 그들이 올바른 연구와 교육 임무도 제대로 유지하게 돕는 것이 필수적이다. 이것이 그들의 학생, 정부 기관, 연구에 펀드를 주는 정부, 최종적으로 이들 새로운 치료법으로 치료받는 환자에 대한 책임감이다. 따라서 강력한 이해의 충돌은 때때로 발생하기도 하며, 이는 대학의 연구자와 임상 학자들이 그들의 발명을 외부로 이전하기 위해서는 어쩔 수 없는 일이다. 목표는 모든 이익을 받는 자들의 이해관계를 피하기만 할 것이 아니라, 이들의 이해관계를 투명하게 관리함으로써 궁극적으로는 대중을 보호하는 것이다.

BOX 4.6

무엇이 대학연구자들을 놀라게 하나?

대부분의 대학들은 그들의 연구와 임상 연구로부터 오는 재정적 이득을 얻는 대학연구자들을 반대하지 않는다. 오히려 대학 기관은 대학 내 연구자들에게 더 많이 연구하고 실제로 신약을 만들기 위해 더 열심히 연구하라고 격려한다. 그렇지만 공개적인 정부 자금 등을 통해서 발생한 연구와 임상 시험 데이터를 공정하게 나누는 것을 대중들 역시 기대한다. 또한 교육을 하는 교육기관으로서의 독립성과 멘토쉽mentorship이 유지되는 것이 필수적이다. 이것이 이해가 충돌할 때 적절하게 공개해야 하는 중요한 이유다. - DM-R

3.1. 이해의 충돌을 식별하기

2013년 3월 31일부터 효과적인 Sunshine Act는 Patient Protection Affordable Care Act의 부분으로써, 그 취지는 미국에서 사업하는 의약품 제조업자와 모든 제약회사, 의료 기기, 바이오테크놀로지의 소유권 및 의사와의 이해 관계를 투명하게 이끌어낸다는 것이다. 이 새로운 법률로 인해, 많은 연구기관들과 투자 기관들은 이제는 관련된 연구자들을 위해 연구자들의 이해의 충돌을 다양한 방법으로 대중에게 보고한다. 각 기관들은 이해의 충돌Conflicts of interest (COI)이 있을 때 내부 보고를 위한 그들 스스로의 규정들이 있고, 만약 이 관계가 보고할 가치가 있는 충분히 금전적 이해관계가 있는지 결정한다. 근래들어 NIH, FDA CDC를 포함한 많은 연방기관들에 둘러싸인 Public Health Service 는 충분한 금전적 이해 관계를 다음과 같이 정의하였는데, (1) 년간 5,000달러 이상의 큰 수입, (2) non-publically traded company의 소유권 또는 주식, 또는 (3) 여러분의 대학 로열티 바깥에 있는 지적 소유권으로부터의 개인적 수입이라 정의했다.

COI를 식별하는 가장 간단한 최고의 방법은 환자들이 보고된 뉴스로부터 제약바이오업계의 관계에 대해 처음으로 알 때 어떻게 느끼는지를 고려하는 것이다. 만약 일반인들조차 연구자들과 관련 제약사들과의 이해관계가 대학의 책임에 영향을 줄 수 있다고 결론낸다면, 연구자들은 대학의 프로토콜에 따라서 COI를 공개해야만 한다. 이해의 충돌을 보고하는 것은 그 연구나 임상 일이 실제로 회사를 위해 치우쳐 졌다는 것을 암시하지는 않는다; 연구비 펀딩에 있어서 정직성을 유지하는 것은 아직도 개인적 책임이다. 대신에 이해의 충돌을 보고하는 것은 대중들에게 신약 개발의 투자와 임상 결과 사이의 투명성을 늘리는 길이다. COI를 관리하는 것이 단순히 notification statement를 informed consent form에 첨가하는 것처럼 간단할 수도 있지만, 어떤 COI는 그 사람이 임상 시험을 실행하거나 분석하는데 참여하는 것을 금할 수도 있다.

BOX 4.7

이해의 충돌을 식별하는 가이드

1. 주식 옵션같은, 현재는 가치 없는 것들을 포함해서 어떠한 재정적 이해 또는 관계가 대학 연구자로서의 나의 연구 책임과 역할에 직접적으로 관계가 있는가?
2. 나의 연구 결과가 이해의 성공에 영향을 주는가? 또는 성공에 영향을 주는 것처럼 보이는가?
3. 일반인들이 보기에 대학에서의 나의 연구 또는 역할이 회사로부터의 재정적 지원에 의해 영향을 받으리라고 결론지을 수 있나?
4. 내 기관이 나 뿐만 아니라 나의 배우자, 파트너, 또는 아이들에게 까지 이해 충돌 여부를 보고할 것을 요구하는가?

BOX 4.8

무엇이 대학연구자들을 놀라게 하는가?

어떤 대학들은 대학 연구자들에게 제약바이오업계와의 이해상충 여부 외에도 그들의 배우자, 파트너, 아이들과 제약바이오업계와의 이해상충 여부도 보고하기를 요구한다. 만약 그들의 관계가 우리의 연구 영역 또는 임상 시험에 관계되어 있다면 이것이 필요하다.

\- DM-R

3.2. 피해야 할 이해의 충돌

어떤 제약바이오업계와의 관계는 결코 적합하지 않는 경우가 있다. 이럴 경우 가장 중요한 것은, 해당 임상학자는 결코 그들이 경제적 이익을 받는 임상 시험에 참여해서는 안된다는 것이다. 제약바이오업계와의 관계가 또한 환자 케어를 위한 치료법의 선택에 영향을 주어서는 안된다. 예를 들어, 임상 학자들은 그들이 임상 시험에 참여하는 각 환자에 대한 회사의 비용을 받을 수 없다. 연구측면에서 대학연구자들이 그들의 대학역할과 책임감에 어떠한 이익을 주는 일과는 서로 분리하는 것이 중요하다. 대학의 연구자는 회사의 펀딩을 받을 수도 없거나, 논문 발표를 연기한다거나, 회사의 이해를 위한 특별한 주제만을 연구하도록 제한한다거나, 특별한 회사를 이롭게 하기 위해 대학의 자원을 이용하기 위한 대가로 선물을 받아서도 안 된다.

3.3. 이해의 충돌을 관리하기: 임상학자

임상 시험에서 이해의 충돌을 발표하는 것은 임상 시험 결과의 신뢰성을 대중에게 견고히 하기 위함이며, 임상학자들은 그들 환자의 이익을 위해 최선을 다해 행동해야 함을 명심해야 한다. 염려되는 부분은 바로 의도적으로, 또는 대부분 무의식적으로 연구결과를 치우치게 해석하거나 부작용 발표 또는 치료 과정의 선택 등에서 회사의 이익을 위해 치우친 결과가 포함되었을 때이다. 공짜 약 샘플, 회사 로고가 들어있는 볼펜 등 회사로부터 어떠한 선물을 받는 것 조차도 어떤 대학에서는 허용되지 않는다. 왜냐하면 그것은 치우치지 않고 독립적이어야 할 대학 기관의 환경에 영향을 줄 수 있고, 그들의 세금 면제 혜택에 대해 영향을 주기 때문이다.

다시 말했듯이, 임상학자들은 환자 케어를 개선하기 위해 제약바이오업계와 함께 파트너쉽을 가질 수는 있다. 하지만 중요한 것은 대학의 규정을 늘 생각하여, 연구 디자인, 데이터 모집, 펀딩 등의 공평성에 영향을 주는 상황을 피해야 한다. IRB, grant application, Material and Human Tissue Transfer Agreements에게 어떠한 인체의 연구관련 프로토콜을 제출할 때 이해의 충돌을 공개해야 한다. 기관의 COI는 대학 또는 병원 레벨에서 특별한 회사와의 관계가 있다면 이를 언급해야 한다. 임상 시험을 위한 임상 기관 선택은 일반적인 기관 COI에 의해 영향을 받는 좋은 예이다. 병원 또는 대학 의료 센터는 만약 임상 기관으로서 긍정적인 연구 결과를 위해 회사로부터 재정적으로 이익을 받았다면, 임상 기관으로서 참여하는 것이 금지될 수도 있다.

3.4. 이해의 충돌을 관리하기: 연구자(M.D or Ph.D.)

대중들은 대학과 다른 대학 기관의 연구자들이 그들의 연구비 수여 기관 정보를 발표할 때 공평하고 포용력이 크기를 기대한다. 대중들은 연구에 기초한 약품 개발의 마지막 수혜자일뿐 아니라, 또한 연방 연구비 기금에 의해 그 연구를 지지하는 스폰서이기도 하다. 연구자에게 일어날 수 있는 가장 일반적인 재정적 이해의 충돌은 컨설팅을 통해서 보수를 받거나, 제약바이오업계의 파트너로부터 지지 또는 금전을 받거나, 대학으로부터 지적 재산 라이센스를 가져간 스타트업 회사의 주식 소유권을 갖는 것이다.

매우 중요한 것은 재정적 지원이 우리 연구의 디자인, 실행, 해석, 발표에 영향을 주지 않거나 영향을 주는 걸로 보이면 안된다. 제약바이오업계의 동맹이 연구 주제의 선택을 간섭하면 안된다. 중요한 것은 우리가 우리의 교육 임무의 순수성을 보호하는 것이다. 우리의 가르침과 멘토십이 경제적 이유에 의해 한편으로 치우치면 안된다. 계약서는 학생들의 논문 발표와 현재의 결과를 제한할 수 없으며, 어떠한 멘토링 패컬티의 COI로부터 독립적이어야 한다. 대학의 세팅안에서, 모든 미팅은 교육적이어야 하며, 장사 목적이면 안된다.

BOX 4.9

중요한 포인트

어떤 이해 상충은 디자인, 실행, 연구 결과의 해석 또는 임상 시험에 영향을 주는 것으로 보여질 수 있다. COI를 보고하는 것이 결과들이 완전히 한편으로 기울었다는 것을 의미하지는 않는다. COI의 정확한 발표는 연구에 투명성을 유지하고 대중의 신뢰를 유지하는데 필수적이다. 무엇을 어떻게 발표할지는 특별한 지침을 보고 대학의 내부 규정을 잘 참조하라.

4. University Compliance Office와 협력하기

- Jennifer Swanton Brown, Nichlas Gaich, Steven Alexander

이 장에서는 인체 실험을 실행하기 위해서 특별히 스탠포드 대학의 예를 들어, 대학 기관의 요구사항에 대해 초점을 두겠다. 각 기관의 compliance infrastructure 와 규정은 어느정도 다양하지만, 그 원칙은 같다: 실험대상인 사람을 보호할 것; 연구 프로토콜의 디자인과 실행이 최적의 셋팅에서 수행됨을 확신할 것; 정부의 허가 요구사항에 맞는지 확인할 것.

BOX 4.10

주요 용어 및 약어

HRPP: Human Research Protection Plan; a collection of policies, guidances, and supporting documents governing human subject research and the protection of participants. http://humansubjects.stanford.edu/hrpp/manual.html#hrpp

RPH: Research Policy Handbook; Stanford policies regarding the conduct of research. http://rph.stanford.edu/index.html

CFR: Code of Federal Regulations; rules and regulations published in the Federal registar by the executive departments and agencies of the Federal Government of the USA

RAC: Risk Assessment Committee; a multidisciplinary panel that evaluates studies for financial or administrative risks and evaluates requests to waive a policy related to administration of clinical trial operations. RAC provides an additional vehicles for risk analysis, but does not evaluate human subject protections or scientific validity

IND: Investigational New Drug application; document filed with the FDA prior to initiating research on human subjects using any drug that has not been previously approved for the proposed clinical indication, dosing regimen, or patient population

HIPAA: Health Insurance Portability ad Accountability Act of 1996

임상 연구를 위한 스탠포드 대학의 내부 규제는 HRPP(Human Research Protection Program)에서 정의되고, 부사무총장Vice Provost과 연구학장Dean of Research의 사무실에 있는 RCO(Reaserch Compliance Office)에서 관리된다. RCO는 스탠포드의 여덟개의 Administrative Panels for Human Subjects in Research를 관리하며, 공식 이름은 Stanford Institutional Review Board(IRB)이다. 추가로 연구자가 시작한 프로젝트의 연구비에 대해선, 대학에서 스폰서하는 프로젝트가 있을 수 있고, 의과 대학의 Research Management Group(RMG)에 의해 관리되는 연구도 있다.

BOX 4.11

주요 부서들

IRB(Institutional Review Board)는 스탠포드내 기관으로 인체가 포함된 의약 연구를 시작하기 위한 리뷰와 승인, 주기적인 리뷰를 실행하는 기관에 의해 정식으로 인정된 위원회이다(21 CFR 56.102(g)). http://humansubjects.stanford.edu/

RCO(Research Compliance Office)는 스탠포드의 연구 compliance를 위한 administrative panels을 지지하며, vice provost 와 연구 학장의 사무실을 통해 학장에게 보고한다. http://researchcompliance.stanford.edu/

RMG(Research Management Group)는 의과대학의 연구 facilitates로 기관을 대표하고 프로젝트를 스폰서하는 지지와 가이드를 제공해 주는 연구기관의 전문 파트너이다. http://med.stanford.edu/rmg/

OSR(Office of Sponsered Research)는 대학 연구 커뮤니티에게 administrative 전문가와 서비스를 제공해주고, 외부 스폰서와 계약 관계시 Leland Stanford Junior University의 Board of Trustees의 이해를 대표한다. 단 제약바이오업계에서 투자한 RMG에 의해 운용되는 임상 시험은 제외한다. http://ora/Stanford.edu/ora/osr/default.asp.SpetrumOTC는 Spectrum, the Stanford Center for Clinical and Translational Education and Research의 Operation, Traning, and Compliance 이다.

CCTO(Cancer Clinical Trial Office)는 임상 시험을 실행하는 Cancer Institute Investigators에게 허가, administrative, 연구, 교육 서비스를 제공한다.

산업체의 펀드로 시행하는 임상 시험을 위해, 스탠포드의 연구자는 세 가지 위치에서 동시에 연구 감사를 받는다: IRB(인체 대상)는 연구의 승인, 계약 협상, 예산 개발 등을 감시한다. IRB승인은 모든 인체를 대상으로 하는 임상 연구에서 요구된다. 계약은 모든 스폰서 받은 프로젝트의 요구 조건 compliance requirements과 IRB approval이 충족되는 것을 조건으로 하며, 만약 약물, 기구, 바이오의약품, 또는 펀딩이 스탠포드 외부에서 받거나, 또는 결과 데이터나 결과물 투고 권리, 지적 재산권이 스탠포드 외부 기관과 공유하게 되는 것이라면, 예를 들어 산업체의 공동나 다른 대학 기관과 공유하는 것이라면, 이에 대한 계약이 필요하다.

4.1. IND 요구사항

미국 내에서 인체에 대한 연구를 승인받지 않은 약으로 하려면 그 전에 FDA에 IND를 반드시 제출해야만 한다. 만약 연구하려는 화합물이 미국내에서 어떠한 용도로도 FDA의 승인을 결코 받지 않았다면, 스탠포드의 IRB는 IND와 함께 서면으로 된 FDA의 증거를 요구할 것이다.

만약 연구하려는 약품이 미국내에서의 이전에 FDA에 의해 승인받았다면, 그 연구는 새로운 IND나 IND-exempt를 요구할 것이다. 스탠포드의 IRB신청서는 연구자가 regulatory 질문들을 훑어보게 해서 이 결정을 하게 도와준다. 임상 시험은 일반적으로 만약 연구자가 법적으로 판매되는 그것의 라벨링 정보에 따라 연구를 하면, IND는 보통 면제된다. 하지만 만약 연구자가 "투여 경로 또는 투여 양의 수준 또는 환자 군의 이용 또는 약품의 이용에 수반되는 *위험이 현저히 늘어나거나* 또는 다른 요소(21 CFR 3312.2(b)(iii))가 포함된다면 새로운 IND가 요구 된다.

BOX 4.12

조언

Spetrum Study Navigator는 스탠포드의 연구자들이 공유하고, 쉽게 이용할 수 있는 모든 필수적인 연구 정보에 접근하고 보관할 수 있는 웹싸이트이다. 연구자들은 또한 서비스를 지원하는 프로젝트(예. 통계 컨설트), 팀 멤버의 후기 의견, 연구 서류를 관리하고 업로드하는 서비스에 접근할 수 있다. https://spectrum/studynavigator/

4.2. IRB의 감독

IRB에 신청서를 제출하는 것은 컴퓨터를 통해서 이루어지며, 이를 eProtocol이라 부른다. IND-exempt가 아닌 연구를 위해, IRB는 FDA에서 승인받은 IND의 서류를 요구한다. 이 서류에는 IND 숫자가 적혀있는 FDA로부터 발행된 편지가 포함된다.

Infromed Consent templates 는 IRB Web site에서 가능하다. 연구자는 신청할 때 IRB에 환자 모집 관련 광고를 제출해야한다. 또한 Guidance on Data and Safety Monitoring 또는 어린이에 대한 연구의 특별 법규가 IRB의 꼼꼼한 가이드라인 서류 중 하나로 이용 가능하다. Informed Consent templates를 주의깊게 따라가고, IRB 신청서 제출 전에 eProtocol질문에 완벽하게 질문하다 보면, IRB로부터 승인받기까지 약 4-6주 정도 걸릴 것이다. 스탠포드의 IRB는 연구를 위해 Health Insurance Portability and Accountability Act of 1996(HIPAA) authorizations을 또한 리뷰하고 승인한다.

Veterans Administration Palo Alto Health Care System(VAPAHCS) 또는 Clinical and Translational Research Unit(CTRU)에서 연구를 실행하기 위해서는 추가의 요구조건과 승인이 있다. 암에 관련된 연구는 또한 Stanford

Cancer Institute's Scientific Review Committee(SCRO)에 의해 리뷰된다. 필요한 경우에는 Stanford Stem Cell Research Oversight(SCRO) committee 와/또는 Administrative Panel on Biosafety(APB)에 의한 리뷰가 Research Compliance Office와 같이 공조한다.

4.3. 스폰서-연구자 연구 훈련과 지지

스폰서-연구자 연구(Sponsor-investigator research, SIR)는 FDA로부터 IND승인을 확보한 스탠포드 연구자에 의해 실행되는 연구를 말한다. 스탠포드 IRB는 초기의 IRB 승인을 하기 전에 책임 연구자(그리고/또는 프로토콜 디렉터)와 임상연구팀을 위해 protocol-specific sponsor-investigator research traning을 요구한다. 이 훈련은 Cancer Clinical Trials Office(CCTO) 또는 Study Facilitators from Spectrum Operations, Training and Compliance에서 나온 규제허가관련 분야 스태프에 의해 제공된다. 훈련은 FDA와 IRB에 보고되고 요구된 허가 서류를 리뷰하는 것을 포함한다. 계속되는 프로젝트의 승인전에, RCO는 compliance review를 요구하고, 이는 RCO로부터 compliance analysts나 stanford Cancer Institute Data and Safety Monitoring Committee(DSMC)의 대표자에 의해 실행된다. 트레이닝에 대한 교육자료 및 리뷰 서류는 IRB website에서 찾을 수 있다.

교육과 연구 관련 도움은 연구자가 주도하는 임상연구(Investrigator-initiated research, IIT)에도 사용 가능하다.

(1) Sample templates, logs, standard operating procedures(SOPs)는 CCTO와 Spectrum OTC를 통해 가능하다.
(2) Good Clinical Practice training은 필요할 때 가능하다.
(3) Spetrum OTC는 연구자들을 지도하고 직원들을 교육시키는 연구 도우미를

제공한다. 임상 연구 과정의 아이디어, 디자인부터 해서 끝나서 논문 투고할 때까지 임상과 translational research projects를 도와준다. 연구 도우미는Stanford clinical and translational research system에 있는 넓은 임상 연구 경험이 있는 health professionals과 전문가들이다.

https://spectrum/accordions/operations-training-and-compliance/?ch2=1

(4) CCTO 규제허가관련 스태프는 FDA에 제출하는 IND 신청서와 보완서류, 연구 시작, 과정, safety reports의 추적, 허가 서류화, IRB, SRC, CTRU 제출을 도와준다.

http://cancer.stanford.edu/trials/contact_us/regulatory_staff.html

(5) Regulatory 감사시에는 Spectrum OTC와 CCTO의 스태프가 감사자와 IRB와 함께 공조하며, 감사전에 서류를 리뷰하고 전문가의 충고를 제공해준다.

4.4. RAC Review

스탠포드 대학의 규정은 제약바이오업계의 스폰서가 임상 시험 중에 연구에 관련된 피해가 생길때를 대비하여 보험을 들어주기를 제약회사에게 요구한다. 하지만 많은 제약바이오업계의 스폰서는 스탠포드 연구자가 허가받은 약물로 연구자가 시작한 연구를 실행할 때, 보험을 제공해주기를 꺼려한다. 이 같은 경우에는 이 규정에 대한 보류 요청을 Risk Assessment Committee(RAC)에 알림으로서 어느 정도 해결할 수 있다. 이 RAC에 신청서를 내는 것은 Stanford contract officer 또는 Spetrum Study Facilitator에 의해 수행된다. RAC 승인은 계약이 끝나기 전에 받으면 된다.

4.5. Clinical/Trials.gov Registration

임상 1상 실험의 예외로써, IND와 함께 실행하는 어떤 연구는 ClinicalTrials.gov public registry에 등록이 요구된다. 등록은 첫번째 환자가 모집되기 전에 반드시 완결되어야만 한다. IRB 승인과 함께 이 과정을 시작하며, 안내 서류들은 Spectrum OTC web site에서 구할 수 있다. 일반적으로 책임연구자가 그의 연구를 등록할 책임이 있으며, 연구 결과의 uploading 을 포함해서, 모든 ClinicalTrial.gov registration의 요구조건을 충족할 책임이 있다.

BOX 4.13

기타 요구되는 training들

CITI(Collaborative Institutional Training Initiative)은 인간 대상의 연구를 실행하는 모든 직원에게 요구하는 온라인 training 지침서이다.
http://humansubjects.stanford.edu/resources/req_tutorial.html

HIPAA과 그 규율들("Privacy Rule"과 "Security Rule")은 개개인의 건강 정보의 프라이버시를 보호하고, PHI(protected health information)를 모으고 관리하고 이용하고 공개하는 헬쓰 케어 제공자와 계획을 관리한다. 책임연구자와 연구 직원들은 Level 5의 HIPAA training을 받도록 요구된다. http://hipaa.stanford.edu/

SIR(Sponsor-Investigator Research) **training**은 FDA로부터 그들의 IND를 보유하고 있는 스폰서-연구자 임상연구를 실행하는 스탠포드 연구책임자를 위해 Spetrum OTC 또는 CCTO로부터 나온 스태프에 의해 실행되는 training이다. SIR 훈련은 초기의 IRB승인 전에 반드시 완결되어야 한다; RCO 스태프가 IRB승인이 계속 되는 한 그 전에 매년 허가 서류를 리뷰한다.

4.6. 도움이 필요할 때는

어떤 임상 또는 중계연구 프로젝트를 스탠포드 대학에서 시작할 때는 Spetrum Operations, Trainging and Compliance를 방문하라: spectrum.stanford.edu. 여러분의 연구에 어떤 단계에서든 650-498-6498로 전화 또는 이메일은 clinicaltrials@med.stanford.edu이다. 시작하기 전이더라도 전문가의 조언이 필요하면 studyfacilitator@stanford.edu로 이메일하라.

BOX 4.14

중요한 포인트

임상 연구를 실행할 때는 여러분 기관의 내부규정, 규율, 구조 등에 친숙해져라. 그들은 여러분과 여러분의 피험자, 그리고 여러분의 임상 기관을 보호하기 위해 존재한다.

chapter

5

상업화와 창업가 정신

(Daria Mochly-Rosen and Kevin Grimes)

대학의 연구자이지만, 여러분들 중 일부는 여러분들의 연구로부터 나온 신약 물질을 가지고 상업적으로 개발하는 스타트-업 회사를 만드는데 관심이 있을 수 있다. 또한 어떤 분들은 보유하고 있는 기술을 기존 제약회사에 기술이전하는 것에 더욱 관심을 가질 수도 있다. 여러분들이 연구한 약물의 시장성을 어떻게 평가하는 지를 알고, 아울러 투자자 또는 제약회사에게 어떻게 하면 효과적으로 피치pitch할 지를 알면 위의 두 가지 경우 다 도움이 될 것이다. 많은 지적 재산권도 중요하지만, 시전에 잘 준비된 시장성/사업성 평가와 잘 준비된 발표자료를 준비한다면 투자자 또는 제약회사들의 주목을 끌수 있다. 이때 발표의 주요 목표는 제약바이오업계를 깜짝 놀라게 할 계획을 거창하게 말하라는 것이 아니다. 그 대신 일반적인 제약업계의 상식선에서 프로젝트의 잠재력에 초점을 맞추고 보여주면 된다. 이 장에서는 프로젝트의 상업적 잠재력을 평가하는 방법과 투자자 또는 제약회사 관계자들에게 발표하는 법, 벤처 캐피털리스트에게 접근하는 법, 그리고 비영리목적의 프로그램 개발을 위한 펀드에 접근하는 법을 소개하고자 한다. 또한 이 장에서는 대학연구자들이 바이오 스타트업 회사를 설립하려고 결심할 때 고려해야 할 실제적인 법적인 면도 논의한다.

1. 상업화를 위한 시장 범위 정하기

- Liliane A. Brunner Halbach

약물을 개발하는 것은 실제로 비용이 많이 들 뿐 아니라 성공이 보장되지도 않는다. 수많은 약물 중에 단지 일부분만이 임상 1상 실험에서 임상 3상의 실험으로 넘어가며, 그 중 다시 일부만이 최종적으로 신약으로서 허가된다. 종종 개발하다 보면 임상의 적응증이 여러 개로 확장 가능한 약물도 있다. 이런 경우 이러한 다양한 적응증을 고려한 Target Product Profile(TPP)을 먼저 확립한 후에 전임상 동물 실험을 실행하는 것이 중요하다. 이를 통해서 어느 적응 증에 더 큰 성공 가능성이 있는지 등 우선 순위 등을 고려하는 데 도움을 줄 것이다. 새로운 적응증을 시도하기 전에 다음과 같은 사항을 고려하면 좋다; (1) 환자, 의사, 보험회사, FDA 관점에서 볼 때 이 약물이 기존 약보다 더 나은 혜택 등 가치를 제공할 수 있는 지 여부, (2) 현존하는 치료법 또는 경쟁 약물과의 비교, (3) 시장의 일부분을 공략하는데 도움을 줄 수 있는 여러분의 약물만이 가진 특이한 장점 등이다.

1.1. 질병 이해하기

시장을 이해하기 위해서는 먼저 대상 질병을 이해해야 한다. 얼마나 많은 잠재적인 환자들이 있는가가 시장성을 평가하는 데 아주 중요하다. 아울러 해당 질병을 얼마나 빨리 진단하고 대중들이 인식할 수 있는지도 중요하다. 예를 들어 주의력 결핍 과잉 행동 장애attention-deficit hyperactivity disorder(ADHD)를 생각해보자. 비록 1960년대부터 시작된 Ritalin(메틸페니데이트) 약물이 소개되었지만, ADHD의 의학적 진단이 좀 더 많이 받아들여지고, 가능한 치료법에 대한 대중들의 인식이 늘어나는 1990년대에 와서야 그 약물에 대해서 폭발적인 수요가 있었다. 즉 새로운 진단법 및 스크리닝 기술에 의해 질병의 시장성 또한 달라질 수 있고 환자군의 크기도 바뀌게 될 수도 있다 (예를 들면 자폐증 진단에 대한 새롭고 다양한 설문 검사법 및 베이비 부머들에 대한 체계적인 C형 간염 검사 등은 해당 질병의 잠재적인 환자군의 크기를 다르게 보는데 기여했다) [1,2].

BOX 5.1

시장 크기를 결정짓는 요소들

1. 진단 속도: 매년 얼마나 많은 새로운 케이스들이 진단받는가?
2. 치료 속도: 진단받은 환자 중에 얼마나 많은 환자들이 치료법을 찾는가?
3. 환자들의 수용성: 환자들이 의사의 처방 받은대로 약을 제대로 복용하는가?
4. 환자군 세분화: 환자군을 세분화하는 것이 치료법에 대한 더 나은 반응과 더 나은 치료 효과를 만들어내는가?

병으로 진단받았다고 해서 모든 환자들이 다 치료를 기대하지는 않는다. 치료율은 가능한 치료법의 효과와 안전성, 가격과 보험여부, 투여 방식의 편리함 여부, 마케팅 등과 같은 요소들에 의해 영향을 받는다. 따라서 여러분이 개발하는 신약 후보물질이 현존하는 치료법이 가지고 있는 진단과 치료율의 차이를 뛰어 넘는 치료법이 된다면 아주 좋을 것이다. 고려해야 할 또 다른 요소는 환자의 수용성이다. 환자들이 의사의 처방에 따라 약물 투여 일정대로 제대로 따라서 복용 하는가? 만약 처방된 후 실제 환자들이 복용하는 과정에서 환자들이 불편함을 많이 느껴서 제대로 복용지도를 따르지 않는다면, 그리고 그 이유를 잘 알고 여러분의 신약 후보물질이 그 단점을 개선할 수 있다면 또한 좋은 기회가 될 것이다. 때때로는 그 단점의 이유가 간단히 포장을 바꿈으로써 해결될 수도 있다. 예를 들어 피임약의 경우 날짜가 표시되어있는 특수 포장을 한다든지 또 다른 예로는 주사약을 경구용으로 제형을 변화시킨다든지 하는 것이다.

때때로 질병에 따라서는 해당 질병 증상의 경중에 따라, 또는 특수한 치료법에 대한 반응 여부에 따라, 또는 genotypic markers, 또는 계층화 요소 등에 의해 환자를 좀 더 세분화된 소그룹으로 나눌 수 있다. 나이는 당연히 질병의 특수성에 크게 관계없이 용량을 다르게 투여하는 요소가 될 수 있으며, 일반적으로 성인의 그룹에 비해서 노인과 아이들 그룹은 종종 다른 투여량을 통해서 약물에 대한 안전성을 보장해야 한다. 여러분이 개발하고자 하는 새로운 약물 또는 새로운 치료법이 특별한 질병 환자군들 중 다시 소그룹을 중심으로 대상할 것인지 아니면 특별 질환군 전체 환자가 대상인지를 생각하라. 예측가능한 바이오마커 진단법에 의해서 반응이 좋을 소그룹 환자군을 골라낼 수 있고 이들을 표적으로 하면, 약물의 반응율도 개선할 수 있고, 효과를 보여주기 위해 필요한 임상 시험의 크기도 줄일 수 있고, 추후에 허가를 받고 나서 좋은 보험수가도 인정받을 수 있다. 하지만 소그룹 환자군을 대상으로 치료하는 것의 단점은 나중에 허가를 받더라도 해당 약물의 시장 크기가 아주 축소될 수도 있고, 임상 시험에 참가할 환자를 모으는 것에 있어서도 시간이 많이 걸리고 느릴 수도 있다는 것이다. HER2 양성 유방암을 가진 환자를 치료하는 Trastuzumab(Herceptin)이 바로 유방암 환자들 중 소그룹 환자들을 표적으로 하는 전략을 사용한 케이스이다. 새로운 항암 치료방법은 종종 기존의 약물치료에서는 실패한 환자를 대상으로 임상 시험을 하게 되는데, 따라서 이러한 암환자 대상 임상 시험의 특수성을 감안하여 약물의 부작용은 어느 정도 감수하고 시행된다. 즉, 만약 여러분이 새로운 항암 치료법을 개발한다면, 여러분의 신약후보물질이 이 소그룹 환자군에서 얼마나 효과적일지 생각하는 것이 아주 중요하다.

일단 여러분이 생각하는 질병에 대한 시장 크기 및 환자수 그리고 현존하는 치료 방법에 대한 장단점 등을 잘 알고 나면, 이 질병을 치료하는 데 있어서 어느 부분에서 충족되지 않은 부분unmet needs이 있는지 알 수 있게 된다. 이러한 점에 대해서 이 질병에 영향력있는 전문가와 대화해서 그들에게 좋은 인상을 심어 주어라. 이들은 그 분야에 전문적인 의사일 수도 있고, 환자들간의 이익단체일 수도 있으며, 여러 질병 관련 재단, 또는 허가 관청 등일 수도 있다. 만약 보험 적용 여부에 걸림돌이 있을 것으로 사료된다면, 병원 관계자나 보험회사 대표자 등과 미리 논의를 해보는 것도 좋은 방법이다. 박스 5.2는 이러한 경우에 대한 여러가지 질문 리스트를 제시했다.

BOX 5.2

충족되지 않은 필요unmet needs를 식별하기

신약 또는 새로운 진단법을 개발할 때 고려해야 할 다양한 부분들이 있다. 여기에 다양한 질병에 따라 충족되지 않은 필요를 식별할 때 고려해야 할 몇몇 분야는 다음과 같다:

- **환자들 관점**
  1. 현재의 치료 표준은 무엇인가(외과 수술 옵션을 포함해서)?
  2. 환자들이 현재의 치료 방법에 만족하는가?
  3. 환자들의 삶의 질은 어떠한가?
  4. 환자들이 현재 치료방법을 완전히 따르는가?
  5. 환자들이 투약 스케줄 또는 제형이 불편해서, 복용을 빠트리지는 않은가?

- **의사, 간호사, 기타 의료종사자들의 관점**
  1. 이 질병을 치료하는데 어떤 어려움이 존재하는가?
  2. 질병이 현재의 치료방법으로 잘 관리되고 있는가?
  3. 투여 양을 제한하게 하는 다른 약물과의 약물-약물 상호작용이 있는가?
  4. 현재 주어진 치료방법은 어떻게 주어지는가 (예. 병원에서, 집에서)?
  5. 환자들은 일반적으로 어떻게 현재 치료방법에 접근하게 되는가?
  6. 환자들은 어떻게 소개받는가 (예. 전문의의 직접소개 또는 주치 가정의의 소개?)
  7. 이 환자군에서 임상 환자를 새로 모집하는 것이 어려운가 (예. 많은 경쟁적인 임상 시험이 진행되고 있는 질환인가)?
  8. 새로운 치료 방법에 잘 반응할 수 있는 환자를 골라내는 진단 방법이 있는가?

• **병원관리자/식약청 허가자/보험회사들의 관점**

1. FDA에 등록하기 위해 어떤 연구가 요구되는가?
2. 이 임상 시험의 비용은 얼마나 드는가 (임상 시험 크기, 기간, 종말점 측면에서)?
3. 환자군에 대한 새로운 치료법/약물이 허가받는데 특별한 걸림돌이 있는가?
4. 보험적용이 어려운가?
5. 비용을 절감하면서 효율적으로 임상 개발을 하기 위해 무엇이 필요한가?

• **기타 다른이들의 관점**

1. 상호 보완이 되는 공동 연구의 기회가 있는가 (예. 반응성이 높은 소그룹 환자군을 선별하기 위한 진단키트 개발팀과 같이 팀을 짜는 것 등)?
2. 이 분야에서 누가 경쟁자이며, 그들은 얼마나 강한가?

1.2. 경쟁을 평가하기

일반적으로 만성 질병을 위한 치료법을 개발하는 것은 매우 매력적인 상업적 개발 조건이라고 생각할 수 있다. 그러나 많은 요소들 – 특히 더 높은 안전성을 요구하는 조건들, 더 큰 규모의 임상 시험, 이미 존재하는 경쟁 치료법과의 경쟁(가격과 효과 측면에서), 낮은 가격의 많은 제네릭 약물들, 기존 시장 진입의 어려움 및 임상 시험 환자 모집의 어려움 또는 경쟁의 어려움 등등 – 을 고려한다면 결코 쉬운 일이 아니다. 경쟁하고 있는 환경을 이해하는 것이 여러분의 미래 제품의 잠재적 시장을 예상하는데 필수적이다.

이미 존재하는 치료법과 개발 중에 있는 다른 경쟁 약물들과의 경쟁은 여러분 약물의 시장성 및 시장의 크기를 크게 줄일 것이다. 경쟁자들이 얼마나 많은지 이를 위해 competition landscape을 만드는 것이 미래의 시장을 인식하고, 실제로 시장 잠식력이 있는지 여부를 결정하는데 도움을 줄 것이다. 여러분의 약물에 대해 고려할 만한 질환 적응증 마다 경쟁사 약물의 작용기전상 표적은 무엇인지 조사하여라: 그에 대한 장점과 단점을 열거하고, 각 대상 표적들이 영향을 받았을 때 나타날 결과는 무엇인지를 열거하여라. 우리가 목표로 하는 표적과 경쟁사들의 표적이 같은 기전 상에 있는가? 만약 그렇다면, 경쟁사의 약물의 효과, 부작용, 약동학적 파라미터(PK parameter)는 어떠한가? 약물 독성이 의도하는 표적에 직접적 영향을 주는 on-target effect가 있거나 또는 표적에 관계없이 다른 표적에 작용하여 독성을 나타내는 off-the target effect가 있는가? 만약 여러분의 약물 표적이 알려져 있다면, 이 표적을 조절하기 위해 이미 시장에 나와있는 약물 또는 현재 개발 중에 있는 다른 화합물이 있는가? 신약을 개발하는 데는 평균 9-12년이 걸리며, 우리의 개발 중에 나타날 수 있는 현재 개발 중인 다른 회사의 약물도 고려해야만 한다. 때때로 실패한 과거 임상 시험에서도 배울 수 있으니, 허가받는데 실패했거나, 또는 리콜되었던 과거의 신약 개발 프로그램을 살펴보아라. 이러한 프로그램들은 아마도 인체의 효과를 정확히 예측 못한 전임상 동물 모델 때문이거나, 화합물 또는 투여경로에서 독성이 있거나, 임상 시험에서 효과를 보기 위해 환자를 소분할 필요가 있다거나 등의 문제들이 있었을 지도 모른다.

만약 적응증이나 표적에 다른 경쟁 회사가 있다면, 여러분은 신약개발의 시간을 반드시 크게 줄여야 한다. 아울러 시간과 비용을 아끼기 위해서 신약개발 계획에 걸림돌이 되는 허가사항이나 제조 문제들을 미리 인식하고 줄이도록 노력해야 한다. 만약 해당 기전에 대해서 이미 허가받은 약물이 있고 여러분의 약물이 두번째로 개발 중이라면, 안전성과 약효에 대한 FDA의 기준은 더욱 더 높아져 있을 것이며, 반대로 가격과 시장 점유율은 첫번째로 시장에 나간 경쟁사 약물에 비해 더욱 낮아질 것이다. 이 경우 사용의 편리성이 지금 그리고 미래의 경쟁자와의 중요한 차별적 요인이 될 수 있다. 비슷한 작용기전을 가진 제네릭 화합물은 가격을 더욱 더 낮추게 되며, 종국에는 여러분이 어렵게 개발한 약물의 개발비용과 등록비용을 보상받는 것을 더욱 어렵게 할 것이다. 따라서 경쟁화합물의 특허 만료 날짜 및 경쟁 약물의 개발 일정을 찾아서, 여러분의 경쟁 구조의 상황을 늘 표시하고 알고 있어야 한다. 더 자세한 내용은 4.1을 참조하라.

1.3. 기회를 명확히 하기

위에서 묘사한 멋지고 경쟁력있는 최종 목표 신약 프로파일TPP을 확립하기 위해서는 먼저 의약품 시장 현황을 잘 알고 있는 전문가를 찾아가서 상담하라. 환자들에게 이익을 주는 가장 큰 기회는 어디에 있을 것인가? 여러분들의 신약후보물질이 다음 단계로 나아갈 때 마다 이러한 기회가 있는 곳에 초점을 맞춘다면 여러분의 신약후보물질은 성공 가능성이 더욱 커질 것이다. 실제 환자를 치료하는 단계에서 환자들의 현재 치료법에 대한 어려움과 그로 인한 갭을 알면 얼마나 많은 사람들이 여러분의 신약을 이용하게 될지 추정해 볼 수 있다. 아울러 경쟁 구조의 상황을 이해함으로써 가능한 시장 잠식률과 가격을 계산할 수 있게 해준다. 일반적으로 대학의 신약개발 연구자는 경제적 이윤을 최고의 목표로 추구하고 있지는 않으나, 이와 같이 잘 분석된 시장 보고서는 여러분이 잠재적 미래 파트너에게 피치pitch를 할때 신뢰성을 줄 것이다.

결론적으로 말해서 여러분의 신약후보물질의 최종 목표 신약 프로파일TPP는 "다른 회사의 약물과는 차별성이 있는 독특한 고유의 장점을 가진 것" Unique Selling Proposition(USP)을 만들어야 한다. USP는 환자, 의사, 보험회사가 있는 의약 시장에서 여러분의 신약의 성공을 위한 주요 요인이다. USP는 TPP를 마케팅용 버전으로 바꾼 것이고, 여러분과 파트너간에 또는 여러분이 개발하는 약물을 라이센스-인 하려는 사람에게는 투자 기회를 적극 고려하는데 도움이 될 것이다. 성공적으로 신약 허가를 받고 시장까지 도달하는데는 비록 많은 시간이 걸리지만, 약물을 개발하기 전에 잠재 시장에 대해서 초기부터 생각하는 것은 여러분의 개발팀에게 뚜렷한 동기부여 및 목표 수립 기회도 아울러 주게 된다. 상업적인 가치 평가에 들어가는 숫자에 대한 자세한 설명은 다음 부분에서 설명한다.

2. 상업적 가치 평가

– Julie Papanek

회사들, 투자자들, 개발자들은 미래의 새로운 치료법의 잠재적 수입을 계산하기 위해 철저하게 상업적인 가치평가법을 이용한다. 궁극적으로 새로운 제품의 판매로부터 오는 수입은 다시 기초 연구에 대한 자금원이 되고, 투자자들도 더욱 흥미를 가질 수 있게 되며, 환자들에게는 적절한 비용으로 새로운 제품을 사용할 수 있게 해준다. 투자자의 입장에서는 제품의 연구개발 단계 기간 동안의 상업적 가치 평가를 통해서, 과연 신약 개발 과정에 투자된 수백만 달러의 돈이 몇 년 후에 기꺼이 매력적으로 회수가 될 만한 기대 가치가 있는지 여부를 알려준다.

대학의 중계연구를 담당하는 신약개발 연구자로서 여러분은 이러한 상업적 가치 평가를 전문가들처럼 아주 자세히는 할 수 없을 것으로 생각되지만, 적어도 주요 요인들에 대해서 여러분들이 시장과 제품의 특성을 이해하고 있고, 또한 잘 알고 있다는 것을 회사와 투자자들에게 알게 해야 한다.

BOX 5.3

여러분의 신약후보물질을 위해 얼마나 많은 잠재적 시장들을 분석해야하나?

만약 여러분의 신약후보물질이 다양한 적응증에 이용된다면, 두개 또는 세개의 시장 정도만 계산하고, 나머지는 무시하라. 어떤 기관들이나 투자자들은 약물의 모든 잠재적 시장을 분석하느라 많은 시간을 소비한다. 하지만 이것은 시간과 자원의 낭비이다. 대부분의 제약회사들은 단계별 투자gated investment를 선호하는데, 이것은 더 많은 투자가 이루어지기 전에 해당 약물이 처음 일부 적응증에서 효과를 보여주어야 한다는 것을 의미한다. 따라서 여러분의 신약후보물질이 최종 허가될 때의 초기의 두개 내지 세개 정도의 적응증을 먼저 계산하는데 초점을 맞추고, 그 다음에 특별한 가치 평가없이 미래에 추가로 발전할 수 있는 적응증 영역 부분을 리스트하여라. 이 방법이 여러분의 시간을 낭비하지도 않고, 주변에 여러분에 대한 신뢰도 높혀 줄 것이다.

2.1. 가치 산출 공식

대부분의 제약 회사들은 연간 판매를 계산할 때 다음과 같은 공식을 이용한다:

시장 크기(잠재적 환자의 수) x 제품 잠식률(여러분의 제품이 앞으로 잠식할 %)
x환자당 가격(제품 가격) = 연간 판매 수익

파이 차트의 공식을 생각하라. 시장 크기는 하나의 큰 파이와 같다. 제품 잠식률은 여러분 제품이 퍼센트로 표현되는 한 조각의 크기이다. 잠식률 당 가격은 제품 별 적용되는 금액으로 계산할 수 있으며, 그 해의 환자 수를 적용하면 돈으로 변환시킬 수 있다.

이 간단한 공식이 서로 상이한 상업화 전략과 개발 전략사이에 균형을 trade-offs 이루게 한다. 어떤 회사들은 비교적 큰 회수를 얻을 수 있다는 측면에서, 비록 큰 파이의 작은 조각이라 할 지라도 경쟁자가 많은 매우 큰 시장을 선호한다. Statins, anticoagulants, angiotension receptor blockers를 위한 시장이 여기에 대한 좋은 예들이다. 또 다른 회사들은 경쟁자가 적고, 가격 압박이 적고, 매우 unmet medical needs가 있는 작은 시장을 위한 제품을 개발하는 작은 파이를 선택한다. 이들 시장에서는, "더 큰" 제품 잠식률과 치료과정 당 "더 높은 가격"이 작은 환자군을 상쇄해서 결국 적합한 수입을 확보할 수 있다.

회사들과 투자자들은 그들 제품의 상업적 잠재력을 최대화하는 방법을 찾고 있다. 결정권자들은 관리할 수 있거나, 영향을 주는 가치들에 초점을 맞추고, 그 가치를 최대한 높이는 데 더 큰 영향을 주려고 한다. 따라서 이들 요인들을 각각 살펴보면서 신약 개발 과정에서의 결정이 상업적 가치에 어떻게 영향을 주는지도 계속 알아보기로 하자.

2.2. 시장 크기

시장 크기는 그 해에 그 제품으로 치료할 수 있는 특별한 질병을 가진 환자의 숫자이다. 각 해의 그 질병으로 진단받은 환자들의 숫자로 시작해 보자. 이 초기 숫자는 그 다음에 잠재적 환자의 소그룹이나 진단 속도의 변화, 치료율, 질병 발병률, 제품의 FDA label statement에 영향받아 가감할 수 있다. 발병, 진단, 치료속도의 변화를 계산할 때, 여러분의 제품이 의사, 간호사, 환자들에게 영향을 주는 불편함, 비용, 행동 변화, 영향 같은 외부의 요인들을 고려하여라. 이러한 고려해야 할 점들을 5.1에서 주로 언급하였으니 참고하라.

일반적으로 임상 개발팀 특히 pivotal trial을 디자인하는 개발팀은 앞으로 만들어 나갈 신약사용 설명서 초안에 대해 직접적으로 기여한다. 임상 3상 실험에 참여한 환자들을 위한 적격성 여부 등이 이러한 사용설명서에 기록될 것이며, 이를 통해서 만약 신약이 허가된다면 어떤 환자들이 이 신약을 적용받을 수 있을지 알려준다. 진단 테스트, 약물-약물간의 상호작용, 최소한의 vital sign 요구조건, 나이, 인종, 성별, 다른 환자 특징 등이 결국 해당 제품을 적용가능한 환자의 숫자를 결정하는 데 아주 중요하다. 이러한 특징들 각각이 잠재적 시장 크기를 계산할 때 고려되어야 한다.

BOX 5.4

실제의 예들

Anaplastic lymphoma kinase(ALK) positive non-small lung cancer의 승인된 약인 Crizotinib의 시장 크기를 처음 계산할 때, 화이저Pfizer는 그 약의 선택성을 고려할 필요가 있었다. 매년 폐암으로 진단받은 221,000명의 환자 중 2,000명이 안되는 사람들이 실제 ALK mutation이 있었고, crizotinib에 효과가 있는 것으로 기대되었다. 2011년 FDA가 이약을 승인했을 때, 그 용도는 ALK gene이 과발현된 small-cell lung cancers의 환자로 국한되었다. 그 결과가 FDA승인 문서에 기인한 Crizotinib 시장 크기는 221,000명의 환자가 아니라 2,000명의 환자였다.

임상 피험자 선정기준inclusion criteria은 상업적 가치뿐만 아니라 임상 시험 크기, 타임 라인, 주요 endpoint를 만족시킬 수 있는 가능성 여부에도 큰 영향을 준다. 시장이 클수록 요구되는 등록 환자의 수는 더 커지는 경향이 있고, 더욱 더 비용이 많이 드는 임상 시험이 요구된다. 따라서 앞으로 임상 2상과 임상 3상 실험의 디자인을 보다 효율적으로 설계하기 위해 여러 임상 전문가, 바이오 통계 전문가, 마케팅 전문가 등을 포함한 더 넓은 팀과 함께 심도깊게 논의되어야 한다.

2.3. 제품 잠식률Product Share

제품 잠식률Product share은 일반적으로 가장 주관적이고 변동도 커서 많은 논의가 요구되는 부분이다. 시장 잠식률을 통해서 여러분들은 제품을 처방받을 환자의 퍼센트를 예상하게 된다. 결과적으로 대부분의 회사들은 제품이 시장에 처음 나오기를 바라거나(first-in class) 또는 경쟁사에 비해 최고의 약품이 되는 제품(best-in class)을 찾고 있다. 이러한 제품들은 일반적으로 거의 100%에 다다르는 제품 잠식률을 갖는 경향이 있기 때문이다. 보통 경쟁이라고 말할 때는 같은 작용기전을 갖는 약물뿐만 아니라, 그 질병을 치료하는데 이용되는 모든 치료법과 처리법을 모두 포함한다. 수술로 치유하는 과정 또는 치료법 자체가 없는것 또한 경쟁자로서 포함할 수 있다. 또한 시장에 나와 있는 허가된 제품뿐만 아니라, 개발 중인 약물들, 후기 임상(예: 임상 3상)에 있는 제품들과 먼저 개발된 여러분의 제품과 비슷한 제품들이 모두 경쟁자이다.

앞서 언급한 바와 같이, 현재 개발 중의 약물들을 모두 인식하는 것은 필요하지는 않다. 다만, 아래의 항목들 측면에서 아는 것은 매우 중요하다:

(1) 현재 치료 옵션들:

- 의사들, 환자들, 보험회사들이 현재의 가능한 치료 옵션에 만족하는가?
- 환자 선정 기준의 어떤 특별한 점이 있다면 이로 인해 경쟁약물로부터 여러분의 약물로 바꾸는 동기가 되겠는가?

(2) 비슷한 제품들:

- 얼마나 많은 다른 제품들이 여러분의 제품과 비슷하거나 같은 작용기전을 가지고 같은 시장을 노리고 개발되고 있는가?
- 그들이 언제쯤 허가 받고 시장에 나올 것인가?
- 여러분의 제품이 어떤 면에서 더 나은가?

(3) 다른 새로운 접근법

- 얼마나 많은 다른 제품들이 다른 작용기전을 가지고 같은 시장을 노리고 개발되고 있는가?
- 어떤 것이 가장 장래가 밝은가?
- 언제 그들의 약물이 시장에 나올 것인가?
- 여러분의 제품은 어떻게 더 나은가, 아니면 비슷한가, 또는 더 나쁜가?

얼마나 빨리 개발이 가능한지(개발 속도)와 얼마나 다른 회사 제품과 차별화가 되는지를 강조 하여라. 개발 속도는 여러분 제품의 시장 출하시점과 경쟁사 제품의 시장 출하 시점사이의 시간을 결정한다. 여러분의 제품이 먼저 시장에 나올 수 있는가? 만약 그렇지 않다면, 최고의 경쟁 약물에 비해 얼마나 시장 출하 시점이 늦어지는가? 만약 한 제품이 비슷한 경쟁자 제품보다 일 년 또는 일 년 이상 후에 시장에 나오게 될 때, 두 번째 제품은 시장 리더로서 지반을 굳힌 첫번째 제품을 제치는 게 더욱 힘들 것이다. 그 결과 두 번째 제품은 대부분 더 작은 시장 점유율을 갖게 될 것이다. 개발 속도는 또한 시장 진입 이후 특허의 보상 기간에도 영향을 준다. 대부분의 투자자들은 제네릭이나 바이오시밀러부터의 경쟁에 직면하기 전에 개발 비용을 보상받기를 원하며, 따라서 시장 진입 후에 최소 5년정도의 배타적인 특허 보호가 살아있기를 원한다.

만약 제품이 처음으로 출시되지 않았다면, 충분한 시장 점유율을 확보하기 위해서 제품은 경쟁 제품보다 반드시 더 좋아야만 한다. 즉 경쟁 제품과는 차별되는 뚜렷한 특성이 있어야 한다. 여러분 스스로를 환자나 의사라고 가정하라. 기존 제품의 어떤 점이 가장 문제가 되는가? 만약 여러분이 불치병이 있는 환자를 치료하는 중이라면, 투약 스케쥴 개선 같은 것이 더 나은 약효만큼이나 관심을 갖겠는가? 당연히 그렇지 않다. 이런 경우는 설령 좀 더 불편한 약이라도 환자를 획기적으로 살린다면 더욱 더 매력적일 것이다. 여러분이 개발하려는 제품을 실제 환자에게 투여하는 방식에 정통한 몇몇 임상 의사들과 먼저 얘기를 해보아라. 그들은 여러분들에게 가장 중요한 제품의 특성과 그들 환자들 대부분이 겪고 있는 여러가지 문제점들에 대해서 자세히 얘기해줄 것이다. 환자 대표 그룹 또는 이익 단체 역시 여러분의 제품의 가치를 더할 수 있는 특성을 찾아내는 좋은 소스이다. 여러분의 제품에 대한 그들의 기대 정도와 대체 옵션으로서의 비교 자료는 여러분의 약이나 치료법을 받기를 원하는 미래 환자들에 대해 강한 믿음을 줄 것이다.

마지막으로 제품 점유율을 계산할 때 보험회사의 선호도 역시 염두에 두어라. 여러분의 제품이 더욱 더 비용을 절감할 수 있는지, 경쟁사 제품에 비해 환자의 비용을 줄일 수 있는지 고려하여라. 여러분이 기대하는 높은 수준의 보험수가 전략이 오히려 의사들과 환자들이 여러분의 제품을 선택하는데 걸림돌이 되면 안된다는 것을 명심하라. 여러분의 제품이 허가 및 승인에 더욱 더 가까워 질수록, 더욱 더 자세한 보험수가 전략이 요구될 것이다.

속도, 차별화, 경쟁력과 더불어, 여러분은 여러분의 제품의 시장 점유율에 대해서 근거 있는 추정치를 만들 수 있어야 한다. 만약 여러분의 제품이 현재 있는 치료 옵션보다 훨씬 낫다면, 여러분의 제품은 두말할 나위 없이 보다 쉽게 환자 및 의사들로부터 선택될 것이다. 만약 시장에 차별화되지 않은 많은 경쟁자가 있다면, 개발 속도가 가장 중요하다. 결국 혁신 치료약을 위해 개발하는 대부분의 회사들은 그들의 약물이 처음으로 시장에 나오던가first-to-market 아니면 최고가 되던가best-in-class 둘 중 하나를 목표로 한다.

BOX 5.5

시장 점유율 퍼센트를 결정하기

속도, 차별화, 경쟁자의 숫자의 중요성을 가늠하는 것은 매우 주관적이다. 정답은 없다. 마찬가지로 정확한 퍼센트를 맞추는 것도 목표가 아니다. 대신 이 값들이 어느정도 확신을 가지고 올바른 범위내에 있는 것이 좋다 (예: 0-15%, 15-30%, 30-60%, 60-80%, 80%+). 시장 점유율 계산시 설정한 가정을 증명하는 아주 좋은 방법으로, 비슷한 제품들과 비슷한 시장들의 시장 점유율로부터 구하면 좋다. 예를 들어, 만약 회사가 지금 대단히 많은 경쟁자가 있는 류마티스 관절염 치료법을 개발 중이라면, TNF-α 저해제 시장의 예들로부터 많은 정보를 얻을 수 있을 것이다.

2.4. 가격

공식의 마지막 단계는 여러분의 제품으로 치료받는 환자의 숫자를 판매 수입으로 전환하는 것이다. 전환은 단순히 단위를 없애고, 제품의 투여 스케쥴에 의지할 수 있다. 여기에 전환의 예가 있다:

하루 환자당 1알 x 한주의 7일x 치료하는 12 주 x 한알당 $20 = 치료를 끝낼 때까지 환자당 벌어들이는 총 액수는 $1680 이다.

투약 스케쥴과 투약 빈도는 임상 디자인에 따라서 정해지기 쉽기 때문에, 가격의 계산은 물어볼 필요도 없이 임상 디자인에 따라서 융통성 있게 결정된다. 이 방법을 쓰면 경쟁 약물의 개발 속도, 차별화, 제품 점유율을 통해서 경쟁 약물의 수입 가격 또한 추정해 볼 수 있다. 만약 여러분의 제품이 충분히 unmet medical need를 만족시키고, 드라마틱하게 약효가 나오거나 또는 현존 치료 방법을 크게 개선시켰다면, 더 높은 가격(별칭: 프리미엄 가격)이 붙으며, 보험회사로부터의 더 좋은 보험수가를 통한 보상도 가능하다. 반면 여러분의 제품이 경쟁 제품과 별 차이 없이 비슷하다면, 프리미엄을 주장할 수가 없다.

이러한 경우는 현재의 표준 치료법standard care 로부터의 존재하는 현재의 가격을 출발점으로 하여 여러분의 신약의 가격을 저울질하는 것도 좋은 방법이 된다. Type 1 Gaucher's disease을 위한 Genzyme 사의 enzyme replacement therapy을 위한 Imiglucerase(Cerezyme®)의 가격이 그 좋은 예이다. Shire가 그 경쟁 제품인 VPRIV®을 팔기 시작하기 전에 시장 조사를 하였고, 그 당시 Genzyme은 imiglucerase의 가격을 한 해 한 환자당 200,000달러를 책정했다. Shire은 자사의 제품이 Genzyme제품 대비 더 나은 효과 등의 임상적 효과없이 유사한 약효를 보였기에 따라서 효율적인 시장 점유율 확보 차원에서 VPRIV®의 시장 출하때 Genzyme의 가격보다 대략 15% 정도 깎아 가격을 책정하였다.

2.5. Informed Decisions을 초기에 만들어라

이제 전도 양양한 신약후보물질을 전임상 연구로 본격적으로 움직이기 전에, 여러분의 결정이 어떻게 상업적 잠재력에 영향을 주는지 생각할 시간이 필요하다. 신약개발 후기단계의 연구에서 만들어지는 결과들은 시장 크기, 잠재적 제품 점유율, 가격 유연성에 영향을 준다. 전임상 연구는 임상 연구의 디자인을 결정하며, 이것은 또한 FDA 승인받기 위한 상업적 라벨링labeling내용을 결정한다. 라벨링은 판매예상의 모습과 보험 수가를 결정한다. 따라서 특별히 다음을 생각해보라:

(1) 이 약물로부터 어떤 질병이 먼저 연구되어야 하나?
(2) 임상 시험에서 어떤 환자들이 포함되어야 하나?
(3) 경쟁 약물에 비해 얼마나 먼저/후에 이 약물을 시장에 내어 놓을 수 있는가?
(4) 이 약물이 환자, 의사, 보험회사의 입장에서 볼 때 다른 어떠한 대체 옵션보다 더 좋은가?

이들 네가지 질문을 꼼꼼히 생각함으로써, 여러분 약물의 상업적 관련 사항을 보다 더 잘 이해할뿐더러 보다 나은 가치계산을 할 수 있을 것이다. 다행히도 투자자들과 회사들은 여러분으로부터 너무 자세한 가치 평가를 기대하지 않는다. 단지 그들은 여러분의 개발 약물이 경쟁사 약물과의 경쟁 구도에서 어떻게 들어맞을지, 이것이 최종적 가치 평가에 어떻게 영향을 미치는지를 여러분들이 이해하는 지만을 볼 것이다.

BOX 5.6

중요한 포인트

새로운 치료법에 투자하기 전에, 투자자들(예. 회사 또는 벤처 회사)은 미래의 수익이 개발 비용에 타당한지, 투자에 긍정적 회수를 할 수 있는지 확신을 갖기를 원한다. 미래의 잠재력 있는 수익을 분석할 때, 적격한 환자의 숫자(전체 시장), 여러분 제품의 시장 점유율, 가격을 고려하는 것이 중요하다. 결국 가격과 시장 점유율은 현재 있는 치료법과는 다른, 여러분 제품만이 제공할 수 있는 특별한 장점에 의해 결정된다.

3. 중요한 투자자에게 Pitch 하는 법

- Leon Chen

중요한 투자자에게 효과적으로 여러분이 피치pitch를 하는 것은 회사를 시작하기 위한 필요한 자금을 끄는데 아주 중요한 기술이다. 투자자들 사이에서도 새로운 기회를 평가하는 그들만의 기준이 있고 그 기준이 각각 매우 다르지만, 일반적인 주제 선정과 발표 연습을 통해서 예비 창업가들은 그들의 아이디어를 투자자들에게 더욱 더 잘 전달하게 한다. 여기서는 성공적인 피치 스타일과 요점을 다루겠다.

3.1. 무엇이 문제인가?

모든 피치에서 반드시 언급해야 할 기본적인 질문들이 있다. 첫 번째로 "무엇이 문제인가"이고 둘째로는 (아마도 확실치 않지만 중요한 것이다) "그 문제의 심각성을 알고 개선하려고 하고 있는가" 이다. 추후에 충분한 상업적 이익 기회를 위한 우수한 약효, 안전성, 또는 사용 편리함에 대한 기술적 진보에 대한 설명은 사실 더 어려운 질문이 될 것이다. 하지만 투자자에게 하는 감탄하지 않을 수 없는 피치가 되려면, 반드시 문제를 언급해야 할 뿐만 아니라, 또한 여러분이 제시하는 해답에 시장이 기꺼이 비용을 지불할 것이라는 것을 논증해야 한다.

3.2. 문제의 해답은 무엇인가?

더 나아가 여러분의 해답이 과연 상업적인 면에서 현실적이며 눈에 보이는가 하는 점이다. 어려운 문제에 대해서, 잠재력 있고 기술적으로 세련된 해결책을 가지고 있다는 점 뿐만 아니라 이 해결책이 또한 현재의 상업적인 환경에서 쉽게 적용되어야 한다. 혁신가들이 종종 직면하는 일반적 실수는 그들이 주로 매우 어려운 기술적 문제를 풀기 때문에, 의사와 보험회사들이 당연히 그들의 새로운 해답에 협조할 것이라고 미리 가정하는 것이다. 따라서 환자, 의사, 보험회사의 입장에 서서 여러분의 개발 약물이 임상 및 시장에서 충분히 받아들여질지의 여부를 미리 논의를 하는 것이 좋으며, 이는 추후 개발 전략에도 큰 도움이 된다. 여러분은 반드시 중요한 투자자들에게 여러분의 해답이 실행 가능하며, 매력적이라는 점을 확신시켜야 한다.

3.3. 해결책이 제대로 통할 것이라는 것을 어떻게 아는가?

투자자들은 종종 자세한 과학적인 백그라운드를 갖고 있지 않을 수도 있기 때문에, 여러분의 생각하는 해결책을 지지하는 다양한 과학적 증거를 설명하는 것이 그들에게 여러분의 아이디어 가치를 확신시키는데 매우 중요하다. 하지만 초기의 피치에서 과학적 백그라운드를 너무 장황하게 얘기하는 건 종종 투자자의 흥미를 잃게 한다. 여러분이 그 분야에서 최고의 과학자라면 투자자들은 일반적으로 과학적 백그라운드가 있는 여러분의 지식이 탄탄하다는 것을 믿게 될 것이다. 따라서 배경 설명을 위해서 너무 많은 데이터를 보여주는 것을 삼가하고, 너무 과학적인 내용에만 집중하지 않도록 주의하라.

BOX 5.7

모든 피치의 기초 사항

1. 여러분이 풀려고 하는 문제는 무엇인가?
2. 문제에 대한 여러분의 해결책은 무엇인가?

3. 그 해결책이 들어맞는다는 것을 어떻게 아는가?
4. 여러분 외에 누가 이 문제를 풀려고 노력하는가?
5. 기회는 얼마나 큰가?
6. 무엇이 성공을 이루는데 요구되는가?

3.4. 이 문제를 풀기위해 또 다른 누가 노력하는가?

이 간단한 질문은 일반적으로 경쟁의 구도를 보는 것이다. 분야에 있는 다른 사람들을 얘기할 때, 여러분의 해답은 이미 존재하는 제품과의 비교뿐만 아니라, 지금 개발 중에 있는 경쟁사 제품과도 비교하는 것이 중요하다. 초기 단계의 회사는 반드시 오늘날의 시장과 장차 제품이 경쟁해야 할 미래 시장 둘 다 잘 이해해야만 한다. 단순히 경쟁을 나열만 하는 것은 별 가치가 없다. 과학적 발표자료와 비슷하게, 투자자들은 여러분이 이 분야의 전문가라고 가정할 것이다. 철저하게 경쟁자와의 경쟁구도 배경을 잘 이해하고 설명함으로써 투자자들에게 여러분이 그 전문가라는 것을 증명하는 좋은 길이 된다.

3.5. 시장성 기회는 얼마나 큰가?

하나 또는 두 장 정도의 슬라이드면 일반적으로 시장성 기회를 커버하는데 충분하다. 만약 목표로 하는 시장이 크고 잘 알려져 있다면, 시장에 관해 장황하게 설명하는데 너무 많은 시간을 보내지 말아라. 만약 목표로 하는 시장이 설명하기엔 조금 복잡한 틈새시장이라면, 투자자들에게 그 시장기회의 크기를 이해하도록 돕는 것은 가치가 있다. 종종 시장크기가 클수록, 투자자들이 더 많은 시간을 들여 그것을 논의하느라 보내기를 원하지만, 사실상 반대가 되어야만 한다. 시장 크기를 논의하는 데 관심이 적은 것은 사실 관심이 적어서가 아니라, 오히려 논쟁거리가 아니기 때문이다. 투자자들을 적절히 이해시키는데 시장 기회 배경과 해당 약물의 정보에 대해 얼마나 많은 설명이 필요한지 주의깊게 생각하고 발표하라.

3.6. 이것이 성공하는데 무엇이 필요한가?

성공적인 프레젠테이션은 높은 수준의 비지니스 플랜과 미래의 길을 제시하는 것이다. 제품을 기초로 만들어진 회사들은, 상업화를 위해 필요한 단계와 타임라인 전체를 여러분의 피치안에 포함시켜야만 한다. 기술 플랫폼에 기초를 둔 회사들은 의미있는 다음 단계 플랫폼 기술 마일스톤에 이르기 까지 무엇이 필요한지에 초점을 두어야 한다. 진단 회사는 상업화까지의 전체적 플랜과 수입을 창출하기 위해 어떤 요구가 있는지, 현금 흐름과 손익분기점에 도달하는 시점 등등도 얘기해야 한다. 중요한 것은 성공에 도달할 때까지 필요한 전체 자금 규모 뿐만 아니라 각 단계별 변곡점까지 가기 위한 재정적 필요 자금 규모 둘 다에 대해서 좋은 감각을 가져야 한다. 단기 자금을 위한 피치일 경우 피치내용에 얼마를 요구하는지 그리고 그 금액이 어떤 용도로 쓰일 지를 제시하는 형식을 따르는 요청이면 좋다.

3.7. 스타일

이전 세션의 핵심은 성공적인 피치를 위한 구성요소에 대한 설명이었다. 이번 세션은 프레젠테이션 스타일에 초점을 맞추고, 성공적인 의사 전달을 위해 무엇이 필요한지 보겠다.

대학내 발표때의 일반적인 청중들과 달리, 투자자들은 그들의 배경이 매우 다양하고, 기술적, 의학적, 사업적 경험의 범위가 매우 다양하다. 따라서 효과적인 피치를 준비할 때, 투자자의 전문 분야와 그들이 투자하는 회사가 어떤 종류인지 미리 아는 것은 매우 중요하다. 이 정보의 대부분은 대중에게 공개되어있으니, 찾아보면 된다.

여러분의 청중을 잘 이해하게 되면 여러분의 피치를 구성하는 것을 도와주게 된다- 과학적 배경의 정도를 얼마나 할지, 발표 속도를 정하고 투자자의 배경에 기초한 질문을 예상해본다. 프레젠테이션의 목표는 간결하게 여러분의 사업 개념의 정보를 전달하는 것이다. 처음의 피치에서 너무 자세한 사항을 많이 언급함으로써 수렁에 빠지지 말고, 그 대신에 전체적 비전을 분명하게 제시하라. 일반적인 법칙으로 프레젠테이션은 너무 길면 안된다. 중요한 사실은 프레젠테이션안에 필요한 모든 정보를 효과적으로 포함시키는 것이다. 청중의 반응에 따라서 필요하다면 발표 속도를 높이거나 늦추도록 해서, 필요한 정보를 잘 전달할 수 있게 슬라이드를 구성하여라.

BOX 5.8

스타일에 대한 생각들

1. 여러분의 청중을 알아라.
2. 피치는 상대방의 마음을 끌어내는 것이다.
3. 현재 상황의 문제점과 한계점을 강조하라
4. 피치를 계속해서 하면서 다음 피치를 연습하라.

3.8. 방해에 대비하라.

과학적 프레젠테이션은 일반적으로 프레젠테이션을 완전히 끝난 후에 질의 응답시간이 따라오는 것으로 구성되어있다. 하지만 반대로 성공적인 사업 피치는 매력적인 대화가 되어야 한다. 어떤 누군가는 여러분이 발표하는 도중에 잠시 멈추게 하고 슬라이드 앞뒤를 다시 돌려보기를 원하면서 넓은 범위의 다양한 질문을 할 수도 있다. 프레젠테이션을 할 때 이런 예기치 못한 방해에 의해 발표자가 당황할 수 있는데, 이런 종류의 프레젠테이션을 잘 이끄는 것이 바로 서로 대화를 잘 교환한다는 신호이다. 과학이외에도 다양한 주제를 커버하는 매력적인 대화능력은 창업가로서는 매우 긍정적인 신호이다.

3.9. 한계점을 지적하라

어떤 비지니스 플랜도 모두 완벽할 수는 없다. 가장 감탄스러운 비즈니스 피치는 가장 힘든 도전과 한계를 인식하고 언급하는 것이다. 대부분의 경우 가장 도전적인 면을 기술적만으로는 풀 수 없는 경우도 많다. 오히려 해결책은 다른 비지니스 전략, 허가/규제 걸림돌, 또는 새롭게 접근되는 미래의 연구에서 찾을 수도 있다. 이들 걸림돌을 언급하지 않고 피하는 것은 마치 연기하는 것처럼 보이게 하지만, 이와 반대로 이러한 문제점들을 적극적으로 언급하는 것은 매력적인 논의를 이끌 수도 있으며 동시에 개발 계획을 잘 연구했다는 것을 암시하게 한다.

3.10. 연습, 연습, 연습

미래의 투자자를 위해 성공적인 피치를 준비하는 가장 최고의 방법이 무엇이겠는가? 가장 효과적인 방법은 여러분의 피치를 다른 제약바이오업계 전문가 앞에서 연습하는 것이다. 이를 통해서 투자자 또는 다양한 산업체의 백그라운드를 갖고 있는 사람들이 물어볼 수 있는 질문과 도전을 미리 식별하는 데 도와줄 것이다. 이를 통해서 어떻게 질문에 대해 효과적으로 대답할 수 있는지도 배울 수 있고, 또한 일어날 수 있는 미래의 도전을 언급하기 위한 전략을 배울 수 있다.

BOX 5.9

무엇이 대학연구자들을 놀라게 하나?

KAI를 시작하기 위한 펀딩을 찾고 있을 때, 우리는 수 백 명의 사람들과 얘기했다: 제약바이오업계의 친구로부터, 대학연구자들들, 창업인들, 굉장히 많은 투자자들과 얘기했다. 우리는 "투자 불가"라는 말을 많이 들었지만, 프레젠테이션으로부터 매우 많은 것을 배웠고, 가장 중요한 점은 우리에게 펀딩을 확실하게 할 것이라고 기대하는 사람에게 하듯이 매번 새로운 피치를 하는 것이다. 결국 낙천주의, 결단력, 정말 잘 준비된 발표를 통해서 우리는 우리가 필요한 자금을 얻었다.

- DM-R

3.11. 치료약과 진단 시약의 피치들

성공적인 피치에 대한 일반적인 사항이외에, 치료약 또는 진단 시약의 사업 계획에는 반드시 언급해야 하는 특별한 점이 있다. 임상과 허가 전략은 신약 개발 경로의 성공에 아주 필수적이다. 새로운 치료약을 개발하는데 초점을 맞추는 비지니스 플랜은 철저하게 임상적 시그널/노이즈 비율, 실험하고자 하는 환자의 선택, 관심있는 치료분야에 새로운 약품에 대한 허가 태도 등을 철저하게 이해해야만 한다. 예를 들어 뇌졸중은 역사적으로 임상적인 시그날/노이즈 비율을 통해서 임상적 혜택을 보여주기 위해 어려운 분야이다. 항암제는 많은 약품 개발자들이 biomarker부터 환자 선택의 보조품까지 이익을 내는 분야이다. 당뇨와 비만은 현재 FDA의 초점이 약효보다는 안전성에 더욱 초점이 맞춰져 있는 분야이다. 따라서 모든 약품 개발 플랜은 특별히 그들의 치료 전략을 얘기할 때 이러한 이슈들을 고려해야만 한다.

BOX 5.10

전문가에게 물어라

비록 대학 연구자가 약물 개발에 관련된 많은 이슈들에 익숙하지 않더라도, 시간을 들여 이러한 이슈들에 대해 공부하여라. 웹상의 정보만큼이나 풍부한 문헌이 있다. 허가/규제 전문가나 임상 전문가처럼 그 분야의 실전 의사들에게 자문하라. 여러분이 할 수 있을만큼 가능한 많이 얘기해서 여론을 이끄는 리더opinion leader가 될 수 있도록 배워라: 여러분의 고문으로 주요 인사들을 리쿠르트하는 것을 고려하라.

혁신 진단 시약은 제약회사와는 매우 다른 어려움이 있다. 새로운 진단 해결책은 종종 환자들을 다루는 의사들의 일상 업무를 변하게 해야 하는 "적응" 도전에 직면한다. 진단 혁신가들은 그들의 목표 의사들, 일상적인 환자보는 업무, 새로운 실험법이 어떻게 의사들의 현재의 업무에 잘 응용될 수 있는지를 염려해야 한다. 많은 진단 회사들이 일반적으로 마주치는 또 다른 어려움은 보험회사들이 새로운 테스트를 보상하는지 여부이다. 따라서 새로운 진단 시약개발사들은 그들의 진단 시약에 대한 상업적 잠재력을 위해 필요한 보험 보상 코드를 신청하는 과정을 잘 공부해야만 한다.

BOX 5.11

일반적인 어려움들

1. 신약개발 회사에서 겪는 일반적인 어려움은 임상에서의 시그널/노이즈 비율, 환자 선택, 허가 전략 등이 있다.
2. 진단 회사에서 겪는 일반적인 어려움은 새로운 진단시약에 적응하기 위한 의사의 행동 변화와 보험회사로부터 보험적용을 얻어 내는 것 등이 있다.

3.12. 요약

잠재적 투자자에게 하는 피치는 간결한 방법으로 메세지를 소통하는 동시에 광범위한 주제를 다루어야 한다. 이 장에서는 여러분의 피치 안에 반드시 들어있어야 하는 많은 주제들에 대해 간략하게 얘기했다. 창업자는 다양한 방향에서 물어볼 수 있는 투자자와 토론을 하기 위한 준비를 해야만 한다. 프레젠테이션을 준비하는 최고의 방법은 다양한 배경을 가진 제약바이오업계의 전문가에게 피치를 하여 미리 연습해 보는 것이다. 각각의 반응을 통해서 프레젠테이션을 점점 개선할 수 있으며, 또한 창업가가 어떠한 방향에서든 할 수 있는 피치가 준비된다.

4. 벤처 캐피털 투자

- Kevin Kinsella

바이오 테크놀로지는 어떤 산업보다도 더 많이 벤처 캐피털의 손에 의해 만들어졌다. 초기 바이오텍 회사들(Cetus and Genentech)이 벤처 캐피털리스트들에 의해 펀딩되었고, 바이오테크놀로지를 둘러싸 자란 자금 생태계는 초기, 중기, 후기 단계의 벤처 캐피털, 제약 회사들, 특화된 투자 은행들, 여러 유능한 분석가들, 상장 직전 투자자들, 대중들의 투자로 구성되어있다. 그들은 모두 새로운 혁신적인 진단시약과 신약을 약속하는 새로운 20세기 후반 바이오 산업의 상승에 한 부분을 차지하였다.

Cetus가 창립된지 40년이 지난 이래, 수많은 바이오테크 제약바이오 회사들이 새로운 진단시약과 치료제를 만들어왔다. 그리고 재조합 DNA, 단일 클론 항체, genomics, combinatorial chemistry, ultrahigh throughput screening 등등 혁신적 기술도 많이 소개되었다. 이들 혁신 기술에도 불구하고, 투자자의 입장에서 보면, 바이오테크놀로지는 현금을 많이 소비하는 물먹는 하마였다- 그들이 벌어들인 수입보다는 이 새로운 제품에 투자한 돈들이 더 많았다.

BOX 5.12

무엇이 대학연구자들을 놀라게 하나?

훌륭한 과학적 결과와 임상적 성공 기대에도 불구하고, 바이오 테크놀로지 산업은 시작 이래로 전체적으로 돈을 잃어 왔다. 그 결과 출구 전략과 투자에 대한 회수는 벤처캐피털이 투자하고 있는 바이오테크놀로지 회사로부터만 제한적으로 실현되고 있다.

이 냉정한 사실은 미국에서 2000년대 초 small cap stock market이 나

빠지는 와중에 시작되어, 바이오 테크놀로지 제약바이오업계의 재정적 대들보에 금이 가게 하였다. 비록 근래들어 바이오 테크의 상장되는 수가 증가했음에도 불구하고, 그로부터 10년이 지나도, 상장 시장은 크게 회복되지 않았다. 바이오 테크 특화된 투자 은행들은 제약바이오업계를 따라다니는 그들의 분석가와 함께 사라졌다. 이제는 대부분의 바이오테크 스타트업 회사들은 출구 전략으로써 제약회사 파트너로의 인수를 선호하게 되었다. 이러한 경향은 벤처 투자자들에게는 그들이 투자한 회사가 제약 회사에게 인수될 때 좋은 비율로 투자 회수 하기가 더욱 어렵게 되었다.

BOX 5.13

주요 용어 및 약어

IP: Intellectual property
IPO: Initial Public Offeing of stock
NDA: New Drug Application to the FDA
NPV: net present value
EVA: Economic value added; an estimate of total profit minus the cost of financing the capital
Pre-Money value: a company's value before a particular funding event. This determines how much of the company is owned by the previous investors

바이오 창업가가 그들의 새로운 아이디어를 위해 벤처 캐피털을 찾는 것은 무엇을 의미하는가? 아직까지도 바이오테크에 투자하려는 벤처 기금이 있지만, 그들의 범위는 축소되었다. 바이오테크 투자의 황금의 시대에는(1980-2000), 누구나 아이디어나 단순한 표적이나 사이언스나 네이처의 논문으로 회사를 시작할 수 있었고, 성공을 했다. 하지만 오늘날에는 이러한 경향은 더 이상 찾아보기 어렵다. 게다가 바이오벤처 기금(500 밀리언 불 -1 빌리언 불)의 크기는 커졌음에도 불구하고, 몇 년에 걸쳐 600-800억 이상 큰 자금을 공유하는 신디케이터를 형성하는게 어려워 졌고, 실제로 모든 기회들은 이보다 못한 투자 규격에 맞추어야만 했다. 만약 그렇지 않다면, 그들은 아마도 투자 기회 조차 얻을 수 없을 것이다.

아래에 Avalon Ventures가 이용하는 투자 기회를 평가하는 좋은 양식이 있으며, 바이오 연구자/창업자가 그들의 투자 기회를 벤처 캐피털리스트와 함께 볼 수 있도록 하였다.

4.1. 투자 기회의 평가: A Template

(1) 재정적으로 충분히 매력적이면서 가능한 시장이 있는가?

(2) 팀이 프로젝트나 과정에 기여할 수 있는 세계정상급 사람으로 구성되었는가?

(3) 결과가 우리의 생애에 일어날 수 있는가? 프로젝트는 종종 4/2룰을 따른다; 그들은 4배정도 시간이 더 걸리고, 두 배정도 돈이 더 많이 든다. 또는 반대도 있다: 그들이 4배정도 돈이 더 많이 들고 두 배의 시간이 든다.

(4) 지적 재산권은 탄탄하고, 우리는 정말로 기술을 이해했으며, 그 기술들은 실제로 벌어질 수 있는가? 만약 그렇지 않다면, 우리는 쉽게 그 기술들을 아웃 소싱할 수 있는가? 누가 이 기술 분야에서 현재의 경쟁자 또는 잠재적 경쟁자인가?

(5) 우리가 이 게임을 끝낼 수 있을 정도의 자금을 확보하고 있는가? 시작하는 자금을 마련하는 건 종종 쉬운 편이지만, 완결을 위해 필요한 자금을 얻는 것은 쉽지 않다. 예를 들어 발전 과정은 완전히 철저하게 생각해야만 한며, 다시 말하지만 pre-money value는 특별한 마일스톤이 이루어지는 데에 기초한다.

(6) 마지막으로, 추가 요소가 있다. 나쁜 소식에 대한 참을성이 많이 있는지 이다. 특별한 일을 떠맡았을 때, 예상하지 못한 어려움이 필수적으로 발생할 것이다; 따라서 누구나 게임을 끝내기 위한 목표를 위해 결심과 인내를 가질 필요가 있다. 짧게 얘기하자면, 여러분이 시작하기로 선택한 이 게임을 사랑할 필요가 있다. 만약 그렇지 않다면, 그것을 하지 마라.

위의 내용으로 평가할 때 많은 창업 프로젝트들이 저 위의 사항을 모두 만족하지는 않는다. 하지만 어느 정도 윗 사항에 적합하다면, 마지막 선택 과정은 탄탄한 재정적 분석에 달려 있다. 짧게 말하자면 여러분은 프로젝트를 사랑해야 하지만, 또한 비용을 지불해야만 한다. 재정적 분석을 위해서 많은 방법들(NPV, break-even analysis, EVA, Monte Carlo techniques 등등)이 있지만, 결론적으로 말해서 중요한 것은 언젠가는 이익을 내는 방향을 제시해야 한다는 것이다. 예를 들어 부정적인 NPV나 결코 손익분기점에 이르지 못하는 재정 계획이라면 투자 유치를 받기에는 좋은 징조가 아니다.

4.2. 성공을 하기 위한 전략

아발론 벤처Avalon Ventures에 있는 투자자들이 피치를 하고 있는 대학의 창업가들에게 요구하는 것은 무엇인가? 아발론은 과거에는 주로 획기적인 기술적 발전이 있는 곳에 투자 하였다(예: 재조합 DNA, 단일 클론 항체, genomics, combinatorial chemistry, ultrahigh throughput screening 등등). 창업가들은 이들 기술을 어떻게 진보시켜 신약을 만들고 더 효과적인 임상을 할 수 있는 지에 주로 관심을 가졌다. 지금의 아발론은 이들 혁신 기술자체보다는 이들을 이용하여 투자 대비 위험/보상 비를 증가시킬 수 있는 현명한 적용 전략을 가진 창업자에게 더 투자 관심이 많다.

그리고 정말로 투자 대비 위험/보상 비율이 전부이다. 우리는 투자에 계속 실패하면 투자금 전체를 잃기 때문에, 보상이 있을 때는 매우 화려한 큰 보상을 기대한다. 그렇기 때문에 아발론에서 투자 대상을 고를 때 기준은, 2년 이내에 임상 가능한 드라마틱하고, 획기적인 물질이다. 이것은 그 물질이 표적 발견 같은 기초 연구 단계로부터 아주 많이 진척이 되어있는 상태이어야 한다는 것을 의미한다(초기 기초연구 물질에 대해서는 투자 관심이 많이 떨어진다는 뜻이다). 특히 저분자 화합물이거나 단백질 혹은 항체거나 일단 물질이 있고, 그 물질에 대한 약효 동물모델에서 좋은 약효결과 데이터가 있고, 독성 관련한 어떤 부정적 신호가 없으면 좋다. 지적재산권은 매우 강력해야 하며, 충분한 경쟁력이 필요하다. 이것은 대학의 실험실이 대개는 그 분야에서 최고여야 하며, 일반적으로 그 분야의 영향력 있는 리더라고 인식되어야 한다는 것을 의미한다. 우리는 적절한 상업적 조건으로 지적재산권을 라이센스-인 할 수 있으며, 회사내 대학측 설립자와 컨설팅 약속을 독점적으로 (기술에 대한 질문)잡아야 할 필요가 있다. 아발론 입장에서 그 상태에서는 일단 어떤 운영팀도 필요하지 않으며(비록 일반적인 펀딩 조건은 아니지만), 마일스톤이 이루어 졌을 때만 자금의 일부를 투자하기를 원한다. 아발론의 경우 보통 $500,000-$1,000,000으로 시작하며, 2-3밀리언 불 정도 추가 펀딩이 가능하고, 아마도 전체 투자액은 몇 년에 걸쳐 $7-10밀리언이 될 것을 목표로 투자한다.

BOX 5.14

무엇이 대학연구자들을 놀라게 하는가?

펀딩을 찾을 때, 벤처캐피털리스트들은 그들 회사의 재정적 지원보다도 더 많은 지원을 해줄 수 있다는 것을 명심해라. 예를 들어 KAI의 초기 투자자인 Skyline Ventures는 그들 사무실 안에 공짜로 장소를 제공해 주었으며, 우리 가상 회사를 위한 다기능의 팀을 구성할 수 있게 도와주었고, 시리즈 A투자를 위한 추가의 투자자를 확보하는데 이끄는 역할을 해주었다. 회사를 시작할 때 돈은 꼭 필요한 것이지만, 또한 여러분의 벤처캐피탈리스트를 선택할 때 그 회사가 제공해줄 수 있는 추가의 다른 지원도 생각하여라. – DM-R

아발론은 4-7년 정도의 기간내에서 자금을 회수하여 회전시킬 수 있는 초기회사를 찾고 있다. 벤처 캐피털 회사들은 일반적으로 10년 제한의 파트너쉽 회사들이며, 그렇기 때문에 이 기간내에 현금을 유동화 하여 VC 펀드의 투자자들인 Limited Partners(LP)들에게 돌려줄 필요가 있다.

근래들어 상장이 높이 평가되지만, 출구전략으로 상장만을 믿는 것은 위험하다. 그 결과 아발론은 회사인수를 위한 회사도 만든다. 그 약물만을 위한 바이오 스타트업과 제약회사와의 파트너쉽은 매우 위험한 계획이다. 옛날 바이오산업이 아주 좋았던 시절에는, 제약 회사와의 파트너쉽은 해당 바이오 스타트업이 투자할 가치가 있는 회사라고 "증명"하는 데 많이 활용되었다. 하지만 상장 시장이 위축된 이후, 이러한 파트너쉽은 종종 제약회사들에게 더욱 유리한 파트너쉽 계약이 되는 경우가 많으며, 결국 바이오 스타트업 회사는 단지 하나 또는 소수의 기업 매수인에게만 매력적인 존재로 끝나는 경우도 많다. 그러므로 최근 바이오 스타트업 투자에는 벤처 연합체syndicate가 형성되어서 임상 3상 실험 또는 NDA까지 바이오 스타트업 회사에 전적으로 투자하는 독재적인 경향이 있다.

BOX 5.15

중요한 포인트

만약 지적 재산권이 획기적이고, 팀이 최상이고, 기회가 매우 크고, 펀딩이 적절하고, 시간이 몇 십 년이 아니라 몇 년 이내에 허가를 받을 수 있다면, 성공적인 출구가 아직도 바이오 테크에는 있다. 그리고 벤처 캐피털리스트들은 항상 이런 기회를 열심히 찾고 있다.

5. 비영리Not-For-Profit 분야의 신약개발

- Eugenio L.de Hostos

"수익을 생각지 않는 비영리 목적의 약물 개발not-for-profit drug development (NPDD)"에 대해서 종종 "그런 것이 있어?" 라든지 "그게 가능해?" 같은 질문들이 따라온다. 두 질문에 대한 짧은 답변은 다음과 같다. "가능하다."

NTDs(무시되는 열대성 질병 Neglected tropical disease)을 위한 NPDD(수익을 생각지 않는 비영리 목적의 약물 개발)는 과학적, 사업적, 사회적 트렌드의 접근에 의해 더욱 더 널리 소개되고 있다. 세계화globalization는 저개발국가의 가난한 사람들의 medical needs에 대한 관심을 일으켰고, 동시에 박애주의적이고 산업적이면서 정부차원의 지원을 이끌어 내게 되었다. 그렇지만 아직도 대부분의 일반적인 제약회사에서 하는 일은 회사 이익을 위한 약물개발에 집중되어 있다. 이러한 이유때문에 NPDD를 해결하기 위해서는 다양한 방법을 동원하여 여러 갈래로 흩어져 있는 재정적, 물질적, 기술적 지원을 잘 이용하는 방법을 찾는 것이 좋다[3].

BOX 5.16

주요 용어 및 약어

NPDD: Not-for-profit drug development
NTD: Neglected tropical disease
PDP: Product Development Partnerships
AMC: Advanced Market Commitments
OOPD: Office of Orphan Products Development
FDA: US Food and Drug Administration
PRV: FDA's Priority Review Voucher
NDA: New Drug Application with the FDA
NME: New Molecular Entity; a new drug submitted to the FDA Center for Drug

Evaluation and Research(CDER)
NIAID: National Institute for Allegy and Infectious Diseases
TRND: Therapeutics for Rare and Neglected Diseases

과거 수십년 동안에, 제품 개발 파트너쉽(PDPs) Product Development Parnerships 라 불리는 not-for-profit organization들이 생겨났다. PATH, DNDi, One World Health(OWH)같은 PDPs 기관들은 거대 제약회사들의 냉담한 관심을 NTD(무시되는 열대성 질병)의 백신과 약품 개발 무대로 돌리게 하였다. PDPs의 영향은 인상적이며, 한 연구는 NTD drug development의 75% 정도가 지금 이런 종류의 기관에서 실행되고 있다고 보여주었다 [4].

대학 기관의 high-throughput screening 시설의 도래와 학생들과 마찬가지로 교수들 사이에서도 NTDs(무시되는 열대성 질병)에 대한 관심이 늘어나서, 대학은 점차 NTDs의 초기단계의 약품 개발 프로젝트가 증가하게 되었다. 더 많은 표적이 검증되었거나, assay가 개발되었거나, 화합물이 발견되었을 뿐 아니라, 또한 이들 발견을 더 진전시켜서 의약품으로 만들려고 하는 대학연구자들이 점점 늘어나고 있다. 그렇지만 많은 대학의 프로젝트는 사실 진정한 의약품 개발로 나오기에는 아직도 전문성과 자원이 부족하다. PDPs는 대학의 프로젝트를 진정한 약물 개발 프로그램으로 바꾸고, 전임상의 "죽음의 계곡"을 통과해 신약후보물질을 무사히 임상으로 이끌고 개발하는데 중요한 역할을 한다 [5,6].

전에 논의했듯이, hit물질을 스크리닝하고 이를 단독으로 신약으로 시장에 가져오기에는 너무 부족하다. PDPs는 프로젝트를 선별하고 실행하는데 매우 현명하고 효율적으로 과제를 이끌 수 있지만, 그렇다고 NPDD가 일반 약물 개발보다 더 싸게 개발되리라고 기대 할 이유는 없다. 어떤 바이오테크나 제약회사와도 같이, PDPs는 일부 약물개발 부분을 아웃소싱해서 그 비용을 낮출 수 있다. OWH와 DNDi같은 기관들은 완전히 실험실이 없고, "가상적인" 연구실과 제조를 위해 전세계의 계약 연구 기관 서비스에 전적으로 의지하면서 단지 프로젝트를 만들고 관리하는데 집중하고 있다.

신약 재창출 약물drug repositioning은 PDP의 또 다른 비용절감 방법의 신약 개발이다. 예를 들어 OWH는 수 십 년 전 사람에게 썼던 특허가 끝난 항생제인 paromomycin를 visceral leishmaniasis의 치료법으로 신약 재창출하였고 현재 임상 3상 연구를 실행하고 있다. 이들을 인체에 이용 가능하도록 개발하는 것이 처음부터 땅에 구멍 파는 것부터 시작하는 것보다 훨씬 더 빠르고 낮은 비용으로도 가능하다 [7]. 그렇지만 신약 재창출은 최소한 임상 3상 연구, 일반적으로 약물 개발에 있어서 가장 비싼 부분인 임상 3상연구가 아직도 요구된다는 것을 명심해야 한다. 신약 재창출 약물의 또 다른 중요한 고려점은 결국 새 제품이 이상적인 최종 목표 신약 프로파일 TPP에서 다소 떨어진다는 것이다. 이와 같은 이유로, 신약 재창출 약품시 나올 수 있는 재정적 이점에 좀 더 무게가 실려야 한다.

수입면에서 보면, 당연히 일반적인 약물 개발보다 NPDD가 하는 약물 개발이 매우 다르고 더 도전적이다. NPDD가 수익이 나지 않은 채로 유지되는 한, 박애정신은 NPDD을 가능하게 만드는 중요한 원천으로 남을 것이다. 비록 자본주의 사회이지만, 이와 같은 이익을 창출하지 않는 사회적 선의적 행동이 대신 정부나 자선기관의 투자를 유치하게 한다.

BOX 5.17

무엇이 대학연구자들을 놀라게 하나?

대학연구자들은 개발 도상국의 질병을 위한 그들의 약물 개발 프로젝트를 NIH의 TRND (드물고 무시되는 질병의 치료약)같은 정부 프로그램이나 PDPs(제품 개발 파트너쉽)에 박애적으로 투자하는 파트너와 같이 진행시킬 수 있다.

Bill and Melinda Gates Foundation[1]같은 기관으로부터의 연구비들,

the Wellcome Trust, the World Health Organization's Special Programme for Research and Training in Tropical Diseases(TDR)은 많은 PDPs의 생명줄이지만, 제약업계로부터의 지원은 또한 매우 중요하다. 예를 들어 수많은 제약회사들은 기술적 자문, compound library으로의 접근, 약물 발견과 전임상 서비스를 포함해서 많은 것들을 OWH의 Diarrheal Disease Program에게 매우 관대하게 제공해 주고 있다. 재정적 받침이 장기적인 전략 플랜을 허용할 뿐 아니라, 또한 초기 단계 프로젝트를 잉태하고 새로운 개발 가능성을 탐구하는데 더 많은 유연성을 제공해 준다.

PDP를 유지할 수 있도록 돕는 가능한 또 하나의 전략은 개발 포트폴리오가 두 가지 시장을 가진 약물을 포함하는 것이다. 즉, 이윤 성취가 가능한 부자 세계의 시장과 이윤이 나지 않는 개발 세계의 시장 둘다 포함하게 하는 것이다. 예를 들어 콜레라 치료약이 또한 여행자의 설사를 치료하는데 팔릴 수 있다는 것은 PDP의 파이프라인의 또 다른 프로젝트를 지지하는데 도움이 될 수 있다. 백신분야에서, Advanced Market Commitments(AMCs)는 신제품의 개발과 생성에 원동력이 되었다. AMC는 일단 약물 개발이 끝나면 스폰서가 일정가격에서 어느 정도의 양의 백신제품을 반드시 산다는 약속이다. 이 메카니즘은 백신 제조자에게 독감 백신을 만드는 좋은 동기부여로 이용되며, 현재는 NTD의 백신 개발을 촉진하는데 이용되고 있다.

또 다른 NTD drugs의 개발을 강력하게 지지하는, 작지만 돈 많은 시장은 군대이다. 예를 들어, 미국 국방부[2,3]는 어떤 경우에는 NTDs와 겹치는 군대와 국가의 안전 중요성 분야에서의 약물 개발을 지지하고 있다. PDPs는 또한 NIH National Institutes of Health와 FDA the Food and Drug Administration의 국가적 기관에 의해 제시되는 정부의 자원과 다양한 보상으로부터 이익을 볼 수 있다. 이들 국가 자원들은 이용 가능하며, 비록 개발기간이 조금 더 늘어난다고 하더라도 NPDD 프로그램은 그러한 국가기관에 접근함으로써 큰 도움을 받을 수 있다. NAID(알러지와 감염 질병의 전국 기관)의 Microbiology and Infectious Diseases[4]분과는 또한 정부 계약자를 통해 초기 검색단계부터 임상 1상 실험의 범위에서 약물개발 서비스를 제공해준다. NIH는 또한 드물고 무시되는 질병의 치료법(TRND)[5]이라 불리는 프로그램을 제공해서 NIAID같은 기관의 전문가와 자원을 이용하게 해서, 그 결과 지원자와 같이 임시 PDP을 설립하는 노력을 하는데, 예를 들자면 TRND는 schistosomiasis와 hook-worm disease의 일을 위해 NIAID 표지가 붙어있는 자원을 위한 통로로써 역할을 하기도 한다. TRND 산하를 통해 제공되는 서비스들은 또한 미국 바깥쪽의 연구자에게도 제공 가능하다.

허가측면에서, FDA[6]는 제약바이오업계에 의해 무시되는 질병의 치료법 개발을 장려하는 몇몇 프로그램을 개발했다. The Orphan Drug Act는 미국의 한해 200,000명 미만에 영향을 주는 질병의 약물을 개발하는 비용, 또는 NTDs를 포함한 두개의 카테고리에서 그들의 도움받지 않은 개발 비용이 보상되지 못하는 약물들의 개발 비용을 줄일 수 있도록 법령으로 제안한 것이다. The Office of Orphan Products Development(OOPD)는 시간과 비용을 절감할 수 있게 허가의 지름길을 만들었다. OOPD가 추진하는 일중 하나는 인간에게 쓰는 현재의 약과 수의학 약전의 존재하는 동물용 약들을 이용한 신약 재창출이다.

크게 기대되는 또 다른 프로그램은 FDA의 Priority Review Voucher(PRV) 프로그램으로 2007년 미국 의회가 요구한 것으로서 덜 수익이 나는 투여방식으로 약품 개발을 촉진하는 것이다. 이 프로그램 아래에서, NTDs의 리스트에 있는 질병을 치료하는 새로운 물질(new molecular entity, NME)의 NDA 허가를 얻게 되면, 그 기관은 transferable PRV[7]연구비를 지원 받는다. 분명히 이것은 대형 제약회사에게는 큰 보상이 될 수 있어, NTD의 치료방법을 위한 잠재력 있는 프로젝트들(비록 창고에 보관중인 과제라 할지라도)을 다시 한번 검토하게 된다. PDP community를 가장 흥분시키는 것은 PRVs를 제 삼자에게 팔 수 있다는 것으로, 제약회사들은 그들의 새로운 블록커스터 개발의 시간을 단축하기 위해 찾고 있다.

PDPs는 그들의 NTD 약품 프로젝트가 대형 제약회사들이 기꺼이 수 백만 달러를 지불할 의사가 있는 PRVs를 만들기를 기대하고 있으며, 그래서 그들이 다른 NPDD 프로젝트의 투자와 기부를 만들 수 있기를 원한다. PRV 메카니즘은 또한 투자의 회수를 약속하지 못하는 NTD drug development projects에 개인의 지원도 요청한다. 불행히도 실제 허가 시간의 단축만큼이나 재정적 측면에서 PRVs의 가치는 넓게 논의되고 있지만 아직은 매우 불확실한 투기성으로 남아있다. 제약회사들과 자선단체기관들은 PRVs 개발을 위한 시장과 자극이 NTD 분야로 확신될 때를 기다리고 있다.

5.1. 결론

신약을 시장에 내놓는 것은 복잡하고 비용이 많이 드는 과정이지만, 수익이 나지 않는 약물 개발도 가능하고, 실제 일어나고 있으며, 이전에 비해 실행 가능성이 크게 높아졌다. 한정된 제약 세계의 귀퉁이에서, PDP가 무시된 질병의 치료방법을 찾는 틈을 채우기 위해 계속해서 주된 역할을 할 것이다.

BOX 5.18

Web site Resources

[1]www.gatesfoundation.org/vaccines/Pages/advanced-market-commitments-vaccines.aspx

[2]www.dtra.mil/Missions/ChemicalBiologicalDefense/ChemicalBiologicalDefenseHome.aspx

[3]www.jpeocbd.osd.mil/packs/Default2.aspx

[4]www.niaid.nih.gov/labsandresources/resources/dmid/pages/default.aspx

[5]www.trnd.nih.gov

[6]www.fda.gov/forindustry/developingproductsforrarediseasesconditions/default.htm

[7]www.bvgh.org/What-We-Do/Incentives/Priority-Review-Vouchers.aspx

6. 바이오텍 회사 설립에 대한 법적인 조언

-Alan C.Mendelson, Peter E.Boyd, Chrostopher M. Reilly

창업자가 바이오테크놀로지 회사를 시작하려고 생각할 때 가장 첫번째로 물어야할 질문은 지금이 그 사업체를 시작할 적절한 시간이냐는 것이다. 창업자는 상업적 기회 속에서 그들의 관계를 형성해야만 할까 또는 대학의 안전한 틀 안에서 그들의 연구와 개발 활동을 계속해서 성장시켜야 할까?

최종 결정은 비용-이익의 분석에 의해 좌우될 것이다: 사업을 시작하는 이익이 그것을 시작하고 계속 유지하는 비용을 넘어설 것인가? 모든 산업분야에 적용되는 이익은 확실히 있다. 예를 들어 대부분의 사업체는, 만약 적절히 구성되고 자본화되어, 한도내에서 책임만을 지게 한다면, 사업체의 책임liabilities으로부터 이사진, 임원들, 투자자들의 개인적 책임을 보호해 줄 수 있다.

BOX 5.19

주요 용어 및 약어

IP: Intellectual Proptery

Bayh-Dole Act: US legislation regulating intellectual property generated by government-funded research

LLC: Limited Liability Companies

S-Corps: Subchapter S corporations

C-Corps: Subchapter C corporations

Angel Investor: a wealthy individual or group who provide capital for start-ups

VC: Venture Capital

Vesting: the legal process of granting stocks or options whose full value accrues over time

그렇지만 바이오테크 창업자를 위해, 특별히 대학에서 나온 창업자들은 사업체를 형성하는 시간과 결정을 고려할 때 추가로 특별하게 고려할 점이 있다. 대학의 연구자들은 스타트업 회사를 운영하는 데 비싼 비용이 드는 연구실, 운영 자원, 핵심 서비스 센터, 도서관 시설, 관련 인프라시설들에 쉽게 접근할 수 있다. 대학의 연구자들은 연구 그랜트를 딸 수 있고, 회사가 스폰서가 되는 비용의 일부로 연구자가 초기 임상 연구를 운영할 수도 있다. 더 나아가 학교내에서 머무르는 것이 또한 가능해서 창업자의 안정적 수입원이 될 수 있다.

반면에 창업자가 대학내 시설에 머무르는 것은 회사를 설립하는데 드는 일반적인 비용(예. 등록비, 변호사 비, 회사 유지하는데 드는 비용 등)을 넘어서는 추가의 위험이 발생할 수 있다. 예를 들어 대학은 그 대학 교수 등 교직원들에 의해 개발된 어떠한 지적 재산권이라도 소유권을 보유할 수 있다. 그렇기 때문에 창업자는 그들의 기술을 일찍 기술이전하고 미래의 개발될 IP를 소유하는 것과, 대학내에서 기술을 발전시키고 후기 상태에서 더 많은 IP를 기술이전하는 것 간의 이익을 반드시 잘 저울질 해야 한다. 대학으로부터 기술이전한 지적재산권(IP)는 로열티 비용의 지불 문제도 있고, 다른 것 보다도 1980년의 베이-돌 법Bayh-Dole Act에 의해 문제를 일으키는데, 이것은 기술이전을 받는 쪽이 미국내에서 해당 발명품을 제조하는 것을 요구한다. 대부분의 미국내에 있는 제약회사들은 이러한 베이-돌 법의 요구조건에 친숙하지만, 국제적인 인수자, 특히 일본의 회사의 경우는 복잡한 협상을 할 수도 있다.

요약하자면, 만약 창업자가 아직도 상업적 기회와 대학에서 주는 이익을 이용하는 것 사이에서 고민 중이라면, 사업체를 형성할 생각이 아직 "없는"것이다. 그렇지만 일단 창업자가 뚜렷한 사업적 기회가 있다고 결심해서 스타트업 회사를 차리기를 원한다면, 기금을 모으고, 직원을 고용하고 사업체를 형성하는 것은 기회를 앞으로 진행시키는 아주 중요한 일이다.

BOX 5.20

무엇이 대학연구자들을 놀라게 하나?

스타트업 회사를 차릴 때, 대학의 창업자들은 어떤 서류든지 사인하기 전에 미리 경험있는 회사변호사를 고용해야만 한다. 변호사가 모든 과정을 통해 창업자의 이익을 보호할 것이고, 협상해야하는 라이센싱 계약서, 벤처 펀딩 이 후 그들이 얼마나 소유권을 보유해야 할지, 고용문제, 다른 중요한 과정같은 문제에 대해 도움이 되는 정보를 제공할 것이다. 더 나아가 여러분의 변호사가 여러분의 개인적으로 최고의 이익을 대표할 수 있도록 계속해서 고용하는 것이 대학, VC, 회사의 변호사를 믿는 것보다 현명하다. -DM-R

일단 창업자가 회사를 설립하겠다고 결심하면, 반드시 그들 사업을 위한 최상의 회사 종류를 선택해야만 한다. 사업체는 크게 두 가지 카테고리를 나눌 수 있다: 세금을 "통과하는(pass through)" 것들과 그렇지 않은 것들이다. 사업체를 통해서, 즉 이익과 회사의 손실이 회사를 통과해서 투자자에게 가면, 세금은 단지 한번 내면 된다. 파트너쉽, LLCs, S corporations을 포함한 사업체가 세금을 통과하는 사업체이다. 더 많은 일반적인 Subchapter C Corporation(C-Corp) 사업체는 통과하지 않는 형태여서, 수입과 지출은 회사에게서, 주주들에게 나누어 주는 배당금은 각각 분리되어 개별적으로 세금을 낸다. 적당한 사업체의 형태를 선택할 때, 창업자는 제한된 사무직원의 부담을 만들지 않으면서도 효과적으로 일할 수 있도록 모든 옵션을 평가해야만 하며, 선택한 플랫폼이 단기와 장기 목표에 따라 점점 커져가는 바이오테크 회사의 도전과 목적을 만족시킬 수 있도록 유연한지도 평가해야만 한다.

바이오테크 회사들은 자본 집약적이고, 예상 가능한 수입을 창출하기 위해 시간이 오래 걸릴 수도 있기에, 창업자는 모든 가능한 투자 소스들이 열려있도록 해야 한다. 외부의 두 가지 일반적 투자 소스로는 엔젤 투자자와 벤처 캐피털 회사들(VCs)이다. VCs는 그들의 투자자들(LP)이 대부분 tax-exempt institution이라 negative tax결과를 만들기 때문에, 세금이 통과되는 사업체에는 투자하지 않을 것이다. 따라서 만약 사업체가 VCs에게 접근하려면, 그것은 C-Corp로써 구성되어야 한다. 종종 몇몇 부자인 엔젤 투자자들은 초기 연구에도 투자하며, 그 회사를 통해 세금혜택을 보기를 원하는 경우도 있지만, 이들 엔젤 투자자들은 초기 연구 상태를 넘어서서 그 이후 단계의 회사에 투자하는 일은 거의 일어나지 않는다. 그러므로 어느 정도 시간이 지나면, 회사는 기관 투자자들로부터 투자를 받기 위해서는 반드시 C-Corp로 변환해야만 한다.

파트너쉽과 LLCs는 비교적 복잡한 운영 계약서를 요구하며, 투자자와 초기 직원들에게 설명하는 것은 매우 비싸고 시간이 많이 걸린다. LLCs 또는 파트너쉽을 형성하고 운영하는데 드는 이들 추가의 비용은 회사의 세금으로 잡히지 않고 통과하는 복잡성 때문에 거의 모든 바이오테크 스타트업에게는 적합하지 않다. 반면 S-corp을 형성해서 우선 세금을 통과시키고 있다가, 회사가 VC투자를 받으리라 기대될 때 그것을 C-Corp로 바꾸는 것이 가능하므로, 대부분의 투자자들은 그것을 알고 세금이 통과하는 단기간 이익에 붙여서 여러가지 허용된 우선주의 우선권과 다양한 권리 및 장기적 이익을 주장할 것이다. 따라서 대부분 모든 바이오테크 회사들은 C-corp이 줄 수 있는 유연성과 이익을 고려해서, C-corp으로 만들기를 결정한다.

창업자가 원하는 사업체로 C-corp을 선택했다고 가정하면, 그들은 다음에 어느 주에서 회사를 만들지 선택할 필요가 있다. 대부분의 기관 투자자들은 델라웨어Delaware 주의 회사에 투자를 하곤 한다. 델라웨어 주는 또한 잘 발달된 회사법을 갖고 있으며, 운영과 사법적인 면에서 회사문제를 효과적으로 다룰 수가 있다. 덧붙여 캘리포니아의 Secretary of state's office와 접촉하는 것은 다소 성가시고, 어떤 경우에는 투자 라운드를 종결하는 것을 미루는 일까지 발생할 수 있다. 그렇지만 델라웨어 주에서 법인화하는 것을 선택하는 것은 회사가 그 주 안에서 사업을 하고, 비교적 소량의 프랜차이즈 택스를 부과하는 것으로 해결될 것이다. 이 모든 것을 고려해서, 결국 대부분의 바이오테크 회사들은 델라웨어의 C-corps를 만든다.

최고의 팀을 영입하고 유지하는 것은 모든 바이오테크 스타트업의 주요 성공 요소이다. 그렇기 때문에 창업자는 그들을 효과적으로 끌어들이고 재능을 보상할 수 있기를 원한다. 시작할 때 창업자는 누가 설립자가 될지 결정하기를 원한다. 누가 설립자가 되고 안되고의 개념은 중요할 수 있지만, 법적인 인식도, 오랜 결과도 보장되지 않는다. 그렇지만 설립자로서 인식되면 종종 창업자에게 어느정도 정신적 이익을 준다. 또한 설립자는 투자를 얻은 후에 회사에 들어온 직원들, 컨설턴트, 고문들보다 일반적으로 더 큰 위험을 떠맡고 있다. 그렇기 때문에 그 당시에는 기본 개념이나 생각 외에는 없는 단순히 아주 작은 가치만 있기 때문에 일반적으로 보잘것없는 가격의 주식을 설립자들은 살 수 있는 기회가 보장된다.

주식이 단지 설립자에게 팔렸든지 또는 더 넓은 그룹의 직원들, 컨설턴트들, 고문들에게 팔렸든지 간에, 사업을 시작한 사람들 사이의 미래의 다툴 위험을 줄이기 위해서 그리고 모든 발행된 주식과 스탁옵션들은 주식법에 의해 확인해야 하기 때문에, 초기의 주식의 배당을 서류화하는 것이 중요하다. 이 점에 관해서, 창업자들은 그들 자신과 미래의 직원들, 컨설턴트들, 고문들을 위해 발행된 주식과 스탁옵션의 vesting을 요구하는 기본적인 결정을 반드시 꼭 붙잡고 있어야만 하고, 고용 계약서와 컨설턴트 계약서의 종류로 다양한 개개인의 서비스 관계를 관리해야만 한다. Vesting 계획 아래에서 설립자와 직원들은 보통주를 구매하도록 허용될 때, vesting 스케쥴에서 계획된 일정에 따라 주식의 소유권을 점차적으로 얻는다. vesting

은 매우 일반적이며, 창업자와 각자의 투자자들을 더 많이 보호하며, vesting에 관련한 주식문제는 Section 83 of the Internal Revenue Code 아래에 등록되도록 요구되며, 변호사와 함께 더 많은 시간과 비용이 든다.

어느 이벤트이든 모든 기여자가 어느 정도 발명품의 독점권 형태의 한 부분이라는 것과 회사에 지적재산권을 보장해주는 양도 계약서assignment agreement는 기업 경영을 위해 모든 이들에게 요구되어야 한다는 것을 명심하라. 이 문제를 검토하면서, 창업자는 미래의 투자자들이 만약 주요 직원들이 오래 근무하고 회사의 지적 재산권이 보호된다는 것을 안심하지 않으면 투자하지 않을 것이라는 것을 주의깊게 새길 필요가 있다.

위의 주요 문제들이 처리한 후에, 창업자는 회사의 설립 강령 또는 정관안에 들어가야 하는 특별한 관리조직들과 회사 이사들의 구조, 크기를 고려해야 한다. 경험있는 최근 만들어진 회사의 회사 변호사가 이 모든 문제들을 창업자에게 지도할 수 있고, 회사의 주요 서류의 결정, 직원과 컨설턴트들이 사인해야 하는 표준 서류 세트를 개발 하고 또한 tax ID(an Emplyer Identification Number)를 얻어서 회사가 은행 구좌를 열 수 있고, 직원들에게 봉급을 줄 수 있도록 하고, 적당한 방법으로 주식의 판매에 관련된 모든 주와 연방의 허가 자료를 만드는 것을 도와줄 것이다.

BOX 5.21

중요한 포인트

바이오 테크놀로지 스타트 업은 개발할 후보물질 외에도 몇 명의 설립자들로부터 시작된 작은 회사에서 완전히 투자가 끝난 큰 회사로 성장하면서 아주 많은 독특한 도전들에 직면한다. 훌륭한 사업체의 시작은, 창업자가 아이디어에서 사업체, 아니 그 이상까지 기회를 추구하기 위해 적절한 첫발을 딛는 것이 필수적이다.

BOX 5.22

소스

1. Aronson DH (2011) Venture capital: a practical guidebook for business owners, managers and advisors, 5th edn. Available at http://noromoseley.com/documents/VCGuidebook5thEd-FullwAnnexes.pdf
2. Bagley CE, Dauchy CE (2008) The entrepreneur's guide to business law, 3rd edn. The Thomson Corp., Mason, OH
3. Kolchinsky P (2004) The entrepreneur's guide to a biotech startup, 4th edn. Available at http://www.evelexa.com/resources/startup_guide.cfm
4. Top Ten Legal Mistakes Made by Entrepreneurs, Harvard Business School Working Knowledgy (Mar 3, 2003) http://hbswk.hbs.edu/item/3348.html
5. US Small Business Administration, Incorporating Your Business, http://www.sba.gov/category/navigation-structure/starting-managing-business/starting-business/establishing-business/incorporating-registering-you-0

7. 설립자 우선주Founder Preferred Stock

- Scott M. Iyama and Stephen J.Venuto

회사의 존속기간이 길어지는 와중에 자본 시장에서의 예상치 못한 일들이 생기게 되는 경우 설립자에게는 개인적인 위험과 잘못된 인센티브를 야기할 수 있다. 설립자 우선주founder preferred stock은 설립자에게 이들 위험을 경감시키는 목적으로, 장기적으로 회사의 가치를 최대화하기 위해 보상을 약속한 것이다. 이것이 설립자 우선주의 이용과 잠재적 이익의 간략한 요약이다.[1]

7.1. 무엇이 설립자 우선주인가?

설립자 우선주는 거의 보통주와 비슷하며, 단지 다른 것은 매우 중요한 전환 권리가 있다는 것이다: 설립자 우선주는 회사에서 지분 투자equity financing할 때 팔수 있는 주식의 지분으로 전환할 수 있다. 예를 들어 설립자 우선주의 지분을 갖고 있는 창업자는 설립자 우선주의 전체 또는 약간의 부분을 시리즈 A 우선주, 시리즈 B 우선주 등등 투자할 때 전환하도록 선택할 수 있다. 이 설립자 우선주의 특이한 성격은 회사가 지분 투자시 같은 조건으로 발행된 우선주의 같은 시리즈를 창업자가 관심있는 투자자에게 손쉽게 팔 수 있는 것이다.

예를 들자면, 회사가 시리즈 A 우선주를 주당 1.5달러에 팔고 있는 시리

1] 이 편집의 내용물은 단지 정보 목적으로 이용된다. 이 출판사뿐만 아니라 어떤 변호사도 특별한 사실 또는 문제에 대한 법적 또는 어떤 전문적 충고 또는 의견을 제공 하지 않는다. IRS Circular 230 disclosure: IRS에 의해 부과된 요구사항을 만족시키기 위해, 우리는 본 내용이 (1) Internal Revenue Code의 세금 관련 벌금을 피하는 것 또는 (2) 여기에 언급된 택스 관련 제 삼자를 소개하거나 팔려는 것 의 목적을 위해 이용될 수도 없고, 이용되도록 쓰여지지도 않았음을 밝힌다.

즈 A 우선주 투자에서, 설립자 우선주 100,000주와 보통주 900,000주를 갖고 있는 창업자는 관심있는 투자자에게 설립자 우선주 50,000주식을 $75,000에 팔 수 있다. 그 같은 주식을 산 투자자는 시리즈 A 우선주의 50,000주를 얻을 것이며(전환의 결과로), 투자자가 회사로부터 직접 주식을 산 것과 같은 권리를 받는다. 창업자는 투자 기간에 회사에 의해 만들어진 밸류에이션의 혜택을 받아 75,000달러를 받고 회사를 떠날 수도 있는데(그럴 경우는 거의 없지만), 이 경우라도 여전히 회사 안에 그의 지분은 95%를 갖고 있다.

7.2. 설립자 우선주의 목적

위의 예에서 보듯이, 설립자 우선주의 목적은 설립자에게 회사의 초기 단계에서 설립자의 주식양의 작은 부분의 판매를 할 수 있도록 하여, 제한적이지만 의미 있는 유동화를 제공해주는 것이다. 유동성liquidity은 창업자에게 예기치 않은 횡재를 주는 의미가 아니라, 대신에 설립자 우선주의 판매가 주요 마일스톤을 도달하기 위한 강력한 보상을 제공해주면서, 그 실행으로 창업자의 스트레스와 위험을 줄이는 목적이다.

설립자 우선주의 주요 기능에는 창업자와 투자자에게 보상하는 데 두 가지 중요한 특징이 있다. 첫째, 설립자 우선주의 판매허용은 회사를 설립하고 자기 돈을 투자해서 사용하는데서 오는 지나친 개인적 위험을 제거하기 위해 무르익지 않은 채로 조기에 출구exit로 향하려고 할 지도 모르는 창업가의 근심을 경감시켜 준다. 둘째, 설립자 우선주는 창업자가 쥐고 있는 전체 지분의 작은 분량을 차지하기 때문에(일반적으로 10% 정도), 창업자는 가능한 한 설립자 우선주로부터 더 많은 보상을 받을 수 있도록 그의 회사의 가치를 최대로 하려고 자극을 받는다. 이 특징의 누적된 효과로 창업자가 바이오텍 회사의 긴 생명 사이클에 더 잘 머물 수 있도록 하며, 투자자와 함께 회사의 가치를 최대화 할 수 있게 한다.

7.3. 설립자 우선주의 장점들

7.3.1. 일반 주식 가격

설립자 우선주의 주요 특징은 설립자 우선주의 판매 그 자체가 회사의 일반주 가치평가에 영향을 주지 않는다는 것이다. 설립자의 유동화의 표준 형태는 창업자가 회사를 보유하는 보통주의 지분을 파는 것이다. (이때 보통주를 파는 것은 미래의 보통 주의 가치평가에 영향을 준다). 이 판매는 가장 높은 가격을 원하는 창업자의 이익과 가능한 가격을 낮게 유지하기를 원하는 회사(회사의 직원들에게 주식의 더 낮은 가격으로 양도하는 것을 계속하기 위해) 사이에 본질적인 긴장상태를 만든다. 하지만 바로 이러한 설립자 우선주의 이용으로, 창업자는 따로 투자자와 함께 가치평가를 협상 하는 이익을 얻고, 회사로서는 일반주 가격을 가능한 낮게 유지해서 직원들과 새로 고용인들에게 보상할 수 있게 한다.

7.3.2. 예상할 수 있는 현금화Capitalization

설립자 우선주 구조의 이행은 초기 유동화를 위한 청사진을 만든다. 창업자와 투자자 둘 다에게 유동화를 위한 기회를 협상하기보다는, 설립자 우선주를 이용하면 더 이상의 혼란없이 이용하도록 가능한 메카니즘을 기꺼이 제공할 수 있다. 또한 설립자 우선주를 산 투자자들은 지분 투자에서 회사가 발행한 동일한 주식을 받았기 때문에, 따로 특별한 권리를 협상할 필요가 없다.

5.7.3.3 창업자를 위한 잠재적 세금 이익들

만약 주식을 1년보다 많이 갖고 있었다면, 설립자 우선주를 팔았을 때

주된 이익은 창업자가 이로부터 발생하는 수입을 장기간 현금 소득 세금(long-term capital gains tax, 미국세법)으로 주장할 수 있다. 하지만 보통주의 양도, 주식 재매입, 현금 보너스 프로그램같은 다른 형태의 거래는 미국에서는 일반 근로소득 형태로 잡히게 되어 일반적으로 세금부과율이 높다.

7.3.4. 창업자를 위한 장기간 보상들

창업자의 개인적 위험을 줄이고 초기 유동화를 제공하기 위해, 회사는 창업자에게 회사기간 동안에 가치를 쌓을 수 있도록 보상한다. 이 개인적 위험을 줄이는 것이 vesting 스케줄, 주식 배당, 다른 종류의 설립자 보상방법보다도 더 강력한 동기가 된다.

BOX 5.23

중요한 포인트

설립자 우선주 구조는 회사에 물질적 이익을 제공해주면서 보상을 재편성하고 무엇보다도 창업자의 개인적 위험을 줄일 수 있다. 그렇지만 설립자 우선주의 실행시 주요 세금문제와 법적인 문제만큼이나 회사 사업 목적을 주의깊게 고려해야만 한다. 그 같은 점들은 회사의 설립과정때 가능한 빠르게 사업 파트너와 법률 파트너와 함께 논의되어야 한다.

8. 개발 계획, 연구 조직, 개발 동기와 관리

- John Walker

이제 여러분의 손 안에 주요 프로그램이 있고, 자금도 있고, 투자자들도 있을 때, 여러분은 아마 여러분의 일이 이제 다 끝났다고 믿고 싶은 유혹이 있을 것이다. 사실 연구실 또는 임상 병동에서 여러분의 초기 연구 이래로 여러분은 힘들게 오랫동안 일해 왔다. 그러나 이제는 여러분이 벤처 투자자들에게 했던 피치를 지금부터 제대로 실행해야 한다는 걸 깨달을 것이다. 이 장에서는 어떻게 성공적인 회사를 설립하기 위해 그 기초를 탄탄히 하는 것에 대해 말할 것이다.

간단하게 말하자면, 사업을 운영하는 몇몇 기초적인 원칙을 이해해야만 한다; 여러분이 하려고 하는 것을 **계획**plan할 필요가 있고, 계획을 실행하기 위해 여러분의 사람과 자원을 **조직**Organize하고, 적정한 방법으로 일을 이루기 위해 여러분의 팀을 **동기화**motivate하고, 마지막으로 여러분의 회사를 유지하기 위한 **관리**control 메카니즘을 실행한다.

BOX 5.23

주요 용어 및 약어

SWOT: Strengths, Weaknesses, Opportunities and Threats: analysis used to assess the company/project and plan accordingly

MBO: management by objective

Org chart: organization chart; indicates functions in the organization and the reporting structure

360°evaluation: evaluation of an employee (or future employee) by supervisors, peers and those who report to the individual

All hands meetings: a periodic company meeting that provides an update to all the employees. This is a powerful and simple tool to motivate and control

Board of Directors: the group of individuals representing investors/owners who set the strategic direction and have ultimate decision-making authority for the company

8.1. 여러분의 과정을 계획하라

계획 과정은 몇가지 주요 부분으로 나눌 수 있다. 첫번째는 분명하고 이해할 수 있는 사명 선언문mission statement으로, 여러분의 새 회사의 장기적 비전을 반영하는 짧은 문단이나 문장이다. 예를 들면: *kinase modulation을 기초로 하는 고형암의 새로운 치료법을 개발하고 상업화함을 목표로 한다.* 사명 선언문을 쓸 때는, 여러분은 오늘이나 내년에 해야 할 것들이 아니라 지금부터 10년동안 하려는 회사를 내다보고 생각해야 한다. 임무는 큰 뜻일 필요가 있으며, 각 단어는 주의깊게 선택되어, 분명하고 확실하게 비젼을 전달하게 한다.

사명 선언문 뒤에 바로 따라오는 것은 여러분의 회사를 위한 **가치 설명**value statement을 명확하게 말하는 것이다. 가치설명은 여러분의 목표를 이루기 위해 최고로 도와줄 수 있는 회사 문화를 개발하는데 인도할 것이다. 예: *우리는 우리의 연구를 탄탄하고, 동료가 리뷰하는 과정으로 실행할 것이다; 우리는 우리의 사업 목표를 개방적이며 투명한 방법으로 이룰 것이다; 우리는 우리 구성원 각자의 가치를 인식하고 생각과 경험의 다양성을 추구한다.* 주요 핵심은 여러분이 어떤 종류의 회사가 되기를 원하는지 생각하고 그것을 가능한 분명하게 언급하는 것이다.

BOX 5.25

무엇이 대학연구자들을 놀라게 하는가?

나는 처음에 이 "쿰바야" 연습이 어느정도 창피하다고 느꼈지만, 회사의 임무, 문화, 장기적 목표가 분명해야 한다고 생각했다. 그러나 팀과 함께 일하면서, 나에게조차도 이러한 것들이 분명하지 않았다는 것을 나중에 깨달았다. -DM-R

이제 여러분은 여러분이 만들기를 원하는 회사의 장기적 비전을 알고 있으며, 다음 단계는 거기에 닿기 위해 어떻게 할 것인지 대략 그려볼 수 있다. 이것은 몇 년의 **전략 계획**strategic plan이 필요하며, 최소 5년 정도의 계획을 미리 볼 수 있어야 한다. 바이오 테크놀로지와 바이오 제약 사업은 다른 것과 마찬가지로 빠르게 변하고 불안정하기 때문에, 전략적 5년 계획은 매년 리뷰되고 수정되어야 한다. 전략 계획을 개발할 때, 여러분의 역량(강점)과 고쳐져야 할 부분(약점)에 대해 정직하고 솔직하게 하는 것이 중요하다. 우리의 접근은 SWOT(Strenths, Weaknesses, Opportunities, and Threats) analysis라고도 불리는 환경 분석이라 불린다. (그림 5.1)

여러분의 장점과 약점의 평가를 정직하고 포괄적으로 하는 것이 여러분의 사업의 어떤 요소를 보존하고 강화시키고, 변해야하는지 결정하는데 도움을 준다. 이상적으로는 이 연습은 여러분에게 성공을 위해 지적재산권, 자산, 투자자 기반, 관리 팀, 과학적 역량, 이사진, 직원들, 기술, 과학적 고문들 등을 포함해서 이 중 가장 중요한 문제에 집중하게 할 것이다. 이 분석은 내부에서만 이용해야함을 명심하라. 중요한 것은 이 연습을 하면서, "비판할 수 없는 성스러운 것"은 없다는 것을 깨닫게 된다; 회사에 대한 모든 것이 분석되고, 강점 또는 개발 필요여부에 대해서 토론해야 된다.

일단 여러분이 여러분의 강점과 단점을 리뷰하면, 여러분의 회사가 직면할 기회와 위기를 평가하게 된다. 이것을 하려면 시장, 필요한 미래의 펀딩 확보 상태, 회사의 파트너쉽 전망, 경쟁자들, FDA, 임상 실제환경의 변화, 의료 보험사의 변화 여부 등의 경향을 조사해야 한다. 여러분의 회사의 성공을 좌우할 수 있는 모든 외부적 문제를 리뷰하라.

그 다음에 따라오는 것은 위협의 설명이다: *FDA는 안전성을 점점 더 고려해서 항암치료에 따라오는 부작용의 종류와 심각성의 기준을 높이고 있다.* 분명히 이러한 점은 FDA의 허가가 여러분의 제품을 시장에 소개하는

데 필수적이기 때문에, 고형암의 새로운 치료법을 상업화하는 여러분의 마지막 목표에 도달하기 위한 일에 영향을 줄 것이다. 분명하게 이것을 경고로 받아들이는 것이 여러분의 임상 개발 활동을 계획하는데 좋은 안내 표지가 될 것이다.

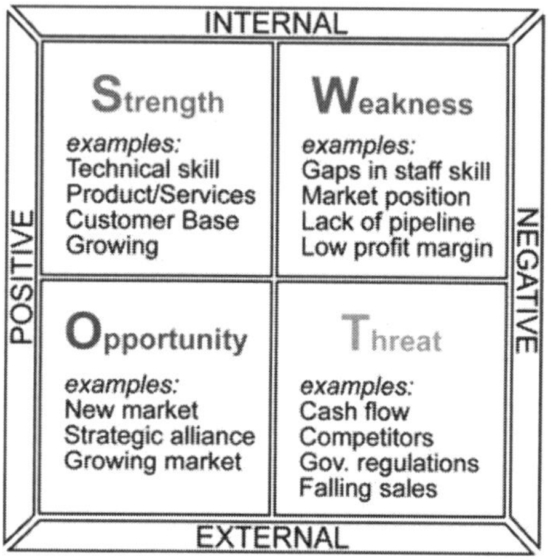
INTERNAL
Strength
examples:
Technical skill
Product/Services
Customer Base
Growing
Weakness
examples:
Gaps in staff skill
Market position
Lack of pipeline
Low profit margin
Opportunity
examples:
New market
Strategic alliance
Growing market
Threat
examples:
Cash flow
Competitors
Gov. regulations
Falling sales
EXTERNAL
POSITIVE
NEGATIVE

그림 5.1 SWOT 분석 차트

임무와 함께, 가치 설명과 환경 분석이 손에 있으면, 이제 여러분은 여러분의 결과를 이루기 위해 도와줄 수 있는 목표와 전략을 리뷰할 준비가 되었다. 계획 과정 중 이 부분은 계획의 5년 범위 안에서 이룰 수 있도록 5개 에서 8개정도의 전체적 목표를 통합시켜야 하며, 전략은 각각 도달할 수 있도록 채택될 필요가 있다. 다음의 예를 한번 보아라:

| 목표 |

계획 년도가 끝날 때까지, 우리는 췌장암에서 6개월 이상 생존률을 증가시키는 최우선 프로그램에 대한 임상 2b 실험을 끝낼 것이다.

전략:

1. 두개의 리드 화합물의 독성 연구를 6개월 이내에 완수한다.
2. 이들 화합물중 하나를 그 해의 끝까지 임상 개발을 위한 후보물질로 선택한다.
3. 2년이내에 네군데 임상 센터에서 25명의 대상에 대한 임상 1상 및 2상 연구를 완수한다.
4. 3년이내에 임상 2b 연구의 일부분으로 미국과 유럽에서 8군데 다른 임상 센터에서 75명의 환자등록을 완수한다.

여러분의 목표를 개발할 때, 여러분 회사의 주요한 면을 모두 고려하라. 이것들은 제품, 임상 개발, 자원 형성 전략, 인적 규정과 철학, 사업 개발 목표 등등을 포함한다.

여러분의 좋은 전략 플랜은 내년도의 년간 운영 계획(예산)으로 자연스럽게 갈 것이며, 여러분의 주요 사람 모두를 위한 각각의 목표관리(MBO, Management by Objective)의 목표를 세우게 하고, 팀의 일에 대해 순서를 정하고, 과제 진전을 측량할 수 있는 마일스톤을 제공하고, 여러분 회사의 비전과 목표를 미래의 투자자, 미래의 파트너, 미래의 직원들 같은 외부인사들에게 성공적으로 더 잘 표현할 수 있게 한다.

BOX 5.26

무엇이 대학연구자들을 놀라게 하나

우리는 모두 팀워크team work에 대해 잘 알고있다: 결국 우리의 실험실은 과학자들의 팀이다. 그렇지만 회사에서 우리는 진실로 하나의 목표를 갖고 있다 - 그건 바로 회사의 성공이다. 우리의 첫 번째 이사회의 미팅날 이 다른 점이 뚜렷하게 보였다. 그것은 유쾌했다.

– DM-R

8.2. 여러분의 자원을 정리하라

이제 플랜이 손안에 있으면, 여러분은 여러분의 회사의 조직을 제자리에 세팅할 수 있다. 이것은 단지 Organization (Org) chart라고 불릴 뿐만 아니라, 여러분의 목표를 깨닫기 위해 제자리에 집어넣는 시스템이다. 여러분의 이사진들, 고문들, 임상 고문들, 실행팀, 연구원들은 여러분의 계획을 이루기 위해 필수적인 전문인들로 반드시 구성되어야 한다. 예를 들어 만약 여러분 목표의 하나가 2년차에 새로운 라운드의 투자를 모으는 것이라면, 최고 재무 이사(CFO)를 고용하는 것이 첫번째 실행년도에서 이루어야 할 중요한 전략이 될 것이다; 만약 파트너쉽이 중요하다면, 그렇다면 사업 개발 기능이 필수적일 것이다. 임상 고문단의 필요한 시간은 플랜을 제자리에 세운 다음에 보면 더 명백해질 것이다. 모든 면에서 당신의 회사를 개발하는데 계획을 이용하고, 당신 계획의 각기 다른 시간대마다 필요한 기술과 전문가가 바뀐다는 것을 깨닫기 위해서라도 계획을 이용하라.

8.3. 여러분의 팀에게 동기를 부여하라

높은 동기를 가진 인적자원은 원하는 시간 안에 회사의 목표를 이루기 위해 중요하다. 적절한 보상은 원하는 회사 문화를 유지하는데 도움을 주고, 개개인의 이익과 전체 이익을 정렬하는데 도움을 준다. 대부분의 사람들은 돈에 의해서만 동기화되지 않는다는 것을 인식하는 것이 중요하다. 즉, "순수한 요인", 그들이 일하는 프로젝트의 과학적 이점이라든지, 동료와의 관계, 회사가 그들이 개인과 조직에 주는 기여도를 높이 평가한다는 스스로의 가치에 대한 믿음 같은 요인이 더 중요하다는 것을 인식해야 한다.

BOX 5.27

무엇이 대학연구자들을 놀라게 하나?

때때로 대학연구자들은 회사가 하는 신약 개발이 이익을 추구하기 때문에 제약바이오업계의 전문인들이 돈에 의해 주로 동기화된다는 잘못된 가정을 갖고 있다. 사실상 제약바이오업계의 많은 사람들은 인류의 고통을 해결하기 위한 과정의 일부분이 되는 것에 자부심을 갖고 있는 동기를 갖고 있다. 많은 사람들이 이상주의자인 것이다! - DM-R

이들 요소들의 많은 것이 파악하기 어렵게 보이지만, 그들은 여러분 회사의 문화, 경영 방법, 인적 방침에 중요하게 연결되어 있다. 이들이 여러분의 계획 과정에 특별히 언급되어야 한다. 예를 들어 만약 새로운 회사 문화를 갖기를 원한다고 발표한다면, 여러분은 그런 종류의 성공을 인식하고 보상하는 보상체제를 만들었는가? 여러분이 지원자가 회사의 "문화에 적합한"지 알아내는 인터뷰를 허용하는 고용체계를 갖고 있는가? 360 다면도 평가를 다 반영해서 실제로 인터뷰를 요청하는가? (예. 직원들이 미래의 새로운 상사 후보를 인터뷰한 후 직접 보고가 가능 한가) 회사 안에서 개인의 경력이 잘 관리되고 이에 따라서 승진을 시켜주는가? 여러분이 회사 안에 모든 계급 또는 선택된 계급에 보너스 프로그램을 설립하기를 원하는가? 보너스는 분명하게 언급되고 측량될 수 있는 목표에 기초하는가? 여러분은 여러분의 부하들 모두와 투명하고 솔직하게 소통을 실현하는가? 이것을 이루는 쉬운 방법은 매달 "모든 이들과 함께 미팅"을 여는 것으로, 회사의 많은 또는 전체적인 면을 모든 직원들에게 제시하고 토론하는 것이다. 개인의 가치를 인정하는 과학적 프로그램과 함께 투명하고 정직한 회사 문화의 결합이 있다면 직원들은 만족스럽고 오래가는 팀을 만들 수 있을 것이다.

8.4. 진행사항을 관리하기

일단 여러분이 이제 회사를 시작해서 본격적으로 운영하기 시작한다면, 마지막 고려해야 할 아이템은 그것을 관리하는 것이다. "아직도 제대로 운영되고 있는 상태라면" 아마도 이것을 제일 쉽게 이해할 것이다. 여러분이 트랙 위에 오래 버티기 위한 첫 단계는 모니터하고 실시간으로 성취를 측정하는 것이다. 지나간 과정을 추적하는 일반적 방법은 미리 예상한 비용과 실제 소비한 비용을 비교하는 것이다. 아마도 비슷하게 중요한 또 다른 경영 방법은 정규적으로 시간과 목표를 모니터하는 것이다. 더 나아가 만약 여러분이 모든 직원들을 위한 보너스 프로그램이 있다면, 정규적으로 하는(아마도 모든 사람이 모인 가운데 매 달하는 미팅에서) 진행사항의 보고과정이 중요하다. 만약 중요한 목표가 시간 안에 이루어지지 않았다면, 이유를 찾아 여러분의 노력을 재정비하고, 목표를 시간 안에 완수하기 위한 보완된 행동을 하는 것이 중요할 것이다.

BOX 5.28

무엇이 대학연구자들을 놀라게 하나?

KAI가 임상 프로그램 중 하나를 종료하기를 결정했을 때, 그 같은 사건을 축하한다는 것이 적합할까 하는 나의 의심에도 불구하고 나는 과제 실패 종료 파티에 참석했다-. 경영팀은 "빠르게 실패한" 그 팀에 의해 실행된 훌륭한 일을 강조했다. 앞으로 나아갈 길이 없어졌기 때문에 그 팀은 임상 그룹에서 자유로웠고, 회사는 다른 적응증을 다시 일찍 찾아서 시작할 수 있는 예산이 있었다. 과제 실패 종료 파티는 또한 실패 분석을 위해 그 팀이 열심히 한 일을 인식하는 기회가 되었으며, 회사가 다음번에 성공할 수 있게 도와주었다.

- DM-R

BOX 5.29

중요한 포인트

여러분이 하려는 일을 **계획(Plan)**하라.
계획을 이루기 위한 여러분의 인력과 자원을 **조직(Organize)**하라.
계획을 이루기 위해 **동기(Motivation)**를 부여하라.
계획해서 나갈 수 있도록 **관리(Control)** 메카니즘을 제공하라.

참고문헌

1. http://www.cdc.gov/Features/CountingAutism/
2. CDC press release recommending hepatitis C tesing for US baby boomers. http://www.cdc.gov/nchhstp/newsroom/2012/HCV-Testing-Recs-PressRelease.html
3. Nwaka S, Ramirez B, Brun R, Maes L, Douglas F, Ridley R (2009) Advanding drug innovation for neglected diseases-criteria for lead progression. PLoS Negl Trop Dis 3(8):e440
4. Moran M (2005) A breakthrough in R&D for neglected diseases: new ways to get the drugs we need PLoS Med 2(9):e302
5. Emmert-Buck MR (2011) An NIH intramural percubator as a model of academic-industry partnership: from the beginning of life through the valley of death. J Transl Med 9:54
6. Moos WH, Kodukula K (2011) Nonprofit pharma: solutions to what ails the industry. Curr Med Chem 18(22):3437-3440
7. Olliaro P, Seiler J, Kuesel A, Horton J, Clark JN, Don R, Keiser J (2011) Potential drug development candidates for human soil-transmitted helminthiases. PLoS Negl Trop Dis 5(6):e1138

chapter

6

마무리 조언

(Daria Mochly-Rosen and Kevin Grimes)

20세기에 약물 치료법은 매우 빠르고 격렬하게 진보되어 왔고, 그 결과로 폐렴, 결핵, 고환암 같은, 전에는 치명적인 많은 질병의 치료를 가져왔다. 더 많은 만성 질환(예. 천식, 심장병, 고혈압, 당뇨병)의 치료법도 많이 진전되어, 수많은 환자의 생명의 질을 높이고 기간을 증가시켰다. 이들 새로운 치료법은 기초 연구의 발견을 신약 검색과 개발의 과학 분야로 적용한 결과였다. 근래들어 신약을 시장에 내놓기 위해 요구되는 비용과 시간이 크게 높아졌으며, 그로 인해 바이오 의약품 분야의 위축을 야기했다- 특히 제약바이오업계의 기초 연구 부문에서였다. 이것은 우리의 다음 세대의 약물들이 어디서 나타나야 하는지에 대해 질문을 던진다. 대학연구자들은 초기 신약 검색 파이프 라인의 이 갭을 메우기 위해 잘 포진되어 있다. 투자로 인한 단기적 투자 회수를 만들어야 하는 부담에서 자유롭기 때문에, 우리는 더 큰 unmet medical needs를 해결하는 약물 개발 프로젝트에 초점을 맞출 수 있다. 일단 프로젝트가 적절하게 개발된다면, 그 프로젝트를 다른 바이오제약회사 또는 스타트업 회사에 미래의 개발을 위해 기술이전할 수 있다. 대학 스스로가 신약이 꼭 필요한 환자들에게 도달할 수 있도록 노력해야 하는 사회적 책임이 있다고 생각한다면, 우리는 이 분야에 더 많은 재정적 자원과 인적 자원을 아끼지 말고 기꺼이 바치고 노력해야 한다. 우리는 assay 개발, high-throughput screening, medicinal chemistry, pharmacokinetics and ADME, toxicology, regulatory science같은 부문에서 다양하게 투자를 하고 전문가 스태프/직원들을 개발할 필요가 있다. 만약 우리가 대학 안에서 이 확장된 역할을 수행하지 못한다면, 우리가 생명을 구하고, 건강을 증진하고, 헬스케어의 늘어난 비용을 줄일 수 있는 새로운 치료법을 미래 세대에게서 빼앗는 것이라 생각한다.

1. 신약 검색과 개발을 추구하는 방법 바꾸기

- Steve Schow

건강하게 잘 사는 삶을 추구하는 것은 수 천년동안 내려온 인간의 기초적 본능이었다. 의학의 진보는 신석기 시대 가장 힘든 증상인 '고통'을 완화하기 위한 opium의 이용에서부터 추적할 수 있다. BC 1550년으로 추정되는 유명한 Ebers Papyrus와 중국과 인도의 부자들(예. Caraka Samhita, Susruta Samhita), 그리고 다른 전통적인 의약 서적으로부터 1864년 처음 편집된 영국의 약전, 2013년 Physicians Desk Reference에 수록된 현대 약품들까지 살펴보면 약전의 확대되고 늘어난 양으로부터 보아, 누구나 의약품이 폭발적으로 늘어났다는 것을 볼 수 있다.

1940년 후기부터 1960년대 후기사이에, 지금까지는 치료할 수 없었던 질병을 치료하기 위한 신약의 폭발적 증가를 볼 수 있었다. 주요 정신 질환, 암, 고통과 염증, 타입 2의 당뇨병, 고혈압, 모든 종류의 감염 질환들, 심지어는 피임약까지 새롭고 효과적인 약물들이 그 시기에 나왔으며, 고맙게도 제약 산업의 노력이 이러한 성공의 많은 부분을 차지했다. 이 시기에는 대학과 병원의 연구자들이 강력한 약을 개발하는데 주력한 시기였다. 그들은 제약 산업과 매우 밀접하게 일을 해서, 그 새로운 치료법이 기꺼이 그들의 환자에게 적용되게 만들었으며, 또한 아무런 댓가없이 이 일을 했다. 1940년과 1966년 사이, 신약 개발의 황금기에 505개(전세계적으로는 823개)의 신물질(NMEs)이 미국에 소개되었고, 그 중 437(87%)개는 제약 산업에서 원조가 되어 나왔다 [1,2].

탈리도마이드Thalidomide실패와 그 결과로 1962년의 시장에서 철수한 일은 허가 요구 조건과 허가 관리를 보다 엄격하게 하라는 대중의 요구를 불러 일으켰다. 이것은 신약 개발에 큰 영향을 끼쳐서, 타임라인과 신약 개발 비용을 증가시켰다. 환자의 필요보다는 마케팅이 더 중요해진 제약바이오 업계의 경향, 블록버스터 약품 판매 모델의 증가, 더 짧아진 라이프싸이클, 투자자에 의해 투자 회수를 요구하는 끝없는 요청은 21세기 초기에 이 바이오 산업을 더욱 더 나빠지고 유지할 수 없는 산업으로 이끌었다.

BOX 6.1

주요용어 및 약어

TB: tuberculosis

NME: New Molecular Entity; a new drug submitted to the FDA center for Drug Evaluation and Research(CDER)

PhRMA: Pharmacuetical Research and Manufacturers of America

VC: venture capital

R&D: research and development

PK/ADME: Pharmacokinetics (absorption, distribution, metabolism, and excretion)

IND: Investigational New Drug application; document filed with the FDA prior to initiating research on human sibjects using any drug that has not been previously approved for the proposed clinical indication, dosing regimen, or patient population

NGO: nongovernmental organization

1.1. 약물 개발 구도의 변화의 요인들

2010년까지, 새로운 화합물의 발명과 등록을 위한 예상 비용은 1,778 빌리언 달러로 계산되었으며, 이는 개발 과정에서 탈락한 약물들의 개발 비용과 시간대비 평균한 자본비용을 포함한 것이다 [3,4]. 전체적으로 보면, 연구 프로젝트의 77%가 실패했으며, 이들의 비용은 결국 신약의 비용에 포함되었다. 1950년 이래로 계산해 볼때, 신약개발에 투자한 1빌리언 달러

당 승인되는 신약의 숫자는 인플레이션을 감안해도 80배정도 떨어지고 있다. 이 끝없이 치솟는 비용 요인들은 여러 요인이 있으며 다음과 같다: 약품이 효과적이고 안전하다는 것을 증명하는데 요구되는 시간의 증가, 늘어나는 허가 요구의 결과로 늘어난 비용에 드는 활동들, 전에는 이해할 수 없었던 질병들을 잡기 위해 수반되는 기술/과학의 진보와 위험들이다. 또한 많은 질병의 치료를 위해 전에 승인된 약품들의 효과가 정말 합당한지 아니면 최소 새 치료법의 도입을 복잡하게 만들 정도로만 좋은지도 봐야 했다. 신약이 약효가 있는 기존 비교약보다 통계학적으로 개선되었는지도 보여주어야 되기 때문에 실패의 가능성이 오히려 증가되었고 그렇기 때문에 임상개발 비용은 현저하게 증가되었다.

그 결과 1960년대에는 신약검색에서 승인까지 걸리는 평균 시간은 2년이었는데, 오늘날에는 14.8년 정도가 걸리는 1960년대와 1980년대 사이의 엄청난 시간차이가 나타났다 [1,3,4]. 비슷하게도 1993년과 2006년 사이의 임상 시험의 크기도 엄청나게 차이가 났다. 2006년까지, pivotal oral anti-diabetic drug trials에 요구되는 환자의 평균수는 900명에서 4,000명대로 늘었다 [5]. Merck의 신약인 항콜레스테롤 약인 anacetrapib의 현재 pivotal trial에는 30,000명의 환자가 들어가게 될 것이다 [5]. 1955년에는 대충 어림짐작으로 1,000개 화합물 중 1개의 합성 화합물이 약품이 되었다 [2]. 오늘날에는 더욱 더 힘들어져서 10,000개 화합물이 합성되고, 그 중 2,000개가 전임상 개발로 가고, 그 중 200개가 임상 1상 실험으로 들어가고, 그 중 40개가 임상 2상으로 가고, 그 중 12개가 임상 3상으로 가고, 마침내 8개가 승인되며, 단 하나만이 특허가 만료되어 제네릭이 시장안에 들어오기 전에 투자자들에게 만족할만한 회수를 만들었다 [3,4]. 2003년과 2008년사이에 10개의 약물 중 7개가 그들의 개발 비용을 회수하는데 실패했다 [3,4].

생산성 문제 뿐만 아니라, 신약의 더 짧아진 특허 기간에서 오는 경쟁적인 압박, 더 짧아진 경쟁 약물의 빠른 시장 진입, 제네릭 약에 의해 야기되는 가격의 하락은 결국 위에 언급한 더 높은 비용을 더 짧아진 시간동안 보상받아야 했다. 예를 들어, 1960년에는 3.5빌리언 달러 투입으로 50개의 신화합물을 생성했으며, 평균 특허 기간 중 독점 시장을 보호받기 위한 남아있는 시간은 16년 정도였다. 1980년대에 와서, 22빌리언 달러의 투입으로 12개의 신화합물을 만들었으며 평균 특허 기간은 8년이었다 [1]. 첫번째 약을 처음으로 시장에 진출하는 시간으로부터, 카피 약me-too drug의 런치까지는 1970년대에는 10.2년의 시간이 걸렸는데, 1990년대에 와서는 1.2년으로 줄어들었다. 이것은 커다란 영향을 준다: 머크사Merck&Co의 천식과 알러지 치료제, Singulair®의 경우 제네릭이 풀리자 마자 4주 이내에 처방 건수가 거의 90%이상 줄어드는 불운을 겪었다 [6]. 이 산업은 Lipitor®같은 블록버스터 약품에 의지하기 때문에, 이 약들의 특허 만료는 과거 십 년동안 매년 아주 큰 수입의 손실을 야기했다. 그 같은 재난적인 수입의 손실은 R&D 예산을 황폐하게 했다 [7].

위에서 언급한 경향에 의해 최근에는 실질적인 제약바이오업계 내의 인수합병이 많이 생겼다: 1988년 있었던 42개의 PhRMA 중에서 단지 2011년에는 11개(25%) 만이 남았다. 인수된 회사와 함께 사라진 것은 많은 약물 연구와 개발 단지의 인프라였다. 또한 신약의 발명에 종사하는 과학적 인재들이 가차없이 줄어들었다. 기초연구 연구소를 포함해서 회사내의 바이오테크 개발 연구의 노력들은 점차 사라졌다. 현재의 상황은 그락소스미스크라인GlaxoSmithKline의 CEO인 앤드류 위티Andrew Witty의 말로 잘 설명된다: "우리는 물리적 시설에는 관심이 없다. 우리는 우리 것도 최대한 줄이고 있다. 수년 뒤 우리에게 남은 것은 아마도 에어콘 장치가 있는 벽돌 건물일 것이다" [8]. 처음에는 이 나타난 문제가 바이오테크 산업의 도래로 인해 가려

졌지만, 2000년에 와서 제약바이오업계는 후기 단계의 임상 개발 활동에 집중하기 시작했다. 2008년의 경기 후퇴는 벤처캐피털의 2011년 바이오테크의 투자를 40% 정도 줄였는데, 그 이유는 기초 단계의 파이프라인을 가진 바이오 스타트업 회사들은 답답할 정도로 투자 회수가 낮았기 때문이다.

1.2. 가격을 감당할 수 없는 약들

환자의 입장에서 보면, 이건 재난이다. 2012년 FDA에 승인된 39개의 신약 중에서, 또 다른 발기부전제 치료제를 포함해서도, 12개는 치료시기에 연간 100,000달러로 가격이 책정되었다 [10]. 과거 20년동안 신약 가격의 증가률을 보면, 약품 가격은 20년 후에는 치료기간 중 년간 1밀리언 달러까지 도달할 것이다; 분명히 이는 환자와 사회에게는 감당할 수 없는 가격이다. 1975년부터 1999년까지, 1393개의 신약중 단지 10개만이 열대 질병tropic diseases을 위한 것이었다: 그것도 5개는 수의학 연구개발로부터 왔고, 2개는 군대 연구개발에서 왔고, 2개는 옛날의 약품을 재활용한 것이다; 그 중 단지 10개중 1개만이 진실로 개발도상국 세계의 대중을 위해 감당할 수 있는 가격이었다 [11-14]. 반대로 1393개의 신약 중 390개는 심혈관계 치료제였다 [11-14]. 새로운 항생제의 늘어나는 필요에도 불구하고, 제약바이오업계는 이 분야의 연구를 피하고 있는데, 왜냐하면 만성 질병을 위한 약품을 투여하는 환자 1명이 이 분야의 환자 250-500명을 치료하는 것과 똑같은 투자 회수 효과를 갖고 있기 때문이다.

감당할 수 없는 수 십 만 달러 치료제들(어떤 것들은 위급한 환자를 위해 조금의 이익을 보여준다), 보험회사로부터의 가격 압박, 블럭버스터 약품의 환자의 격감, 증가하는 허가 서류 요구, 연구개발 예산의 삭감으로 우리는 혁신의 한계에 직면해 있다. 그 결과, 심각한 unmet medical needs는 언급되지 않게 되고,

반면 제약바이오업계는 분기별 보고서에 몰두하고 있다. 신약 개발에 있어 더 이상 모험을 하지 않는 것은 환자와 사회가 이 제약바이오업계로부터 기대한 것이 아니다. *약물 연구와 개발에 있어서 대학의 역할, 자선단체 기관의 역할과 정부 기관의 역할을 다시 한번 재고해야 할 시간이 되었다.*

1.3. 앞으로 나아갈 길

1970년 전에는, 대학의 과학자가 신약을 개발하는데 매우 큰 역할을 하였다. 이제 다시 한 번 그것을 해야 할 시간이다; 초기 단계 약물 연구와 개발이 대학의 환경으로 돌아와야 하고, 전통적인 제약회사로부터 멀어져야 한다. 대학에 기초한 약물 검색으로 돌아와야 하는 제일 확실한 이유는 바로 혁신적인 바이오메디컬 연구에 드는 매우 큰 비용이다. 대학연구자들은 이 새로운 신약연구의 발견자로서, 그들 과학을 적용하는데 최고로 적합한 위치에 있으며, 그들의 발견이 환자들에게 이익을 주는 임상까지 추구할 수 있는 챔피언들이다. 대학의 과학자들은 제약바이오업계의 연구실처럼 흔한 비밀의 장막을 쓰지 않고, 다른 분야의 전문가와 협동 연구를 하는데 방해받지 않고 자유롭다. 또한 회사에서 요구하는 분기별 데드라인에 적용받기 보다는, 새로운 과학이 실현될 수 있는 평균적인 개발 속도로 할 수 있다. 그리고 매우 희귀질환이어서 무시되었던 질병을 위해서 미래의 이익이나 시장을 고려하지 않고 추구할 수 있다. 이 새로운 접근은 환자와 사회를 위한 진정한 신약을 발견하는데 있어서 더 큰 위험을 감수하도록 한다.

1.4. 분야를 재창조하기

많은 대학들은 대학 울타리 안에서 새로운 바이오 표적 발굴 및 그 표적에 맞는 hit compounds를 인식하기 위한 drug screening tools를 가지고 있다. High-throughput screening 기기, molecular design 기법, 새로운 동물 시험 모델 및 동물시험 이미징 기기 등이 현재 기꺼이 대학내 세팅이 가능하다. 하지만 아직도 몇몇 전통적이지 않은 약물 개발 R&D 기술은 대학환경에 부재하며, 이를 대학 내로 가져올 필요가 있다. 특히 medicinal chemistry, formulation, drug safety, pharmacology screening 등이다.

프로젝트 관리는 기초연구에서 임상 개발 후보물질 선정까지 프로젝트를 진행시키는 것을 돕기 위해 대학의 환경에 반드시 덧붙여야만 하는 새로운 중요한 기술이다. 프로젝트 관리는 대학내에 부처들 사이의 개발 플랜, 코디네이터와 직원 팀의 활동을 상세하게 배치하고, 시간과 예산의 실행을 완수하기 위해 다양한 팀을 확보하고, 지적 재산권을 관리하고, 허가 요구 조건을 만족시키고, 허가기관에 의해 제출되고 작성한 서류화작업을 관리하는 일을 의미한다. 이 프로젝트 관리 기능 안에는 신약 과정 개발과 초기 scale-up 제조 관리, 품질 관리, 제형, 독성/안정성, PK/ADME, 허가 과학의 전문가인 파트타임 컨설턴트들을 조율하는 작은 기능도 끼어져 있다. 이들 전문가들은 신약개발의 pre-IND 단계를 통과하도록 프로젝트를 이끌 수 있다. 이 그룹에는 또한 임상 학자들, pharmacovigilance 전문가, 통계학자들(모두 이미 대학 내에서 가능하다)이 포함되어야 한다.

새로운 시스템은 최종적으로 새로운 의약품을 통과시켜서 벤처가 뒷받침해주는 스타트업에 가게 할 수도 있고 후기 단계의 파이프라인 약물이 필요한 제약회사로 가게 할 수도 있다. 또한 경제적으로 이익이 크게 나지 않는 약물들은 정부나 비정부 재단기관(NGOs)에 전달되어 극소수 환자나 orphan patient population을 위해 계속해서 임상 3상 연구와 허가를 받게 할 수도 있다. 끝까지 개발을 완결할 경우, 정부기관과 NGOs는 이들 약품들을 무료나 아주 저렴한 가격에 저개발국가 환자와 의사들에게 공급할 수도 있다.

비용이 회사에서 신약 개발시 드는 투자 비용의 절반 정도이기 때문에, 만약 신약 연구와 초기 단계 개발이 제약 회사에 의해서가 아니라 사회에 의해 기금이 조성되어 대학과 병원내에서 하게 된다면, 그 아낀 비용은 아주 클 것이다. 또한 사회에 의해 조성된 기금이 임상 2상까지 실패한 후보약물의 새로운 기초바이오의약 연구에 필요한 비용을 부담해 줄 것인데, 그렇게 되면 약품 가격은 단지 후기 단계인 임상 3상 연구 비용과 CMC, 허가 비용, 임상 3상 후보자의 실패율과 비용만을 반영할 수도 있다.

임상 3상에서 신물질을 테스트하고 신약을 등록하는데 드는 평균 비용은 279밀리언 달러이다 [3,4]. 이들 두 단계에서는 제약바이오업계의 평균 성공률이 64%라고 나타난다; 이것은 오직 신물질 하나의 현재 개발비용의 16% 밖에 되지 않는다[3,4]. 신약 발명과 개발에 있어서 이러한 새로운 접근은 제약바이오업계가 현재 새로운 약품 발명을 위해 15년간의 수많은 실패가격까지 기초해서 만든 높은 가격이 필요없게 된다. 신약개발이 적어도 어느 단계까지는 공공 펀딩으로부터 만들어질 수 있다면, 신약의 우선권은 시장 요구보다는 사회와 환자의 필요에 더 많이 집중하게 될 것이다.

미래에는 새로운 약물의 시작은 진정한 환자를 위한 신약 연구를 추구하는 대학 과학자의 통찰과 창의성, 바이오메디컬 임상과학자들로부터 오게 될 것이다. 만약 사회가 기꺼이 과거 70년 동안 기초 과학에 펀딩하려는 것과 비슷하게 응용 의약학에 펀딩한다면, 신약개발에 있어서 이익만을 추구하는 시장은 점점 역할이 줄어들 것이다. 지금 미국과 전세계의 대학에서 이러한 경향을 따르려는 기관이 늘고 있다. 스탠포드의 SPARK 프로그램이 그 같은 노력 중 하나이다. 치료와 진단 프로젝트에 주는 SPARK기금은 혁신적인 바이오메디컬과 중계연구를 통해 프로토타입 제품 또는 이미 확인된 제품의 새로운 임상 적용을 가능하게 한다. SPARK은 전형적인 제약바이오업계 연구 세팅에서 볼 수 있는 것보다 더 많이 다양한 프로젝트에 펀드를 제공한다. 이들 프로그램 대부분은 medical needs를 추구하고 있으며, 아직은 그들은 상업적 가치 평가에 따라 평가하지 않을 것이다. 많은 기초연구들이 너무 초기 단계이거나 위험이 높아서 SPARK에 의해 이러한 위험부담을 줄여주는 전임상 연구 작업이 없이는 공동연구 또는 기술이전을 희망하는 회사를 찾기 어렵다. 이런 종류의 대학의 새로운 시발점을 통해, 진정한 혁신적인 의약품이 만들어질 것이다. 앞으로 제약바이오업계로부터 not-for-profit sector로 이동하는 의약품 개발의 숫자가 증가함에 따라 이러한 새로운 노력은 더욱 확대될 것으로 기대한다.

BOX 6.2

신약 개발 유토피아를 위한 나의 비전

Disease Pharmacology model, ADME, 제형, 독성/안전성, 허가, scale-up/pre-commercial production에 특화된 대학의 허브 센터가 전세계의 대학과 병원연구실로부터 나온 초기 단계의 proto type의 새로운 치료법과 진단의 개발을 돕기 위한 기초 서비스를 제공하기 위해 설립될 수 있다. 응용 바이오메디컬 과학부는 제약바이오업계나 정부 파트너에게 후기 단계의 임상 시험, 허가, 상업화를 위한 기술을 넘기기 전에 proof-of-principle clinical studies, 임상 2상 실험 등을 통해 약물과 진단 개발을 돕도록 할 것이다.

대학에서 신약이 나온다면, 이젠 환자들을 위해서 더 이상 제약사가 제품 가격을 보호하는 역할은 줄어들어야 한다. 이상적으로는 독점적 시장체계는 생명이 짧은 특허때문이 아닌, 시장크기와 사회적 필요에 의해 기초해야 한다. 예를 들어 희귀질환이거나 무시할 수준의 질병을 위한 제품은 충분한 가격의 고려를 위해 십년에서 이십년동안 장기간 시장의 독점성을 받을 수 있지만, 반면 당뇨병과 심장병 같은 거대한 시장이 있는 약품들은 시장을 덜 독점적으로 하도록 유도할 수 있을 것이다. 개인 엔젤 자본가나 VC에게는 매력적이지 않은 약물이라면, 이들은 정부와 NGOs에 의해 개발되어서 나중에 환자에게 적당한 가격으로 전달되어야 한다. 이러한 접근법을 통한 전세계의 합의가 있게 되면 그간 무시되었던 질병을 위한 신약개발을 가능하게 만들 것이며, 또한 전세계 대학의 신약개발 역량을 크게 키울 것이다.

\- SS

BOX 6.3

참고문헌

Bartfai T, Lees GV (2013) The future of drug discovery: who decides which diseases to treat? Elsevier, Academic Press, San Diego

Hill RG, Rang HP (eds)(2013) Drug discovery and development: technology in transition, 2nd edn. Churchill Livingstone Elsevier Limited

Nighil WL (ed)(2009) Research and development in the pharmaceutical industry. Nova Science Publishers

Pisano GP (2006) Science business: the promise, the reality, and the future of biotech. Harvard Business School Press, Boston

Ravina E (2011) The evolution of drug discovery: from traditional medicines to modern drugs. Wiley-VCH Verlag GmbH & Co. KGaA, Weinheim, Germany

Sneader W (2005) Drug discovery : a history. Wiley, Chichester, England

참고문헌

1. Committee on Technology and International Economics and Trade Issues of the Office of the Foreign Secretary, Commission on Engineering and Technical Systems, Natinal Research Council (1983) The competitive status of the US pharmaceutical industry: the influences of technology in determining international industrial competitive advantage, National Academics Press, Washington, DC
2. deStevens G (1976) The interface between Drug Research, Marketing, Management and Social, Political and Regulatory Forces. In: Jucker E (ed) Progress in drug research, vol 20. Birkhauser Verlag, p181
3. Paul SM, Mytelka DS, Dunwiddie CT, Persinger CC, Munos BH, Lindborg SR, Schacht AL (2010) How to improve R&D productivity: the pharmaceutical industry's grand challenge. Nat Rev Drug Discov 9:203-214
4. Mervis J (2005) Productivity counts - but the definition is key. Science 309:726
5. Scannell JW, Blankckley A, Boldon H, Warringotn B (2012) Diagnosing the decline in pharmaceutical R&D efficiency. Nat Rev Drug Discov 11: 191-200
6. The Wall Street Journal report on Merck earnings, 1 May 2013
7. Alazraki M (2011) Daily Finance, http://www.dailyfinance.com/2011/02/27/top-selling-drugs-are-about-to-lose-patent-protection-ready. 27 Feb 2011
8. Financial Times piece (2011) Drugs: supply running low. http://www.ft.com/intl/cms/s/0/46d4a950-348e-11e0-9ebc-00144feabdc0.html#axzzlDaenttrX. 9 Feb 2011
9. Carrol J, FierceBiotech (2012) New biotech deals scrape record low as VC groups lose steam. http://www.fiercebiotech.com/story/new-biotech-deals-scrape-record-low-vc-groups-lose-steam/2012-07-19#ixzz2ZjTUTVcj. 19 July 2012
10. Jarvis LM (2013) New drug approvals hit 16-year high in 2012. Chem Eng News 91(5):15-17

11. Chong CR (2012) Repurposing drugs for tropical diseases: case studies and open-source screening initiaitves, In: Barratt MJ, Frail DE (eds) Drug repositioning: brings new life to sheved assets and existing drugs. Wiley, Hoboken, NJ
12. Elliott RL (2011) Third World diseases. Springer, Heidelberg, Germany
13. Muller-Langer F (2009) Creaing R&D for incentives for medicines for neglected diseases. Gabler, weisbaden, Germany
14. Trouiller P, Olliaro P, Torreele E, Orbinski J, Laing R, Ford N (2002) Drug development for neglected diseases: a deficient market and a public-health policy failure. Lancet 359: 2188-2194

첨부
저자들 약력

Steven R. Alexander, 의사. Clinical & Traslational Education & Research를 위한 Spectrum Operations, Training and Compliance, Stanford Center의 Medical Derector이다. 그는 Stanford University 의 의과 대학의 소아 신장학의 주임이자 교수이다. Baylor College of Medicine에서 의사 학위를 받았다.

Mark Backer, 박사. Stanford 대학에서 화학전공으로 졸업 후 University of Washington에서 Chemical Engineering 전공으로 박사를 받았다. 그는 1978년 Genentech의 일곱번 째 직원으로 들어간 이후 제약업계에서 일하고 있으며, 7가지 상업제품의 개발에 참여했다. 현재 Alava Biopharm Partners에서 General Manager로 근무하고 있으며, 제품 개발시 CMC분야의 컨설팅을 한다. 그는 또한 고문으로 SPARK program을 돕고 있다.

Rebecca Begley, 박사. Gilead Sciences에서 허가 프로젝트 관리부에서 Associate Manager로 일한다. 그 전에는 KAI Pharmaceuticals에서 Scientist와 Project Manager로 일했다. 그녀는 Barnard College에서 학위를 수여했으며, 박사학위는 2004년 Stanford 대학에서 받았다.

Terrence Blaschke, 의사. Bill and Melinda Gates Foundation의 Global Health Discovery and Translational Sciences부의 Senior Program Officer이며, Stanford University의 의과대학의 임상약물 분야의 명예교수이다. 그의 연구 분야는 HIV 감염 환자에게 사용되는 임상 약품에 특히 관심이 있으며, 이들 약들을 개발 도상국가에 이용하고자 한다.

Peter Boyd, 2012년까지 Silicon Valley office of Latham & Watkins LLP에서 associate으로 일했으며, 거기서 스타트업 회사와 벤처 캐피털을 대표했다. 그는 또한 비상장 의료기기 회사의 관리팀에도 근무했다. 보이드씨는 UNC-Chapel Hill에서 생물학으로

B.S를 받았으며, University of Virginia에서 joint J.D.-M.B.A 학위를 받았다.

Jennifer Swanton Brown, 간호사. Regulatory Services and Education in Operations, Training and Compliance; Spectrum, Stanford Center for Clinical & Translational Education& Research의 매니저이다.

Liliane Brunner Halbach, 박사. 베이 지역의 컨설턴트이며, 현재 Genentech의 계약자로 일한다. 17년전 Novatis의 Metabolic Disease Department에서 제약업계의 일을 시작한 이 후, Roche CH의 Rheumatology의 global Market Analyst로 일하고 있다. 스페인에 있는 Roche로 옮긴 후 Business Development, Marketing and Finance의 일을 할 기회가 생겼다. 그녀는 스위스에 있는 University of Basel에서 약물학 박사 학위를 받았다.

Leon Chen 박사. M.B.A. OrbiMed Advisors의 벤처 파트너이며, 벤처 캐피털 투자의 private equity team에서 일하고 있다. OrbiMed에 들어가기 전에는 Skyline Ventures의 파트너였다. 그는 KAI Pharmaceuticals의 설립자이며, Dr. Daria Mochly-Rosen의 연구실에서 박사과정에 있을 때 일했던 인연으로 그녀와 회사를 시작했다. 바이오테크 창업가로써, 그는 신약 검색, 연구 기관 설립에 경험이 있으며, 연구실에서부터 온 물질을 임상 개발까지 해보았다. Leon은 Stanford 의과대학에서 분자약물학으로 박사학위를 받고, Stanford Gradualte School of Business에서 M.B.A를 받았다.

Eugenio L. de Hostos, 박사, M.B.A. OneWorld Health에서 일하며, 이는 개발국의 방치된 질병의 치료약을 개발하는 PATH의 지부이다. 연구와 전임상 개발파트의 director로써의 그는 개발과 전임상 단계 프로젝트를 관리하고, 다른 회사, 대학 연구자들, 자선기관과의 파트너쉽을 통해 OneWorld Health portfolio를 확장하는 일을 하고 있다. 디 호스토스 박사는 1983년 Yale University에서 생물학으로 B.S.를 받았고, 1989년 Stanford에서 생물학의 Ph.D.를 받았다. 2010년 Presidio School of Management에서 environmentally sustainable and socially responsible business로 M.B.A.를 마쳤다.

Emily Egeler 박사. Stanford University School of Medicine에서 SPARK Translational Research Program의 Program Coordinator이며, 그녀는 SPARK 프로젝트를 관리

하고, 다른 대학 기관에 SPARK 프로그램을 소개하거나, 다양한 다른 내적 외적인 프로젝트를 담당한다. 그녀는 Stanford 의과대학에서 Chemical and Systems Biology에서 박사학위를 받았다.

Daniel Erlanson 박사. Harvard University에서 화학 박사학위를 받았고, Genentech에서 포스트닥을 완수하고, Sunesis Pharmaceuticals가 시작할 때부터 들어가, 마침내 Medicinal Chemistry의 Associate Director가 되었다. 댄은 계속해서 Carmot Therapeutics, Inc.,를 설립해서, 아직 충족되지 않은 의료의 필요를 위한 저분자 약물의 개발에 그의 전매특허를 적용하고 있다.

Nicholas Gaich는 supply chain management, service line economics, clinical research infrastructure와 운영 분야에 35년 이상의 경험을 갖고 있다. 그는 2013년 Stanford Center for Clinical and Translational Education and Research의 Clinical and Translational Research Operations에서 Associate Dean으로 은퇴했으며, 현재는 Nick Gaich and Associates라는 최고 관리 컨설팅을 운영하고 있으며, 엔젤 투자 회사인 Venture-Med에 Senior Advisor로써 근무하고 있다. 그는 National University of San Diego의 emphasis in Healthcare Administration 에서 B.B.A.를 받았다.

Harry Greenberg 의사. 그는 Medicine and Microbiology and Immunology의 Joseph D. Grant 교수이며, Stanford 의학 대학에서 연구쪽 Senior Associate Dean이다. GI track, liver, respiratory tree를 감염하는 바이러스에 대한 집중 연구로 30년 이상 NIH 펀드를 받은 활발한 연구자였다. Dr. Greenberg는 Adviron (현재는 MedImmune Vaccines)이란 바이오테크 회사에서 최고 과학고문으로 있었으며, influenza vaccine을 허가 받게 하는데 중요한 일을 했다.

Kevin Grimes 의사, M.B.A. 그는 의학 학위를 Brown University에서, M.B.A.는 Stanford University에서 받았다. 수련 후에, 그는 대학의 내과의로써 Stanford 직원으로 일했다. 후에 그는 대학으로 돌아오기 전에 의료기계와 바이오기술 분야에서 일했었다. 현재 SPARK Translational Research Program의 공동 Director이며, Stanford 의과대학의 Chemical and Systems Biology 의 Associate Professor로 있으면서, 신약 검색과 개발을 가르치고, 내과의 실습을 맡고 있다.

Scott Iyama 그는 특히 생명 과학 회사와 대학의 스핀아웃의 초기 단계의 기술 회사의 대표로 주로 일했다. 그는 Emerging Companies Group of Orrick, Herrington & Sutcliffe LLP (Orrick)의 멤버이다. 스탠포드 법과 대학에 오기 전에, 그는 University of California San Diego에서 대학원 학생으로 광범위한 생화학적 기초의 연구를 행했으며, Genentech의 research assistant와 NASA Ames Research Center에서 일했다.

Carol Karp는 Esperion Therapeutics의 허가 업무파트의 Senior VP이다. 30년 동안의 경험을 갖고 있으며, 캐롤은 제약회사와 바이오테크 회사의 지도자 위치에 있으면서, 심장학, metabolic disorders, 면역학, Alzheimer's disease, 진통제, 마취제를 포함한 질병의 진단과 치료제의 개발과 상업화에 혁신적인 허가 전략을 세우는데 몰두했다.

Kevin Kinsella는 MIT와 Johns Hopkins School of Advanced International Studies을 졸업했다. 1983년 Avalon을 세웠으며, 제형, 투자, 60개 이상의 초기 단계 회사의 개발에 착수했다. 현재는 몇몇 Avalon portfolio 회사의 이사로써 일하고 있다. 그는 또한 Tony Award를 수상한 브로드웨이 히트 뮤지컬 Jersey Boys의 제일 큰 프로듀서이다. 그는 Council on Foreign Relations의 멤버이며, Boradway League의 멤버이다.

Bruce Koch는 Harvard University에서 Cell and Developmental Biology로 박사학위를 받았고, 포스트 닥 과정은 University of California at Berkeley에서 마쳤다. 그는 Syntex의 discovery research group에 들어간 후 Roche Pharmaceuticals의 Discovery Technologies의 director를 했다. 현재는 Stanford 의과 대학에서 Discovery and Technological Service Centers의 Senior Director이다.

Katherine Ku는 Stanford University Office of Technology Licensing 의 director이고 registered Patent Agent이다. 그녀는 Cornell University에서 Chemical Engineering의 학사 학위를 갖고 있고 Washington University in St. Louis에서 석사를 받았으며, 많은 제약바이오업계와 대학 기관에서 일했다.

Robert Lum 박사는 큰 제약회사와 작은 제약회사 모두 일해본 약품 개발의 전문가이다. 과거에 그는 Geron Corporation의 Process Development and Manufacturing의 최고 director로 일했으며, Telik, Inc., 의 Technology and Preclinical Development 의 Vice President로 일했다. 그는 CV Therapeutics의 medicinal chemistry의 Assistant director로 일했고, Arris Pharmaceutical에서는 Senior Scientist였다. 그는 University of California, Berkely 에서 화학으로 학사학위를 받고, MIT에서 박사학위

를 받았다.

Ted McCluskey 의사겸 박사는 바이오테크, 제약회사, 진단 개발 디자인, implementing, 임상 시험 분석에서 15년 이상의 경력을 갖고 있다. 그는 여러 질병분야에서 일했으며, 4개의 제품 허가에 참여했다. 과거 AVIIR, Inc에서 Chief Medical Officer를 했으며, SCIOS의 Clinical Research에서 Senior Director로, Genentech에서는 Medical Director로 일했다. 그는 심장의사이며, 그의 의학 학위와 박사 학위는 Washington University in St. Louis에서 받았다. 그는 또한 활발히 활동하는 Sand Hill 앤젤이며, 대표와 이사로 일하고 있다.

Alan Mendelson 은 2000년부터 Lathan & Watkins LLP의 실리콘 밸리 사무실의 파트너였으며, 회사의 emerging Companies Practice and Life Sciences Industry Groups의 공동의장이다. 현재 University of California Board of Regents, the Boards of Trustees of the UC Berkeley Foundation, The Scripps Research Institute의 멤버이며, 그외에도 수많은 비상장과 상장 회사의 corporate secretary를 맡았다. 1993년 이래로 그는 The Best Lawyers in America and IPO Vital Signs의 편집본에 수록되었다. 그는 University of California, Berkeley에서 A.B.를 받았으며, 그의 J.D.는 Harvard University에서 받았다.

Daria Mochly-Rosen 박사는 Stanford 의과대학의 Chemical and Systems Biology 부의 교수이고, 연구 하는 Senior Associate Dean이며, Translational Medicine의 Geroge D. Smith 교수이자, SPARK의 Co-Director이다. 그녀는 이스라엘의 Weizmann Institute of Science에서 박사 학위를 받았고, 포스트 닥 코스를 University of California Berkeley의 biochemistry 부에서 했다. 1993년 Stanford 의과 대학에 들어온후, 4년동안 과의 의장으로 일했다. 2003년 그녀의 연구 결과가 KAI Pharmaceuticals을 만들었으며, 거기서 1년동안 CSO로 일했고, 대학으로 돌아온 후에도 이사의 멤버로 과학 자문 위원회의 의장으로 일했다. 그녀는 또한 2011년 ALDEA Pharmaceuticals를 설립했다. 그녀는 NIH의 Peer Review Advisory Committee를 포함 다양한 review groups에서 활동하고 있으며, NIH의 Council of Councils에 있다.

Judy Mohr는 University of Texas at Austin에서 Chemical Engineering으로 박사 학위를 받고, Santa Clara University에서J.D.를 했다. 그녀는 제약업계쪽의 특허법에 관한

다양한 경험을 갖고 있다. 쥬디는 McDermott Will & Emory LLP(실리콘 밸리 사무실)의 파트너이다. 그녀는 또한 SPARK프로그램의 고문역을 맡고 있다.

Julie Papanek M.B.A.는 수 년의 경험을 갖고 있는 Market Planning Manager이다. Yale에서 Molecular Biophysics and Biochemistry과를 졸업한 이후, 그녀는 Cambridge University의 BioScience Enterprise에서 M.Phil을 받았고, Stanford Business School에서 M.B.A.를 받았다. Genentech에서 5년간 다양한 경험을 했으며, 그녀는 licensing and market assessment spans academic and industry institutions의 경험이 있다.

Christopher M. Reilly는 Latham & Watkins LLP의 실리콘 밸리 사무실에서 2011년 여름에 associate였다. 그는 2012년 University of Virginia School of Law을 졸업하고, 2012년 가을에 Lutham의 실리콘 밸리 사무실에서 일하기 시작했다.

Werner Rubas 박사는 PK/ADME consulting, LLC의 설립자이자 대표, CEO이다. 그는 NEKTAR의 Director를 하며, 전임상PK를 책임지고 있다. 그는 대학, 스타트업, 중간 크기의 회사, 포춘 500대 회사의 제약업계 등 각 분야에서 25년 이상의 경험을 갖고 있다. 1999년 그는 PHOENIX Pharmazie-Wissenscaftspreis을 공동 수상했다. 루바스 박사는 ETH Zurich에서 박사학위와 약사자격증을 받았다. 그는 2010년부터 SPARK의 고문으로 일하고 있다.

Steven Schow 박사는 Telik, Inc의 Research and Development의 Vice President이다. 그는 제약회사, 바이오테크, 농업 산업 연구와 개발에 35년 이상의 경험을 갖고 있다. 그의 일하는 분야는 psychotropic, anti-infective, cardiovascular, immunological, metabolic, anticancer R&D, novel insecticides의 넓은 분야를 망라한다. 쇼우 박사는 2007년부터 SPARK의 고문이자 주창자이다.

Michael Taylor 박사이자 수의사(DABT). 그는 의약품과 의료기기를 대상으로 하는 컨설팅 회사의 non-clinical safety assessment의 설립자이자 사장이다. 테일러 박사는 제약 산업의 R&D에 20년 이상의 경험을 갖고 있으며, 최고위원으로 근무하고 있다. 그는 공인된 독성학자로, Utah State University의 Toxicology에서 박사와 M.S.를 가졌으며, 포스트 닥 훈련은 NIH와 프랑스의 CNRS에서 했다. 그는 과거 6년동안 SPARK의 고문으로 일했다.

Simeon Taylor는 Harvard University에서 의학사와Harvard University의 Biological Chemistry에서 박사학위를 받았다. 그는 내과 전문의이며, Endocrinology & Metabolism의 subspecialty를 갖고 있다. 그의 경력 대부분에서, 그는 Division of Intramural Research in the National Institute of Diabetes and Digestive and Kidney Disease에서 일했으며, 당뇨branch의 Chief였다(1989-2000). 2000년부터 그는 제약 업계에서 일하기 시작했으며, Eli Lilly (2000-2002)와 Bristol-Myers Squibb(2002-현재)에서 근무하며 지금은 Research & Scientific Affairs의 Vice President이다. Bristol-Myers Squibb에서는 Cardiovascular and Metabolic Disease Drug Discovery organization을 이끌어서, 25개 이상의 화합물을 개발시켰다.

Stephen Venuto는 빠르게 성장하는 기술과 미디어 회사들, 그들의 설립자와 투자자들에 관한 일을 하고 있다. 그는 커가고 있는 비상장이나 상장 회사의 형성, 투자, 일반 회사업무의 컨설팅을 포함해서, 벤처 캐피털 회사와 상장과 상장중인 투자 은행을 대표하고, 그리고 다른 복잡한 업무처리를 하고 있다. 그는 Emerging Companies Group at Orrick, Herrington & Sutcliffe LLP (Orrick)의 멤버이다.

Susan Wade는 제약품과 의료 기기제조사의 Quality Assuance, 품질 관리, 제품 개발 분야에서 26년의 제약바이오업계 경험을 갖고 있다. 그녀는 또한 API, Proteins, antibodies, traditional pharmaceuticals, viral gene therapy vectors, autologous cell therapies, orthopedic medical devices를 포함해서 aseptic processing, sterile fill, validation of products에 광범위한 경험을 했다. 그녀는 감사, 검증, 분석 및 생화학 분석 assay 개발, ISO, QSR, GMP compliance를 위한 정책과 시스템에 전세계적인 경험을 갖고 있다.

John Walker는 의료계와 제약산업에 30년 넘는 경험을 갖고있는 바이오테크 산업의 노장이다. 그는 State University of New York at Buffalo에서 역사학으로 B.A.를 받았고, Northwestern University의 Advanced Executive Program, J.L.Kellogg Graduate School of Management를 졸업했다. 워커씨는 Renovis, KAI Pharmaceuticals, Guava Technologies, Saegis Pharmaceuticals의 이사회의 의장으로 일했다. 그는 Geron의 이사를 맡고 있으며, 개인적으로 몇몇 바이오테크 회사를 갖고 있다. 그는 또한 스탠포드의 SPARK 프로그램의 고문으로 일하고 있다.